A. Bach-Jacobs

Lehrbuch der

Schwangerschaftsgymnastik und Wochenbettgymnastik

Vorwort von W. Hollmann

Mit 137 Abbildungen

Springer-Verlag
Berlin Heidelberg New York Tokyo 1984

Anne Bach-Jacobs

Lortzingplatz 7, 5000 Köln 41

Graphiken:

Dorothee Wolters
Eichendorffstraße 33, 5000 Köln 30

ISBN 3-540-13091-8 Springer-Verlag Berlin Heidelberg New York Tokyo
ISBN 0-387-13091-8 Springer-Verlag New York Heidelberg Berlin Tokyo

CIP-Kurztitelaufnahme der Deutschen Bibliothek

Bach-Jacobs, Anne: Lehrbuch der Schwangerschaftsgymnastik und Wochenbettgymnastik / A. Bach-Jacobs. [Graphiken von Dorothee Wolters]. – Berlin ; Heidelberg ; New York ; Tokyo : Springer, 1984.
ISBN 3-540-13091-8 (Berlin . . .)
ISBN 0-387-13091-8 (New York . . .)

Herstellung: Konrad Triltsch, Graphischer Betrieb, 8700 Würzburg
2121/3140-543210

Geleitwort

Das vorliegende Buch macht deutlich, wie sehr sich in den letzten Jahren die Aufgabenstellung der Krankengymnastik erweitert hat. Mit der Aufgabe der Geburtsvorbereitung hat die Krankengymnastik das Arbeitsfeld verlassen, das ihr den Namen gegeben hat. Krankengymnastik beschränkt sich nicht mehr ausschließlich auf Kranke oder Gymnastik im Rahmen der Nachsorgetherapie.

Diese Aufgabenerweiterung vollzog sich durchaus sachlogisch. Von der physiotherapeutischen Nachsorge bei Patienten der Chirurgie und der Orthopädie war es ein selbstverständlicher Schritt hin zur Rückbildungsgymnastik im Wochenbett. Und als zunehmend Geburtsmethoden wiederentdeckt wurden, bei denen die Aktivität der Schwangeren wieder gefordert wurde, mußte eine solche Aktivität fachkundig angeleitet werden.

Diese Aufgabe wurde weitgehend von Geburtsvorbereitern übernommen; es sind Entspannungsübungen nach den verschiedensten Methoden (z. B. Read, Lamaze), Atmungsübungen in Verbindung mit entsprechenden Gymnastikprogrammen, durch die eine optimale und individuelle Geburtsvorbereitung der Schwangeren gewährleistet wird.

Die sorgfältige, ausführliche und verständliche Darstellung dieser Übungen zeichnet das vorliegende Buch aus; aber es bleibt dabei nicht stehen. Vielmehr wird Ernst gemacht mit der Erkenntnis, daß die Übungen zur Geburtsvorbereitung nur dann richtig angeleitet werden können, wenn der Geburtsvorbereiter ein solides Wissen von den anatomischen und physiologischen Grundlagen besitzt. Die entsprechenden Kapitel sind verständlich und dabei sehr ausführlich dargestellt. Durch die präzise und fundierte Auseinandersetzung mit der Geburtsvorbereitung kann das vorliegende Werk auch für die ärztliche Weiterbildung empfohlen werden.

Schließlich macht dieses Buch auch den nächsten – vielleicht letzten – Schritt der Erweiterung des Arbeitsfeldes deutlich: Den Schritt zur Beratung. Auch dieser Schritt ist völlig sachlogisch; dieselbe Person, die der Schwangeren die wichtigen Körperübungen zur Geburtsvorbereitung zeigt, soll auch weitgehenden Rat im Zusammenhang mit der Geburt geben können. Auch hierfür finden sich wertvolle Hinweise.

Die Erweiterung des Arbeitsfeldes geschah in der Folge einer veränderten Sicht von Schwangerschaft und Geburt. Mehr denn je wollen Frauen die Schwangerschaft und Geburt aktiv und selbstverantwortlich gestalten. Der Geburtsvorbereiter soll und muß dabei ein partnerschaftlicher Helfer sein. Ich denke, daß dieses Buch der partnerschaftlichen Geburtsvorbereitung dienen kann, um die Geburt für Mutter, Kind und Vater zu einem positiven Erlebnis ohne Angst und Verspannung werden zu lassen.

Bensberg, 1984 Dr. med. Gerd Eldering

Vorwort

In den letzten ein bis zwei Jahrzehnten sind Übung, Training und Sport in fast alle Bereiche unseres Lebens eingezogen. Die Gründe sind offenkundig. Technisierung und Automatisation haben in diesem Jahrhundert weitestgehend schwere muskuläre Beanspruchungen überflüssig gemacht. Der Mensch, einstmals programmiert als Muskelwesen mit nervaler Steuerung, ist heute primär zu einem Nervenwesen mit muskulärem Anhang geworden. Gesundheitliche und leistungsmäßige Beeinträchtigungen sind die Folgen. Sowohl instinktiv als auch bewußt wird daher versucht, durch Training und Sport jenes Mindestmaß an muskulärer Beanspruchung in unseren Alltag zurückzuholen, welches die Natur von uns fordert.

Nur regelmäßige körperliche Belastung erhält unsere körperliche Leistungsfähigkeit, die ihrerseits eine Voraussetzung darstellt, das Leben in dieser Hinsicht beschwerdefrei meistern zu können. Es muß aber unterschieden werden zwischen den verschiedenen motorischen Beanspruchungsformen und die dementsprechend unterschiedlichen Körperreaktionen. Die Übung von Koordination und Gelenkigkeit setzt andersartige Reize auf den Organismus als die von Kraft oder Ausdauer. In dem hier vorliegenden Buch geht es in erster Linie um die Schwangerschaftsgymnastik, die eine Ausgleichsgymnastik für den weiblichen Organismus darstellen soll. Wenn es sich auch nur um einen schmalen Sektor aus dem breiten Spektrum des Sports handelt, so darf seine Bedeutung dennoch nicht gering angesehen werden. Zahlreiche Methoden und Übungen bieten sich an, auch während der Schwangerschaft die körperliche Leistungsfähigkeit und das körperliche Wohlbefinden zu erhalten oder zu verbessern. Dieser Gedanke steht im Vordergrund des Buches, dem ich deshalb einen breiten Leserkreis wünsche.

Köln, 1984

Prof. Dr. med. Wildor Hollmann
Leiter des Instituts für
Kreislaufforschung und Sportmedizin
Deutsche Sporthochschule Köln

Einleitung

Im Rahmen der Entwicklung von einer mehr medizinisch-technisch ausgerichteten zu einer natürlichen Geburt hat die Geburtsvorbereitung an Bedeutung gewonnen. Immer wieder neu aufkommende Methoden und Richtungen haben jedoch in den letzten Jahren die Ausbildung und Weiterbildung der Gymnastik- und Sportlehrerinnen, der Krankengymnastinnen und Hebammen im Bereich der Geburtsvorbereitung erschwert. Nicht nur *eine* Methode, sondern mehrere Methoden in verschiedenen Variationen mußten gelehrt werden, um an Mütterschulen, Familienbildungsstätten, Volkshochschulen und privaten Gymnastikschulen der Nachfrage für traditionelle Read-, Lamaze- oder Leboyer-Kurse entgegenkommen zu können. Die Beschränkung auf eine Atem- oder Entspannungsmethode hätte die Einsatzfähigkeit der Auszubildenden vermindert, zumal auch die Erfahrung in der Geburtshilfe gezeigt hat, daß es nicht *die* Methode gibt, die als einzige zu einem positiven Geburtserlebnis führt.

Während meiner langjährigen Tätigkeit als Sonderpädagogin und Gymnastiklehrerin an einer Berufsfachschule für Gymnastik in Köln, an der ich u.a. das Fach Schwangerschafts- und Wochenbettgymnastik unterrichte, mußte ich es Jahr für Jahr als Defizit empfinden, daß ich meinen Auszubildenden kein geeignetes Lehrbuch zu dieser umfangreichen Thematik anbieten konnte. Auf dem Buchmarkt wird zwar eine große Anzahl von Literatur zur Schwangerschaftsgymnastik und Geburtsvorbereitung angeboten, sie ist aber vornehmlich an den Laien, die schwangere Frau, adressiert. Darüber hinaus wird meist nur eine Methode propagiert, die nicht selten stark polemisiert oder ideologisiert dargestellt wird.

Die aus dem krankengymnastischen Bereich stammende Literatur diente uns zwar als wertvolle Unterrichtshilfe. Da jedoch die Schwangerschaftsgymnastik im Rahmen der Frauenheilkunde nur als ein Themensektor behandelt wird, fehlte es uns an Ausführlichkeit im theoretischen, praktischen und praktisch-methodischen Bereich.

Aus einer Unzahl von Unterrichtsskripten, die ich für meine Schülerinnen zur weiteren Information erstellt habe, ist dann dieses Lehrbuch entstanden. Ich hoffe, daß es für alle, die in der Geburtsvorbereitung tätig sind, eine wertvolle Unterrichtshilfe darstellen wird.

Für das Zustandekommen dieses Lehrbuchs möchte ich mich als erstes bei meinen Schülerinnen an der Gymnastikschule bedanken, die durch interessierte und gezielte Fragen mich immer wieder dazu anhielten, noch tiefer in das Fachgebiet einzusteigen und noch verständlicher die medizinischen Grundlagen darzustellen.

Ich bedanke mich auch bei meiner Grafikerin, Frau Doro Wolters, die in unermüdlicher Arbeit bis unmittelbar zur Niederkunft ihres dritten Kindes an den Abbildungen arbeitete. Herrn Dr. Eldering, Chefarzt der geburtshilflich-gynäkologischen Abteilung des Vinzenz Pallotti-Krankenhauses, Bensberg, danke ich für die freundliche Beratung, für Fotomaterial, Abbildungen u. a. m.

Für das Zustandekommen des Buches danke ich auch meinen Babysittern, die meine eigenen drei Kinder hüteten, wenn ich am Schreibtisch sitzen mußte.

Und nicht zuletzt danke ich dem Springer-Verlag, Heidelberg, insbesondere meinem Lektor, Herrn Lewerich, der mir in zahlreichen Gesprächen wertvolle Tips geben konnte.

Köln, 1984 Anne Bach-Jacobs

Inhaltsverzeichnis

I Theoretische Grundlagen

Voraussetzung für eine gezielte und effektive Schwangerschaftsgymnastik sind genaue medizinische Kenntnisse über die Beschaffenheit des weiblichen Bekkens, über die Funktion der Genitalorgane, über physiologische und psychologische Veränderungen im Organismus der Frau, über die Entwicklung des ungeborenen Kindes und natürlich über den Geburtsverlauf. Darüber hinaus sollte die Übungsleiterin in der Lage sein, die Wirkung der einzelnen Übungen, die Bedeutung der Atemtechniken für die Geburt u. a. den Schwangeren verdeutlichen zu können. Es erhöht die Motivation der Übenden und es trägt dazu bei, daß Schwangerschaft und Geburt bei guter physischer und psychischer Verfassung erlebt werden können. Grundvoraussetzung dazu ist ein fundiertes medizinisches Wissen.

1 Anatomie und Physiologie des weiblichen Organismus

1.1 Das Becken

1.1.1 Das knöcherne Becken

Das knöcherne Becken hat im Organismus verschiedene Aufgaben zu erfüllen: Es bildet den Boden der Bauchhöhle und ist knöcherner Schutz der Beckenorgane. Außerdem ist es Befestigungsort der unteren Extremitäten. Darüber hinaus hat das Becken die Aufgabe, das Gewicht des Oberkörpers zu tragen und gleichmäßig auf beide Beine zu verteilen. Während der Schwangerschaft schützen die großen ausladenden Beckenknochen das heranwachsende Kind.

Die Knochen des Beckengürtels setzen sich aus den beiden bogenförmigen Hüftbeinen (Os coxae) und aus dem dorsal liegenden Kreuzbein (Os sacrum) zusammen. Sie sind durch das Kreuz-Darmbeingelenk (articulatio sacroiliaca) verbunden und bilden so einen geringfügig federnden, jedoch stabilen Ring.

Die Hüftbeine lassen sich in 3 durch Knorpelschichten getrennte Einzelknochen aufteilen, die in der Hüftgelenkpfanne zusammentreffen, in das

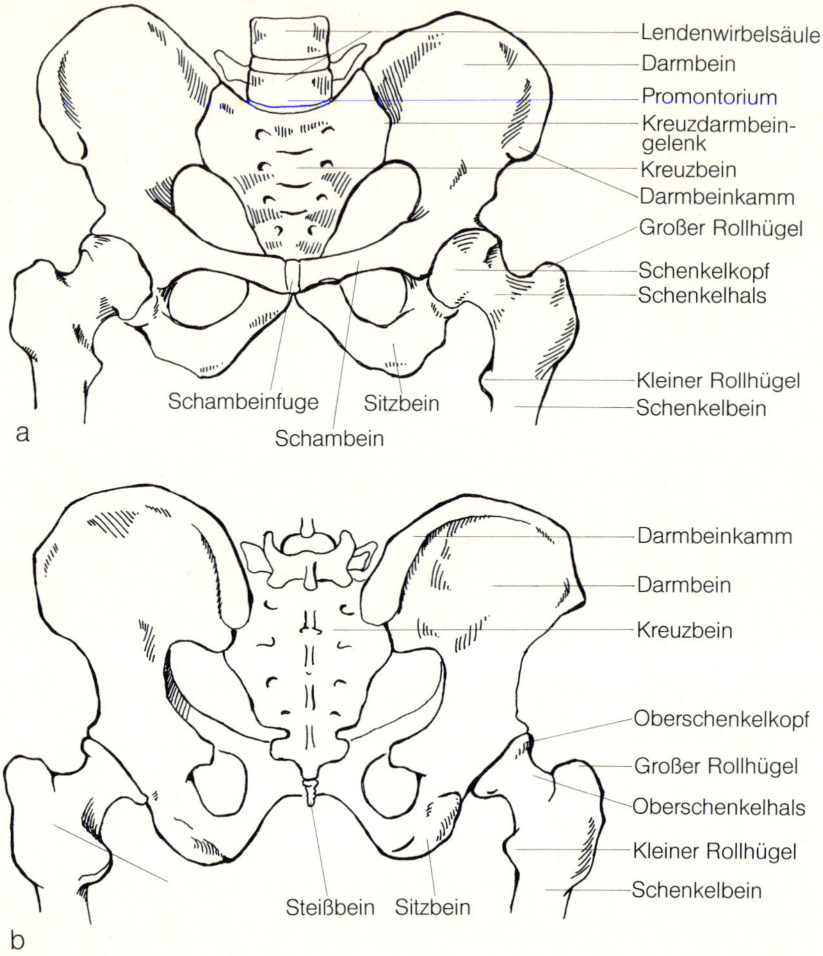

Abb. 1 a, b. Das knöcherne Becken **a** von vorne, **b** von hinten

– Darmbein (Os ilium)
– Sitzbein (Os sacrum)
– Schambein (Os ischii)

Die beiden Schambeine sind ventral durch ein Halbgelenk, der Symphyse, verbunden. Die Symphyse besteht aus einer Faserknorpelscheibe (Discus interpubis), die in ihrem Inneren einen mit Schleim angefüllten Spaltraum hat.

Die Symphyse und das Kreuz–Darmbeingelenk können so allen Druck-, Zug- und Scherspannungen widerstehen. Beim Gehen oder Laufen können alle Erschütterungen oder Stöße, die auf das Becken einwirken, abgefangen werden.

Während der Schwangerschaft kommt den beiden Beckengelenken eine wichtige Aufgabe zu. Infolge einer hormonellen Veränderung kommt es zur Aufweichung dieser knorpeligen Gelenkverbindungen, so daß eine geringfügige Erweiterung des Beckengürtels im Verlaufe der Schwangerschaftsmonate möglich ist. Diese Erweiterung ist als vorbereitende Maßnahme für den Geburtsvorgang anzusehen. Sie erleichtert das Hindurchtreten des kindlichen Kopfes durch den Beckenring.

Das Becken als Ganzes betrachtet, wird unterteilt in das obere große und das untere kleine Becken. In einer ringförmigen Grenzlinie gehen beide ineinander über (Linea terminalis). Diese Linie umrahmt den Eingang in das kleine Becken. Dieser Eingang wird auch als Beckeneingangsebene bezeichnet.

Der Beckeneingangsebene kommt während der Schwangerschaft und Geburt eine besondere Bedeutung zu. Da der kindliche Kopf diesen Eingang passieren muß, darf kein Mißverhältnis zwischen kindlicher Kopf- und Beckeneingangsgröße bestehen. Es wird zwischen einem geraden, einem rechten und linken schrägen und einem queren Durchmesser unterschieden (innere Beckenmaße):

- Gerader Durchmesser (Diameter mediane):
  Verlauf: Promontorium-Symphyse,
  Länge: 11 cm.
- Rechter/linker schräger Durchmesser (diameter obliqua prima/sekunda):
  Verlauf: rechtes/linkes Kreuz–Darmbeingelenk – rechter/linker Vorsprung an der Verbindungsstelle von Scham- und Darmbein,
  Länge: 12 cm.
- Querer Durchmesser (diameter transversa):
  Verlauf: unterer Rand der Darmbeinschaufel rechts – unterer Rand der Darmbeinschaufel links,
  Länge: 13 cm.

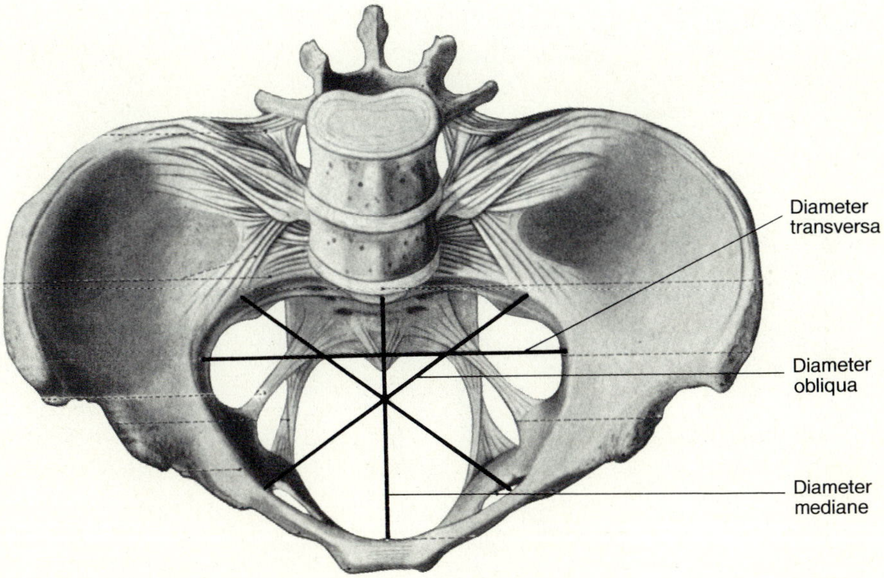

Abb. 2. Das knöcherne weibliche Becken von oben. (Aus Hafferl 1969)

Auch die äußeren Beckenmaße sind für den Geburtsakt von Bedeutung. Es wird unterschieden zwischen der

- Distantia spinarum:
  Abstand der beiden vorderen oberen Darmbeinstacheln,
  Länge: ca. 26 cm.
- Distantia cristarum:
  Abstand der Darmbeinkämme,
  Länge: ca. 29 cm.
- Distantia trochanterica.
  Abstand der Trochanten,
  Länge: ca. 31 cm.
- Conjugata externa:
  Abstand oberer Symphysenrand–letzter Lendenwirbeldorn.
  Länge: 18–21 cm.

Das Becken weist geschlechtsspezifische Merkmale auf. Während beim Mann die Beckenschaufeln schmal und steil aufgestellt sind, sind sie bei der

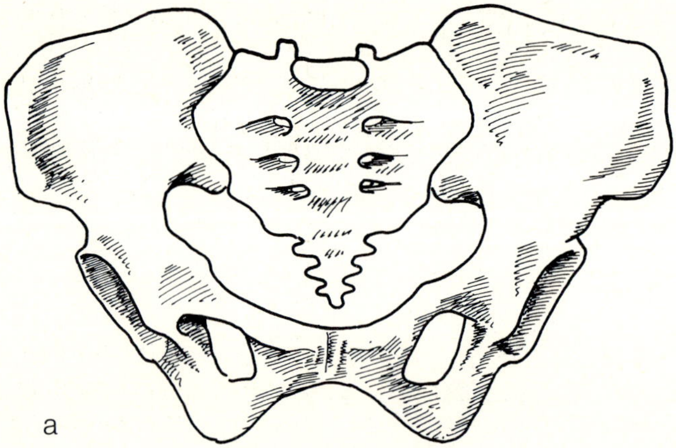

a

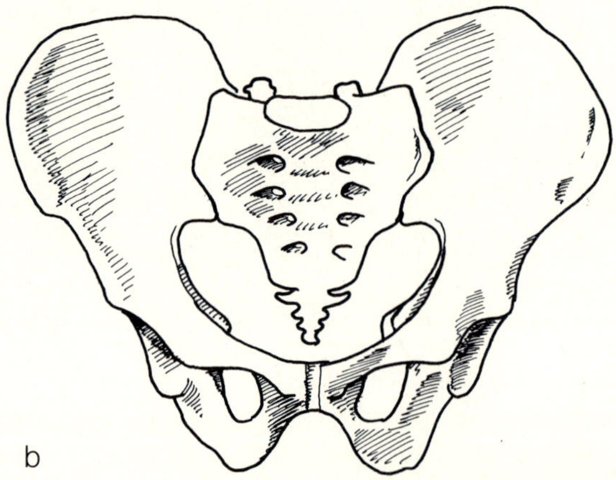

b

Abb. 3a, b. Das knöcherne Becken von vorne: **a** bei der Frau, **b** beim Mann

Frau seitlich stärker ausgeladen. Der Innenraum ist im Querdurchmesser breiter. Das Kreuzbein weist eine größere Wölbung auf und die Steißbeinspitze tritt mehr nach hinten zurück. So ist der Beckenraum der Frau auf Austragung und Geburt eines Kindes eingerichtet.

Das Becken spielt für die Statik des menschlichen Körpers eine bedeutende Rolle. Bei aufrechter Haltung weist es einen Neigungswinkel zur Horizontalen von 60–70 ° auf. Zum Ausgleich weist die Lendenwirbelsäule eine leichte Lordosierung auf. Wird das Becken nach vorne gekippt, verstärkt sich die Lordosierung der Lendenwirbelsäule, beim Aufrichten des Beckens flacht sie sich ab. Das Ausmaß der Neigung hängt von der Stärke und dem Tonus der Bauch- und Gesäßmuskeln und vom Bertini-Band ab.

Das 6–8 cm lange und kräftige Bertini-Band (Lig. iliofemorale) kommt vom vorderen unteren Darmbeinstachel und strahlt in 2 Teilzügen zum Rollhügel hin. Seine Hauptfunktion besteht in der Erhaltung der aufrechten Körperposition im Stand und in der Fortbewegung. Darüber hinaus verhindert das Band das Nach-rückwärts-Umfallen, wenn das Becken seinen Schwerpunkt hinter die quere Hüftachse verlegt.

Da das Becken die Last des Oberkörpers gleichmäßig auf beide Beine verteilen muß, ist auch eine parallele Stellung der Beckenhälften wichtig. Die Senkung einer Beckenhälfte hat eine Neigung der Wirbelsäule zur Folge.

Die richtige Beckenhaltung ist nicht nur für eine gute Körperhaltung, sondern auch für den Eingeweideblock von Vorteil. Bei richtiger Neigung lastet das Gewicht des Eingeweideblocks nicht einseitig auf dem Beckenboden, sondern verteilt sich auch auf die Schambeine, die Symphyse und das Kreuzbein.

1.1.2 Die Bänder des Beckengürtels

Die kräftigen und starken Bänder des Beckengürtels (sakroiliakale Bänder) werden auch „Tragbänder" genannt, da sie die Aufgabe haben, das Kreuzbein zwischen den beiden Hüftbeinen fest zu verankern. Ferner unterstützen sie die Gelenkflächen des Kreuz–Darmbeingelenks, indem sie die Oberkörperlast auf die unteren Gliedmaßen mit übertragen helfen.

Zu den wichtigsten Tragbänder, die vom Kreuzbein zu den Darm- und Sitzbeinen ziehen, gehören:

– die vorderen Kreuz–Darmbeinbänder (Ligg. sacroiliaca ventralia)
  Verlauf: Innenfläche des Kreuzbeins–Darmbein
– die hinteren Kreuz–Darmbeinbänder (Ligg. sacroiliaca dorsalia)

  a) das hintere kurze Kreuzdarmbeinband:
     Verlauf: medianer Teil des Kreuzbeines–Darmbeinstachel
  b) das hintere lange Kreuzdarmbeinband
     Verlauf: Rand des unteren Kreuzbeindrittels–Darmbeinstachel
  c) das Kreuzbein–Sitzhöckerband
     Verlauf: Rand des Kreuz- und Steißbeines–Sitzhöcker
  d) Kreuzbein–Sitzstachelband
     Verlauf: Kreuz–Steißbeinrand–Sitzstacheln.

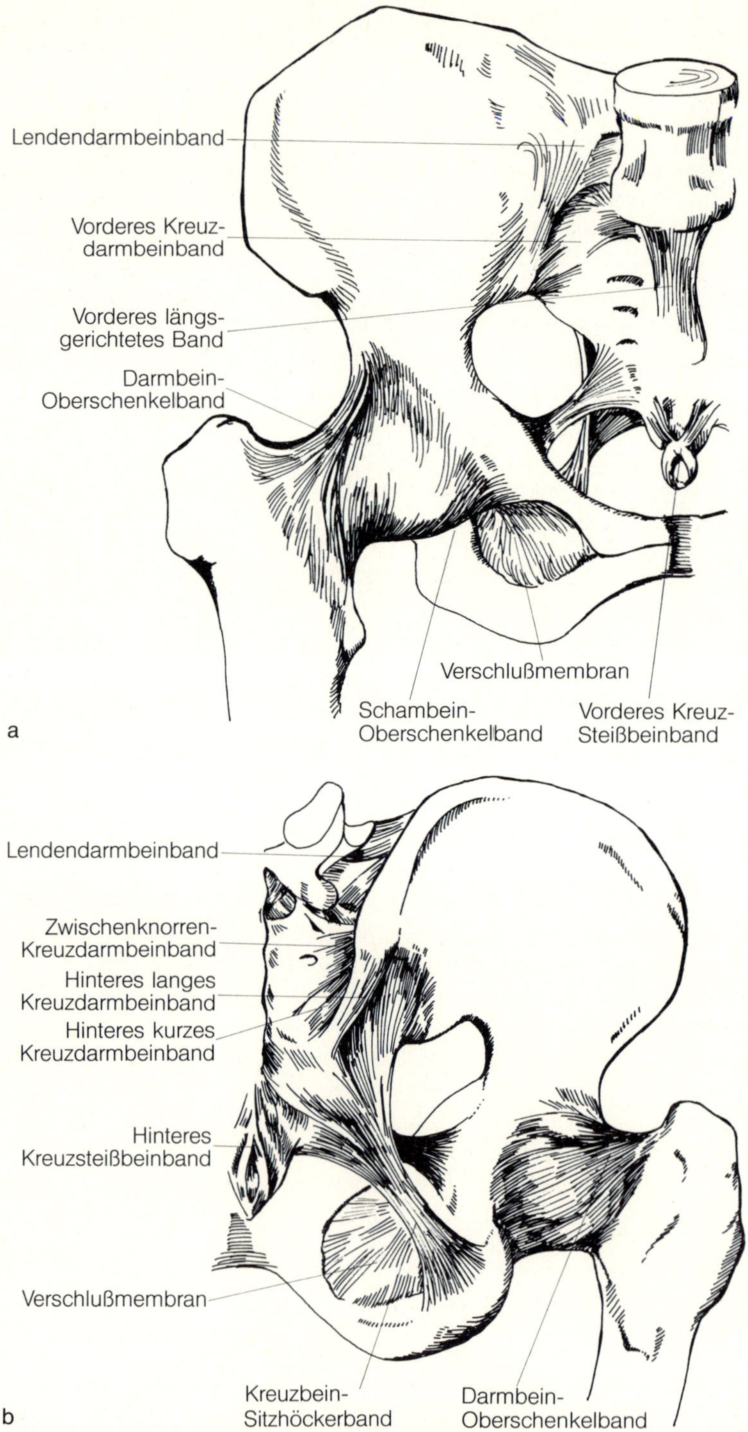

Abb. 4 a, b. Die sakroiliakalen Bänder **a** von innen, **b** von außen

– die Zwischenknochen–Kreuzdarmbeinbänder (Ligg. sacroiliaca interossea)
Verlauf: Darmbein–Kreuzbein

Die sakroiliakalen Bänder können während der Schwangerschaft zu nicht unerheblichen Kreuzbeschwerden führen. Durch eine hormonell bedingte Auflockerung der Bänder kann es zum Tiefertreten des Kreuzbeines kommen, da die Bänder dem Lastendruck des Rumpfes nicht mehr standhalten können.

Ergänzend zu den Beckenbändern ist noch das Lendendarmbeinband zu nennen. Es stellt gewissermaßen eine Fortsetzung der sakroiliakalen Bänder auf das Achsenskelett dar.

Verlauf: Querfortsätze des 4. und 5. Lendenwirbels–Darmbeimkamm.

1.1.3 Die Muskeln des Beckengürtels

Die Muskeln des Beckengürtels dienen in erster Linie der Beweglichkeit des Hüftgelenks. Entsprechend den 3 Achsen eines Kugelgelenkes können Beugungen (Flexionen), Streckungen (Extensionen), An- und Abspreizungen (Ad- und Abduktionen) und Kreiselungen (Rotationen) durchgeführt werden.

Folgende große Muskelgruppen sind zu merken:

– der Lendendarmbeinmuskel (M. iliopsoas)
Ursprung: Querfortsätze der Lendenwirbelsäule und Darmbein
Ansatz: kleiner Rollhügel des Schenkelbeins,
Funktion: Hauptbeuger im Hüftgelenk. Verhindert das Hintenüberkippen des Rumpfes im Hüftgelenk.

– Großer Gesäßmuskel (M. gluteus maximus)
Ursprung: Kreuz- und Steißbein
Ansatz: unterhalb des Rollhügels und große Schenkelbinde
Funktion: Streckung des Hüftgelenks und verhindert das Vornüberkippen des Rumpfes.

– Mittlerer und kleiner Gesäßmuskel (M. gluteus medius und minimus)
Ursprung: Darmbeinaußenflächen
Ansatz: großer Rollhügel.
Funktion: Abduktion und Mitwirkung an der Innen- und Außenrotation (M. gluteus minimus)

– Adduktorengruppe (M. adductor longus, brevis et magnus u. a.)
Ursprung: Schambeinrand und Sitzbeinhöcker
Ansatz: Schenkelleiste (ausgenommen M. gracilis)
Funktion: Adduktion.

1.1.4 Die Beckenhöhle und der Beckenboden

Als Beckenhöhle wird der untere Teil des Bauch-Beckenraumes bezeichnet. Ihre seitliche Begrenzung bilden die Hüftbeine und die seitlichen Abschnitte der Bauchmuskeln. Nach vorne wird die Beckenhöhle durch die Bauchmuskulatur begrenzt, die mit dazu beiträgt, den Eingeweideblock zurückzuhalten. Die hintere Begrenzung ist durch das Kreuzbein mit den entsprechenden Muskeln gegeben. Den unteren Abschnitt bildet der Beckenboden, eine vielschichtige trichterförmige Muskel- und Sehnenplatte. Der Beckenboden enthält Öffnungen für den Durchtritt von Harnröhre, Scheide und Mastdarm (ausführlich s. S. 93 ff. „Beckenbodengymnastik“).

In der Beckenhöhle liegen z. T. oder auch ganz Harnblase, Harnröhre und Harnleiter, Mastdarm und die Genitalorgane.

1.2 Das weibliche Genitale

Das weibliche Genitale wird in ein äußeres und ein inneres Genitale eingeteilt.

1.2.1 Das äußere Genitale

Zu den äußeren Genitalorganen gehören:
- die großen Schamlippen (Labia majora)
- die kleinen Schamlippen (Labia minora)
- der Scheidenvorhof (Vestibulum vaginae)

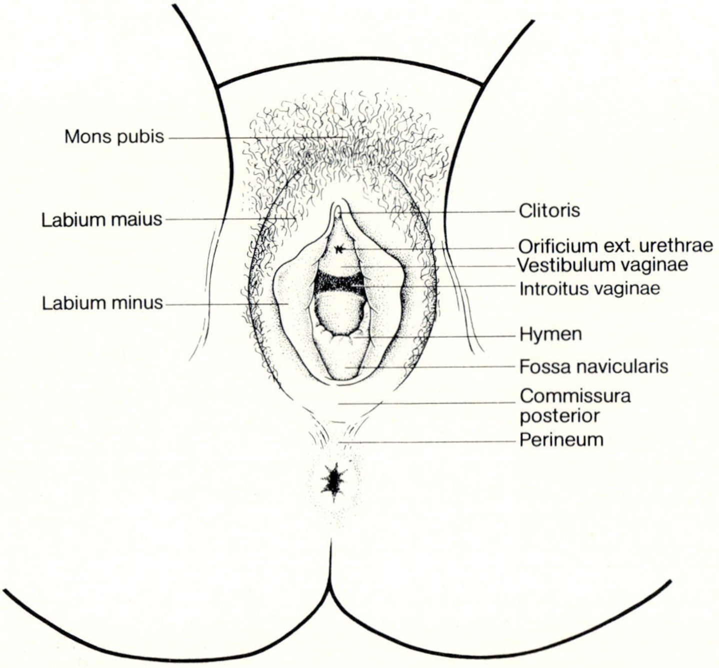

Abb. 5. Das äußere weibliche Genitale zur Zeit der Geschlechtsreife. (Aus Knörr et al. 1972)

– der Kitzler (Clitoris)
– die Bartholini-Drüsen

Die äußeren Geschlechtsorgane werden durch den Schamberg (Mons pubis) verdeckt. Er besteht aus Fettgewebe und ist bei der erwachsenen Frau behaart.

Darunter liegen die ebenfalls behaarten und aus Fettpolstern bestehenden ‚Großen Schamlippen' (Labia majora). Unterhalb der großen Schamlippen befindet sich der Scheidenvorhof (Vestibulum), der durch die kleinen Schamlippen (Labia minora) begrenzt wird.

Große und kleine Schamlippen bilden einen schützenden Abschluß des weiblichen Genitals.

Die Innenseite der kleinen Schamlippen umschließt den Eingang zur Scheide (Vagina), die durch das Jungfernhäutchen (Hymen) bei jungen Mädchen verschlossen wird. In der Höhe der Klitoris, einem Schwellkörper, treffen die kleinen Schamlippen zusammen. Vorhof, kleine Schamlippen und Kitzler sind von Epithelgewebe ausgekleidet.

Hinter der Klitoris befindet sich die äußere Mündung der Harnröhre. Im Scheidenvorhof liegen außerdem kleine schleimbildende Drüsen, die den Scheidenvorhof feucht halten. Sie werden unterstützt durch die paarig angeordneten Bartholini-Drüsen.

1.2.2 Das innere Genitale

Das innere Genitale liegt zwischen Blase und Rektum. Nach oben ruhen auf ihm die Därme. Es besteht aus folgenden Organen:
– Scheide (Vagina)
– Gebärmutter (Uterus)
– Eileiter (Tubae uterinae)
– Eierstöcke (Ovarien).

Die Scheide (Vagina)

Die Vagina ist ein 7–10 cm langer elastischer Schlauch, der mit Schleimhautgewebe ausgekleidet ist.

Er verbindet den Scheideneingang mit dem Uterushals, der in die Vagina hineinragt. Der Scheideneingang ist durch einen Ringmuskel geschützt, der in einer Achterschleife in den Ringmuskel des Afters übergeht.

Das Schleimhautgewebe der Vagina ist in Längs- und Querfalten angeordnet, so daß in der Mitte kein Hohlraum mehr vorhanden ist.

Die Wandung ist vielschichtig angelegt. Von innen nach außen findet man
– Mukosa: mehrschichtiges Plattenepithel
– Submukosa: bindegewebige Verbindungsschicht, die viele Blutgefäße enthält.
– Muscularis: längs- und ringschichtige Muskelfasern.
– Adventitia: bindegewebige Haut, die das Vaginalrohr umschließt.

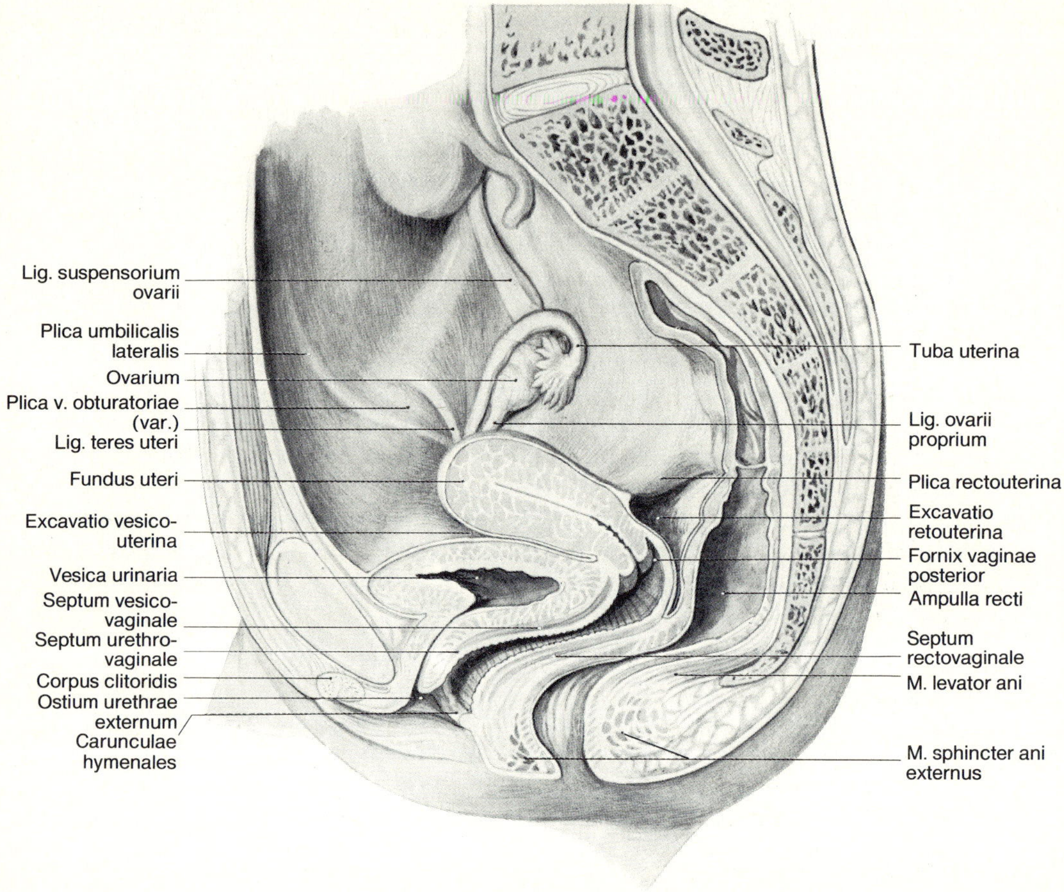

Abb. 6. Sagittalschnitt durch das Becken einer erwachsenen Frau. (Aus Hafferl 1969)

Die Scheidenwand ist dem zyklischen Wechsel – entsprechend der Ovarfunktionen in allen Phasen – unterworfen. In der ersten Hälfte des zyklischen Geschehens nimmt sie an Dicke zu, nach dem 15. Tag erfolgt eine Reduktion der Wandung. Die Mukosa bildet ein glykogenhaltiges Sekret zum Schutz gegen eindringende Bakterien.

Die Gebärmutter (Uterus)

Der Uterus ist die Brutstätte für das heranwachsende Kind. Er hält die notwendigen Bedingungen für eine optimale Entwicklung des Keims bereit.

Der Uterus ist ein birnenförmiger, 7–9 cm langer Hohlmuskel.

Nach innen ist er mit einer dünnen, zweischichtigen Schleimhaut (Endometrium), der Basalis und Funktionalis, ausgekleidet. Entsprechend den hormonellen Befehlen des Ovars ändert das Endometrium seine Beschaffenheit. Bis zum 15. Tag des Zyklus hat das Schleimhautgewebe seine maximale Dicke mit

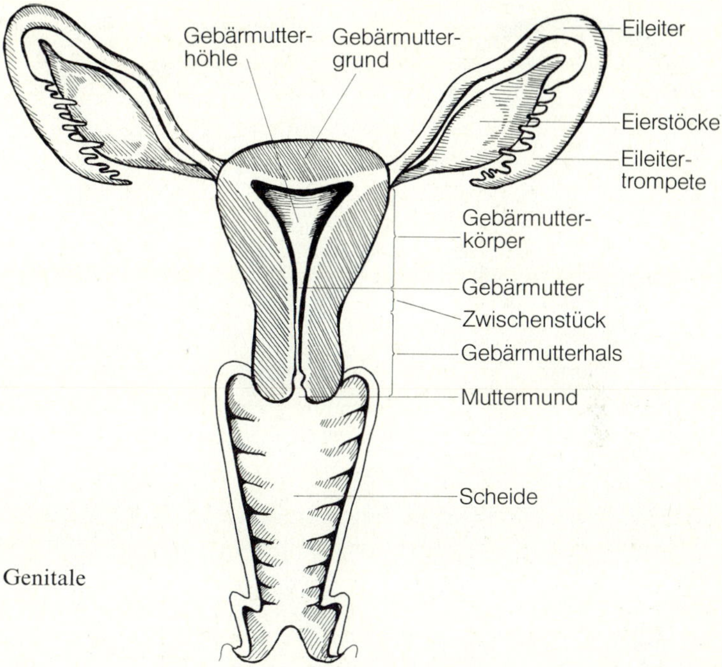

Abb. 7.
Das innere weibliche Genitale

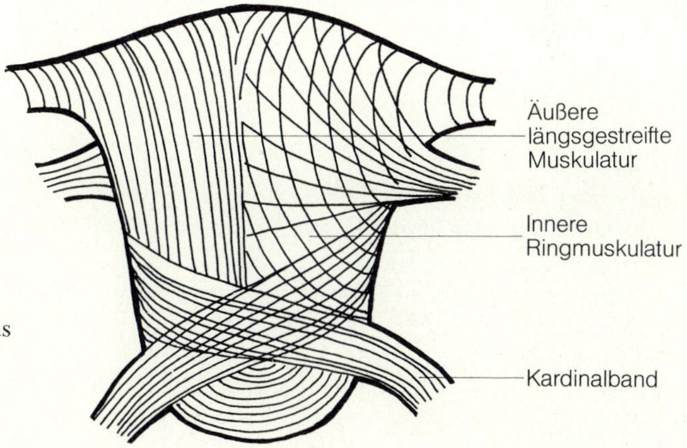

Abb. 8.
Muskelfaserverlauf des Uterus

Vermehrung der Blutgefäße erreicht. Kommt es nicht zur Befruchtung einer Eizelle, wird zu Beginn des neuen Zyklus die Funktionalis abgestoßen. Die Basalis bleibt erhalten, von hier aus erneuert sich immer das Endometrium.

Nach außen wird der Uterus von einer Wandung aus Bauchfell (Perimetrium) umgeben. Die mittlere Wandung besteht aus einer dicken und kräftigen Muskelschicht (Myometrium). Der Muskelfaserverlauf wird von symmetrisch sich kreuzenden und verflechtenden Spiraltouren gebildet.

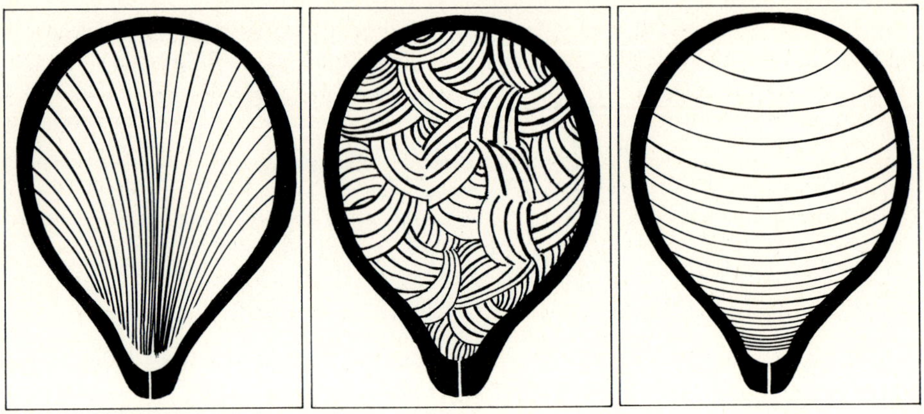

Abb. 9. Muskelfaserverlauf des Uterus nach Read, 1965; 6. Aufl.

Dick-Read (1965) bringt eine vereinfachte Darstellung des Muskelfaserverlaufs im Uterus. Er unterteilt die Muskelwandung in 3 unterschiedliche Schichten:

- In eine *äußere Schicht*, die aus längsgestreiften Muskelfasern besteht. Die Muskelfasern ziehen an der Hinterwand des Uterus aufwärts, über den Fundus hinweg und an der Vorderseite wieder herunter.
  Bei der Geburt spielt diese Muskelschicht eine wichtige Rolle. Mittels Kontraktionen wird das Kind aus dem Uterus in den Geburtskanal gedrückt.
- Die *mittlere Muskelschicht* besteht aus kurzen, sich kreuzenden und verflochtenen Muskelfasern, in der zahlreiche Blutgefäße eingelagert sind, die bei den Kontraktionen (Wehen) die Arbeitsmuskulatur mit der notwendigen Energie versorgen.
- Die *innere Schicht* besteht aus ringförmig angeordneten Muskelfasern. Sie sind fast überall am Uterus zu finden.
  Sie erhalten während der gesamten Schwangerschaft den Uterus in seiner Form und verschließen nach unten den Uterushals.

Ring- und längsgestreifte Muskulatur haben entgegengesetzte Aufgaben zu erfüllen und verursachen den Wehenschmerz. Während die Ringmuskulatur den Uterus fest umschlossen hält, drückt die äußere Muskelschicht durch Verkürzung der Muskelfasern in zahlreichen Versuchen das Kind tiefer in den Uterushals. Dieser Prozeß dauert an, bis die Ringmuskeln so weit nachgeben, daß das Kind in den Geburtskanal eintreten kann. Beschleunigt wird dieser Vorgang durch hormonelle Einflüsse, durch das Hochziehen des Uterushalses und durch den mechanischen Druck, den der Kopf des Kindes von innen auf den Uterushals ausübt.

Bau des Uterus

Der Uterus besteht aus:
- Gebärmutterkörper (Corpus uteri)
- Gebärmutterhals (Cervix uteri)
- Zwischenstück (Isthmus).

Das Corpus uteri wird nach oben durch den kuppelförmigen Gebärmuttergrund (Fundus uteri) begrenzt. Innerhalb des Gebärmutterkörpers liegt die Gebärmutterhöhle (Cavum uteri), die 3 Öffnungen aufweist. In die beiden oberen Öffnungen münden die Eileiter ein. Die untere Öffnung führt in den Gebärmutterhals (Cervix uteri). Der Gebärmutterhals ragt mit dem Gebärmutterkopf (Portio vaginalis) und dem äußeren Muttermund (Ostium uteri) in die Vagina hinein. Der Hohlraum des Gebärmutterhalses ist nach außen und innen je durch einen Schließmuskel abgeschlossen.

Das Zwischenstück (Isthmus) ist die Grenzlinie zwischen Corpus und Cervix. Im Isthmus ist der Uterus in seiner normalen Lage abgeknickt.

Bänder des Uterus

Zu den Bändern des Uterus gehören:
- die Kardinalbänder (Ligg. cardinalia uteri)
- die runden Mutterbänder (Ligg. rotunda oder Ligg. teres uteri)
- die Kreuzbeinuterusbänder (Ligg. sacrouterina).

Seitlich im Halsbereich wird der Uterus durch das paarig angelegte Lig. cardinale uteri schwebend getragen. Nach vorne wird der Uterus durch das Lig. rotundum (Lig. teres uteri) fest verankert. Es hält den Uterus in der physiologischen Vorneigung. Das Ligamentum sacro uterinum setzt am Isthmus an und zieht breit gefächert zur Kreuzbeinwand. Es gewährleistet die Normallage des Uterushalses, indem es ihn nach hinten hält.

Die Eileiter (Tubae uterinae)

Die Eileiter haben die Aufgabe, die Eizelle aufzunehmen und in den Uterus weiterzuleiten.

Die Tuben sind ein 10–20 cm langer bogenförmig verlaufender Verbindungsschlauch zwischen Uterus und Ovarien. Mit dem proximalen Ende mün-

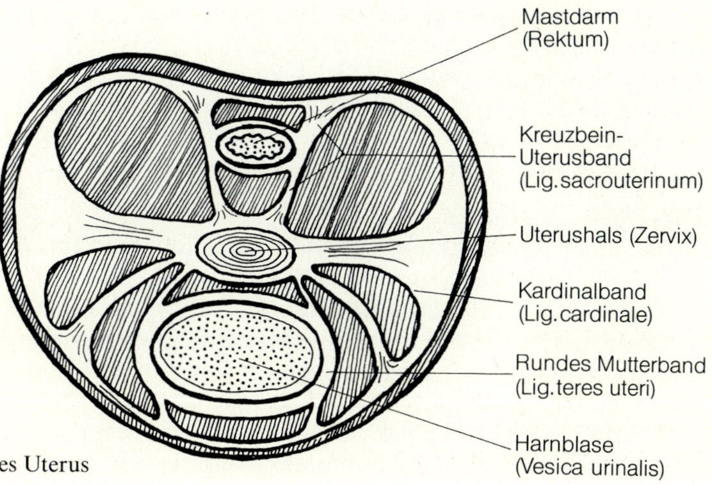

Abb. 10. Die Bänder des Uterus

den sie in den Uterus. Das distale Ende ist trichterförmig erweitert und ruht mit seinen polypenartigen Fortsätzen (Fimbrien) an den Ovarien. Mit diesen Fangarmen wird das reife Ei, das vom Ovar gebildet wird, angesogen. Kommt es zu einer Befruchtung der Eizelle, so geschieht das in der Regel in der trichterförmigen Erweiterung der Tube.

Die Wandung der Tuben ist 3schichtig. Sie besteht aus dem:
- Endothel: eine in Längsfalten gelegte Schleimhaut aus Flimmerepithel; der Flimmerbesatz bewegt sich in Richtung Uterus und hilft so beim Transport der Eizelle; ein Sekretstrom unterstützt die Fortbewegung der Eizelle und reinigt gleichzeitig die Tube von Schmutzpartikeln.
- Muscularis: eine ringförmig angelegte Muskelschicht, die durch peristaltische Bewegungen das Ei in Richtung Uterus befördert.
- Adventitia: eine Bindegewebsschicht, die die Tuben mit dem Eierstockband und den umliegendem Gewebe verbindet.

Die Eierstöcke (Ovarien)

Die Aufgabe der Ovarien besteht zum einen in der Heranbildung von geschlechtsreifen Eizellen. Zum anderen produzieren sie unter Einfluß des Hypophysenvorderlappens die Hormone Östrogen und Gestagen. Das Östrogen ruft im Uterus das Wachstum der Schleimhäute hervor, das Gestagen vornehmlich deren Reifung.

Die paarig angelegten Ovarien, die in Form und Größe einer kleinen Pflaume ähneln, liegen mit dem dorsalen Abschnitt vor dem Kreuz–Darmbeingelenk. Die ventrale Front ragt frei in den Bauchraum hinein. Zu den Seiten hin nehmen sie Kontakt mit dem Corpus uteri auf.

Bänder der Ovarien

Durch folgende Bänder werden die Ovarien in ihrer Lage gehalten:
- das Eierstock–Gebärmutterband (Lig. ovarii proprium)
- das Tragband des Eierstocks (Lig. suspensorium ovarii)

Das Lig. ovarii proprium ist ein starkes Band, das von der Außenseite des Fundus zu den Ovarien zieht.

Das Lig. suspensorium ovarii kommt von der seitlichen Bauchwand und setzt am distalen Pol der Ovarien an. Darüber hinaus führt es Nerven und Gefäße zu den Ovarien.

Physiologie der Ovarien

Die Ovarien weisen eine deutliche Zweiteilung in eine dichte Rindenschicht und eine tieferliegende, lockere Markschicht auf.

Bereits bei der Geburt eines Mädchens liegen mehrere tausend Primärfollikel (Follikel=Eizelle mit Hülle; die Hülle dient der Ernährung der Eizelle) mit Östrogenbildung in der Markschicht der Ovarien. Im Verlaufe der Reifung des Mädchens entwickeln sich aus den Primärfollikeln Sekundärfollikel, die schon vermehrt Östrogen enthalten. Sie rücken aus der Markschicht weiter in die Rindenschicht auf. Beeinflußt durch ein Hormon des Hypophysenvorderlappens reift der Sekundärfollikel in den ersten 14 Tagen des Zyklus zu einer geschlechtsreifen Eizelle in Form des Graaf-Follikels heran. Die Eizelle, in der sich jetzt ein mit Flüssigkeit gefüllter Hohlraum gebildet hat, kommt dicht unter der Oberfläche des Ovars zum liegen. Um den 14. Tag des Zyklus ist der Graaf-Follikel herangereift.

Unter neurohormonaler Steuerung kommt es zum Flüssigkeitsüberdruck. Dieser führt zum Platzen der Follikelhülle und der Ovarhaut, der Ovulation (Eisprung). Die Follikelflüssigkeit wird in den Bauchraum befördert, die Eizelle von den Fimbrien der Tube aufgegriffen.

Dieses Ovargeschehen vom 1.–14. Tag des Zyklus wird als Proliferationsphase bezeichnet. Mit der Ovulation beginnt die Sekretionsphase. Sie dauert vom 15.–28. Tag des Zyklus. Dabei kommt es im Ovar zur Umwandlung der Follikelhülle in den Gelbkörper (Corpus luteum). Wiederum kommt es unter neurohormonaler Steuerung zur Produktion des Gelbkörperhormons (Corpus-

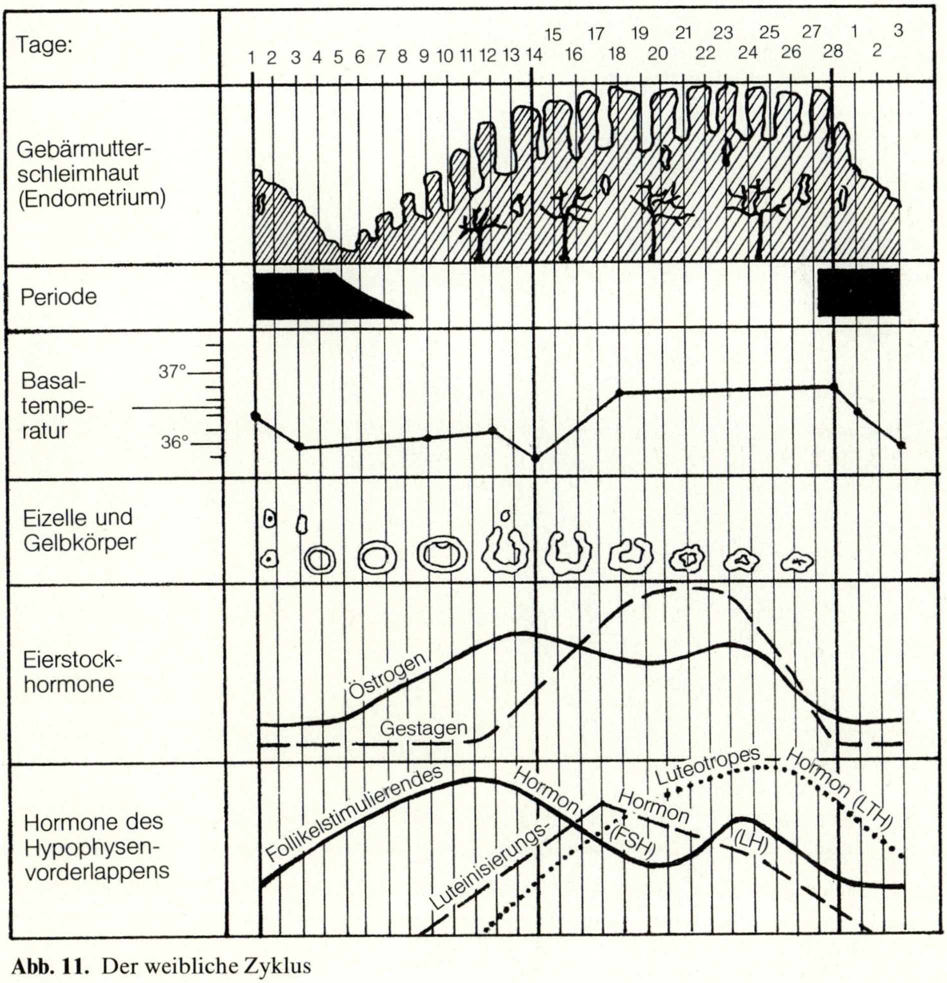

Abb. 11. Der weibliche Zyklus

luteum-Hormon, Gestagen, Progesteron), das zur Reifung der Uterusschleimhaut führt. Durch Aufquellen, Vergrößerung, Vermehrung der Drüsen und durch Kapillarerweiterung bereitet sich die Uterusschleimhaut auf die Einnistung eines befruchteten Eies vor.

Kommt es nicht zur Befruchtung der Eizelle, klingt die Schleimhautreifung etwa am 24. Tag des Zyklus ab. Am Ende des Zyklus kommt es dann zur Abstoßung der Funktionalis, zur Periode, Menstruation. Diese Phase der Absonderung eines Teils des Endometriums wird als Desquamationsphase bezeichnet.

1.2.3 Nervenversorgung des Genitals

Das äußere Genital (Haut, Bindegewebe, Muskeln, Bänder, sowie das untere Drittel der Vagina) sind im wesentlichen durch den N. pudendus versorgt. Aus diesem Bereich gehen alle Reize unmittelbar zum Gehirn und werden am Ort ihrer Entstehung gefühlt.

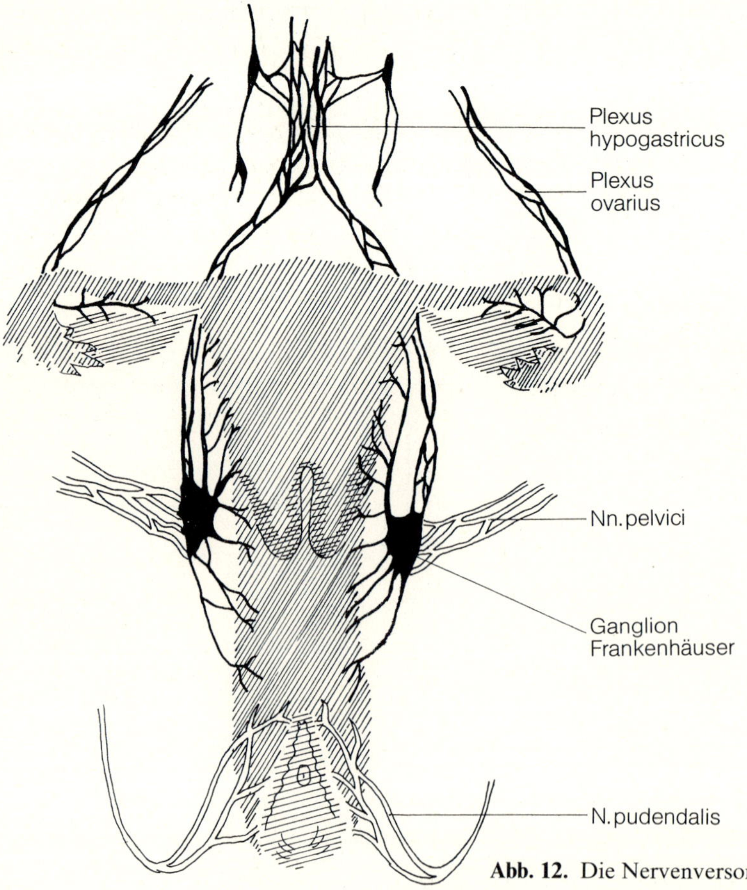

Abb. 12. Die Nervenversorgung des Genitals

Das innere Genital (Ovarien, Uterus, Tuben, ⅔ der Vagina, Bänder) wird vegetativ versorgt durch den:

– P. ovaricus } symphatisch
– P. hypogastricus } symphatisch
– Nn. pelvici } parasymphatisch

Im Ganglion Frankenhäuser (Cervicale uteri) sammeln sich die Nn. pelvici und versorgen von dort aus das obere Drittel der Vagina, der Zervix und Corpus uteri.

2 Die Schwangerschaft

2.1 Die Entwicklung des Keims

2.1.1 Die Befruchtung

Die Befruchtung (Kopulation) der Eizelle (Ovozyte) durch eine Samenzelle (Spermatozyte) ist Voraussetzung für die Entstehung neuen Lebens.

Eine Spermatozyte ist ein stecknadelähnliches Gebilde mit einem Kopf, einem Mittelstück und einem Schwanz, der als Bewegungsapparat dient. Im Kopf der Sperma sitzt der Zellkern mit den Chromosomen.

2 Arten von Spermazellen werden unterschieden:

– die X-Spermien und
– die Y-Spermien.

Aus den X-Spermien werden Mädchen, aus den Y-Spermien Jungen.

Die Frau hat 2 X-Chromosomen, der Mann ein X- und ein Y-Chromosom.

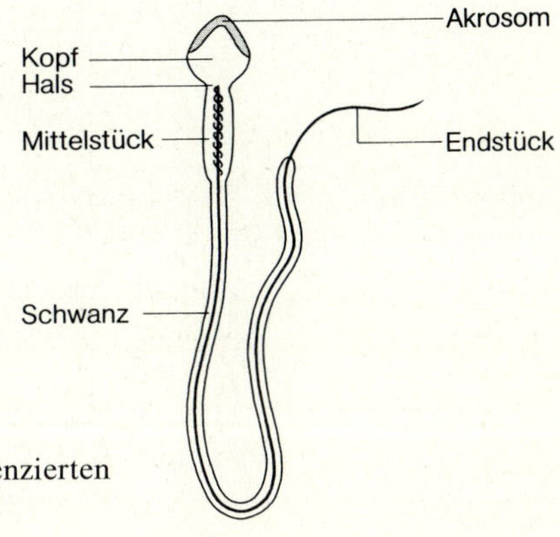

Abb. 13. Schematische Darstellung einer ausdifferenzierten menschlichen Samenzelle. (Aus Knörr et al. 1972)

Die Verteilungsmöglichkeiten sehen wie folgt aus:

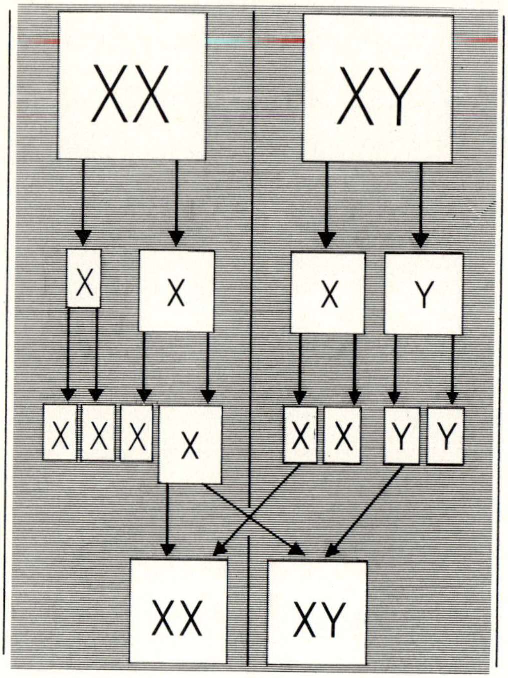

Abb. 14. Verteilung der Geschlechtschromosomen

Die Befruchtungsfähigkeit einer Spermatozyte beträgt höchstens 40 h, die einer Eizelle nur wenige Stunden. Das Konzeptionsoptimum liegt demnach zwischen dem 12. und 16. Tag eines Normalzyklus. In der Regel findet der Befruchtungsvorgang (Kopulation) in dem distalen Bereich der Tube statt. Dabei kommt es zur Umlagerung der Eizelle mit Spermazellen. Doch nur eine einzige von 100 Millionen Spermazellen durchdringt mittels mechanischer Kraft und einem Verdauungsenzym, mit dem Kopf voran, die Zellmembran. Die Zellhülle der Ovozyte verschließt sich sofort danach und verwehrt jeder weiteren Spermatozyte den Eintritt.

2.1.2 Die Germinalphase (1.–7. Tag)

Schon während des Transports durch die Tube beginnen die ersten Entwicklungsschritte des Keims. Bereits nach 24 h haben sich aus der Urzelle 2 neue Zellen gebildet. Noch bevor der Zellcluster den Uterus erreicht, hat sich aus der einen Urzelle eine kompakte Zellkugel von 32 gleichartigen Zellen gebildet, die *Morula* genannt wird.

Die Morula ist in ihrer Gesamtheit nicht größer als die befruchtete Eizelle.

Jede einzelne Zelle der Morula ist mit einer bestimmten Instruktion versehen, die sie zu einem späteren Zeitpunkt erfüllen muß.

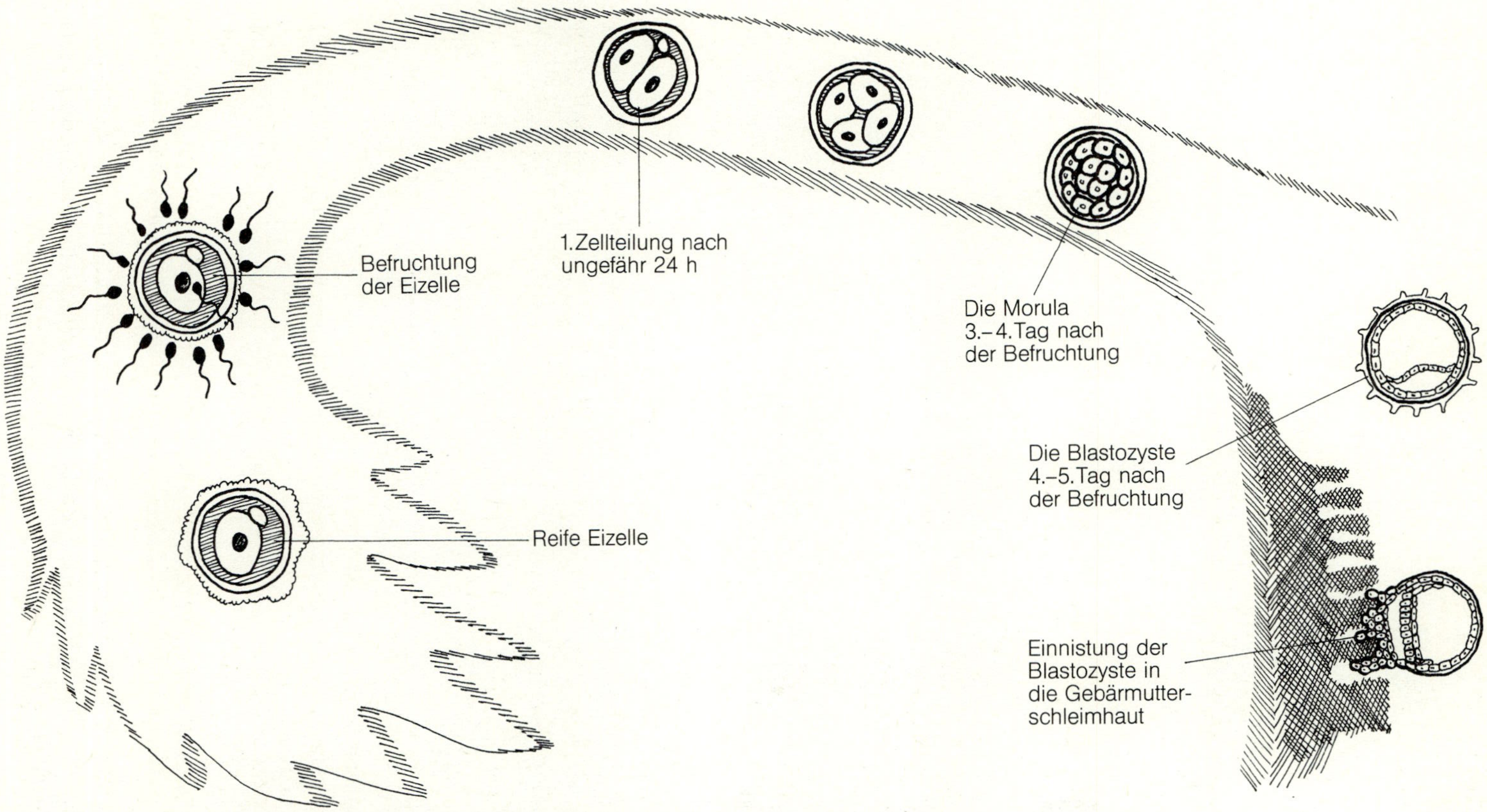

Abb. 15. Die Entwicklung der Eizelle von der Befruchtung bis zur Einnistung im Endometrium

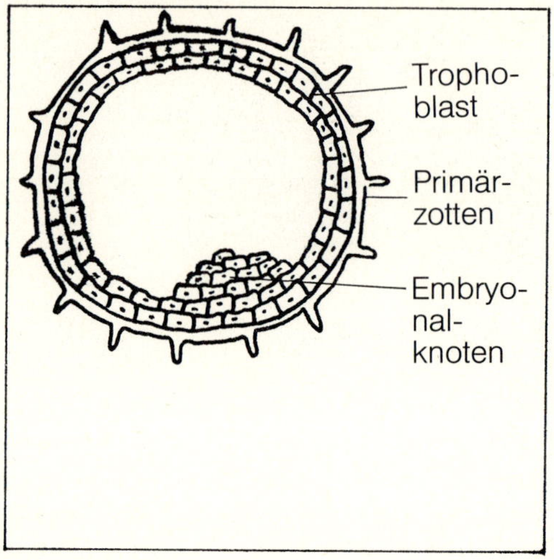

Abb. 16. Die Blastozyste

Etwa am 4. Tag nach der Befruchtung kommt der Cluster im Uterus an. Dort treibt er noch 3 Tage umher, bevor er sich in den Uterusschleimhäuten einnistet.

Im weiteren Verlauf der Keimesentwicklung entsteht die *Blastozyste:* ein Teil der Zellen der Morula ist randständig geworden, d.h. Zellen drängen an die äußere Hülle und bilden die Zellwandung der Blastozyste, den Trophoblasten. Am Trophoblasten entwickeln sich Fransen, die Chorionzotten, die für die frühe Ernährung des Keimlings sorgen.

Der restliche Teil der Zellen hat sich zu einem Zellhaufen, dem Embryonalknoten (Embryoblast) gesammelt. Aus dem Embryonalknoten entsteht im weiteren Entwicklungsverlauf der Körper des Kindes.

Etwa am 6.–7. Tag nach der Befruchtung sind die zelleigenen Nährstoffe des Keims aufgebraucht. Aus eigenen Vorräten kann sich die Zelle nicht mehr weiterentwickeln. Diese Aufgabe muß jetzt direkt der mütterliche Organismus leisten. Die Eizelle dringt daher in die Uterusschleimhaut ein und verankert sich mit den Zotten darin. Die Eintrittsstelle wird durch ein Gerinsel sofort wieder verschlossen. Die Chorionzotten eröffnen die mütterlichen Blutgefäße des Endometriums, so daß jetzt begrenzte Mengen von Nährstoffen entnommen und Stoffwechselschlacken übergeben werden können.

Mit der Festnistung des Zellclusters in der Uterusschleimhaut ist die Germinalphase beendet.

2.1.3 Die Embryonalphase (8.–48. Tag)

Die embryonale Phase ist durch die Ausbildung der kindlichen Struktur zu kennzeichnen. Sämtliche Organe, Gewebe und Körperformen entwickeln sich in diesen 40 Tagen.

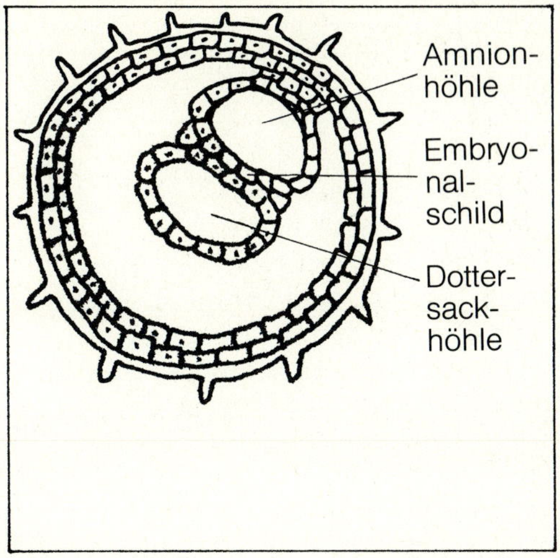

Abb. 17. Höhlenbildung in der Blastozyste

Nach Eindringung der Blastozyste in das Endometrium sind weitere Differenzierungen am Embryonalknoten zu beobachten: durch Zerfall innerer Zellen hat sich ein Hohlraum ausgebildet. Dieser wird als *Amnionhöhle* bezeichnet. Am Boden der Amnionhöhle bildet sich eine dichte Zellschicht, der *Embryonalschild* (Ektoderm) aus. Aus dieser Zellschicht entwickelt sich im Laufe der Zeit ein primitives Achsenskelett mit dem Neuralrohr, aus dem das gesamte Nervensystem, die Haut, die Sinnesorgane und auch die Gehirnanlage hervorgeht.

An der Unterseite des Embryonalschildes kommt es ebenfalls zur Bildung eines Hohlraumes. Dabei sondert sich eine Zellage ab, die in die Blastozyste hineinwächst und sich zur sog. *Dottersackhöhle* gestaltet.

In der Wandung des Dottersacks bildet sich ein Blutgefäßsystem aus, das mit dem Gefäßsystem des Keimlings in Verbindung steht. Beginnt das Herz des Embryos (Ende des 1. Monats) zu schlagen, wird für kurze Zeit über diesen „Dotterkreislauf" mütterliche Nahrung zugeführt.

Danach liefert die Zellwandung des Dottersacks, das Entoderm, die Leber, die Bauchspeicheldrüse, inkretorische Drüsen u. a. m.

Mit der Ausbildung der Dottersackhöhle differenziert sich noch eine 3. Zellage heraus, das Mesoderm, das den größten Teil der fetalen Organmasse liefert: Knochen, Knorpel, Blutzellen und -gefäße, Muskulatur und das Herz.

Amnionhöhle und Dottersackhöhle sind durch den sog. Haftstiel auch weiterhin mit dem Trophoblast verbunden. In diesem Haftstiel bildet sich eine weitere kleine Ausstülpung, die als *Allantois* bezeichnet wird und vorübergehend als Leitbahn für die Blutgefäße von den Chorionzotten zum Embryo und umgekehrt, dient.

Während im Verlauf der weiteren Entwicklung die Amnionhöhle zunehmend größer wird und schließlich den Raum der ganzen Blastozyste einnimmt, wird die Dottersackhöhle immer kleiner.

Mit dem Erscheinen der ersten Knochenzellen gegen Ende des 2. Monats (zwischen dem 46. und 48. Tag) ist der Organismus des ungeborenen Kindes im

Ansatz fertig angelegt: Kopf mit Nase, Ohren und Augen sind entwickelt. Arme und Beine sind bis zu den Fingern und Zehen voll ausgebildet. Das Herz schlägt bereits.

2.1.4 Die Fetalphase (49.–280. Tag)

Die fetale Phase ist bestimmt durch Wachstum und Ausreifung der Organe, durch Formung und Proportionierung des Körpers und durch das Einüben sämtlicher Organfunktionen.

Bereits Ende des 2. Monats existiert der neue Körper nicht nur, er arbeitet auch: „Das Gehirn, in seinen Umrissen bereits dem erwachsenen Gehirn ähnlich, sendet Impulse aus, die die Tätigkeiten der anderen Organe koordinieren. Das Herz schlägt heftig. Der Magen produziert etwas Verdauungssaft. Die Leber erzeugt Blutzellen, und die Nieren extrahieren etwas Harnsäure aus dem Blut. Die Muskeln der Arme und des Körpers können schon bewegt werden“ (Flanagan, 1963, S 50).

Der Embryo ist bereits taubeneigroß und wiegt 1 Gramm. Ein Drittel seiner Körperlänge wird vom Kopf bestimmt. Der Bauch wölbt sich stark nach vorne, bedingt durch das rasche Anwachsen der Leber, die zur wichtigsten Blutbildungsstätte wird.

Im 3. Monat ist der Fetus hühnereigroß und 9 cm lang. Lebenswichtige Funktionen wie Atmen, Essen und Bewegung werden trainiert. „Lange bevor sich das Atemkontrollzentrum und das Lungengewebe auf eine richtige Luftatmung eingestellt haben, fängt das Baby schon an, die Ein- und Ausatembewegung durchzuführen. Auf diese Weise werden die Lungen mit Amnionflüssigkeit durchspült“ (Flanagan, 1963, S 57).

Auch die ersten Schluckbewegungen werden ausgeführt. Das ungeborene Kind kann den Mund öffnen, die Lippen spitzen und ein Schlückchen Amnionflüssigkeit trinken.

Die Muskulatur beginnt sich zu stärken und Nerv-Muskel-Verbindungen, als Voraussetzung für Bewegungen, werden hergestellt. Der Fetus bewegt jetzt Arme und Beine, die Finger kann er spreizen und den Rumpf kann er beugen und strecken. Noch merkt die Mutter nichts von den motorischen Fähigkeiten ihres heranwachsenden Kindes.

Gegen Ende des Monats hat sich das Geschlecht mikroskopisch sichtbar entwickelt.

Gegen Ende des 4. Schwangerschaftsmonats mißt der Fetus 20–25 cm (die Hälfte der durchschnittlichen Geburtslänge) und wiegt 180 g.

Für dieses enorme Wachstum hat sich ein neues Organ gebildet, das sämtliche Atmungs-, Ernährungs- und Stoffwechselfunktionen übernimmt: der Mutterkuchen (Plazenta). Noch in der Germinalphase konnte die Eizelle aus eigener Kraft diese Aufgaben wahrnehmen. Vom 7. Tag nach der Kopulation an zieht die befruchtete Eizelle, die sich jetzt im Endometrium des Uterus festgesaugt hat, die Nahrung aus dem mütterlichen Gewebe (=Gewebsnahrung). Dabei werden dann von den Zotten des Trophoplasten die dünnwandigen mütterlichen Gefäße angenagt, so daß die Nährstoffe und der Sauerstoff unmittelbar dem mütterlichen Blut entnommen werden können. Nach einem Monat bilden sich dann an der Wand des Dottersacks die ersten Blutzellen und Gefäße. Allmählich entwickelt sich daraus ein zusammenhängendes Blutgefäßsystem. Mit dem ersten Herzschlag wird dann die mütterliche Nahrung durch diesen sog. Dotterkreislauf zugeführt.

Die Verbindungsbrücke zwischen Embryoblast und Blastozyste wird von dem Haftstiel gebildet. In diesen Leitbahnen läuft jetzt der Stoffaustausch.

Gemäß den wachsenden Ansprüchen des Keimes bildet sich ein noch größeres Versorgungssystem aus. Aus der Uterusschleimhaut und aus den Chorionzotten bildet sich ein kuchenförmiges, schwammiges Gebilde, dessen Durchmesser im 4. Monat etwa 8 cm beträgt. In diesem Mutterkuchen (Plazenta) begegnen sich auf kleinstem Raum mütterliche und kindliche Gefäße. Für die restliche Zeit der Schwangerschaft hat die Plazenta eine Vielzahl von Aufgaben zu übernehmen: durch die porösen Wände findet der Austausch von Sauerstoff gegen Kohlendioxid und Nährstoffen gegen Schlackstoffen statt. Darüber hinaus produziert sie Stoffe zur Infektabwehr und vom 4. Monat an wird sie Hauptquelle der Hormone. Sie schüttet Hormone aus, die für die Erhaltung der Schwangerschaft (Gestagen) notwendig sind, die das Signal für den Weheneinsatz (Oxytocin) geben und die für die künftige Milchproduktion notwendig werden.

Die Verbindung des Kindes zur Plazenta wird durch die Nabelschnur hergestellt. Die Nabelschnur bildet sich vom Embryo aus und wächst zur Plazenta hin. In der Nabelschnur werden durch 2 Arterien das verbrauchte Blut vom Kind zur Plazenta geleitet. Dort werden die verbrauchten Stoffe gegen Sauerstoff und Nährstoffe ausgetauscht. Das frische Blut fließt dann über die Vene zurück zum Embryo.

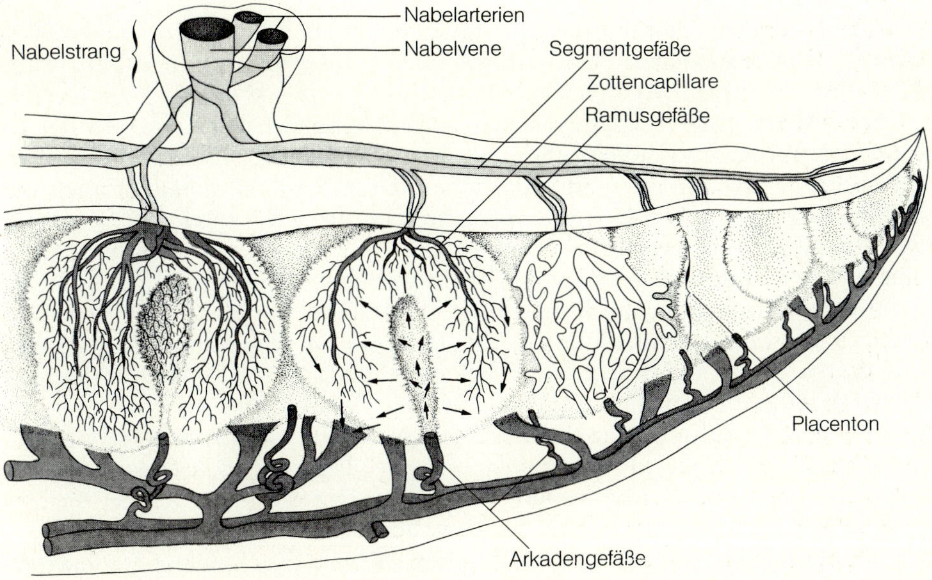

Abb. 18. Schematische Darstellung der Plazenta. (Aus Knörr et al. 1972)

Die Nabelschnur ist 50–60 cm lang. Sie ist überzogen mit einer glatten Amnionhaut.

In diesem Monat wachsen die Eiblasen, die äußere Lederhaut (Chorion), auf deren Außenseite die Plazenta haftet und die innere Wasserhaut (Amnion) an. Die Amnionblase, auch Fruchtblase genannt, beansprucht bereits den ganzen Innenraum der Uterushöhle. Sie ist ausgefüllt mit einer graugelblichen Flüssigkeit, dem Fruchtwasser. Das Fruchtwasser wird gebildet von der Amnionhaut, der Nabelschnur und dem Fetus. Es erneuert sich alle 2–3 h. Vornehmlich dient das Fruchtwasser zur Sicherstellung einer ausreichenden Bewegungs- und Wachstumsmöglichkeit für das Kind. Es schützt den Fetus und die Nabelschnur vor mechanischen Einwirkungen und dient der Flüssigkeitszufuhr zum Kind.

Bis zum Ende des 5. Monats hat der Fetus eine Größe von über 30 cm erreicht und wiegt ca. 300 g. In diesem Monat beginnt das Haarwachstum an Kopf, Augenbrauen und -lidern. Brustwarzen mit kleinen Milchdrüsen und Milchgängen bilden sich aus. Auf den Nagelbetten der Finger und Zehen wachsen Nägel. Die Muskulatur ist kräftiger geworden und entsprechend kraftvoller werden die Bewegungen ausgeführt. Bereits Mitte des 5. Monats nimmt die Mutter die motorischen Tätigkeiten des Kindes wahr.

Im 6. Monat mißt das ungeborene Kind 36 cm und wiegt rund 600 g. Kommt ein Kind zu diesem Zeitpunkt zur Welt, ist die Überlebenschance noch sehr gering. Es kann zwar für einige Stunden eine reguläre Atmung aufrecht erhalten werden, doch ist der Atmungs- und auch der Verdauungsapparat für solche lebensnotwendigen Dauertätigkeiten zu schwach entwickelt.

In diesem Monat entwickeln sich hinter den Milchzähnen, die bereits schon im 2. Monat angelegt waren, die Zahnknospen des Dauergebisses.

Die Lider können jetzt auch bewegt werden, die Augen können sich öffnen und schließen.

Am Körper, an den Armen und an den Beinen bildet sich ein wolliger Flaum, die Lanugobehaarung. Meist fällt noch vor der Geburt diese Behaarung ab.

Im 7. Monat (ab der 28. Schwangerschaftswoche) ist das Kind bedingt lebensfähig. Wenn es zu diesem Zeitpunkt zur Welt kommt, spricht man von einer Frühgeburt. (Nach internationaler Übereinkunft spricht man aber auch von Frühgeburten, wenn Kinder termingerecht geboren, aber unter 2500 g wiegen und kleiner als 48 cm sind.) Im 7. Schwangerschaftsmonat ist das Kind bereits über 1000 g schwer und 35 cm lang. Ein schützendes Fettpolster bildet sich aus, das für die Warmhaltung des Körpers nach der Geburt sorgt.

Im 8. Schwangerschaftsmonat ist das Kind 40 cm lang und 1800 g schwer. Der Uterus ist jetzt bis zu den unteren Rippenbögen heraufgewachsen und beeinträchtigt das Zwerchfell, die Lungen und das Herz in ihrer Arbeit.

Im Laufe des 9. Monats ist der Fetus in seinem Tätigkeitsdrang stark beeinflußt. Die Größe des Kindes hat zugenommen (Länge: 45 cm, Gewicht: 2500 g) und füllt weitgehend den Uterusinnenraum aus. Der Kopf, als schwerster Teil des kindlichen Organismus kommt auf dem Beckenring zum Liegen.

Häufig treten in diesem Monat die ersten Wehen (Vorwehen oder Senkwehen) auf. Die Mutter verspürt für wenige Sekunden eine Verhärtung des Bau-

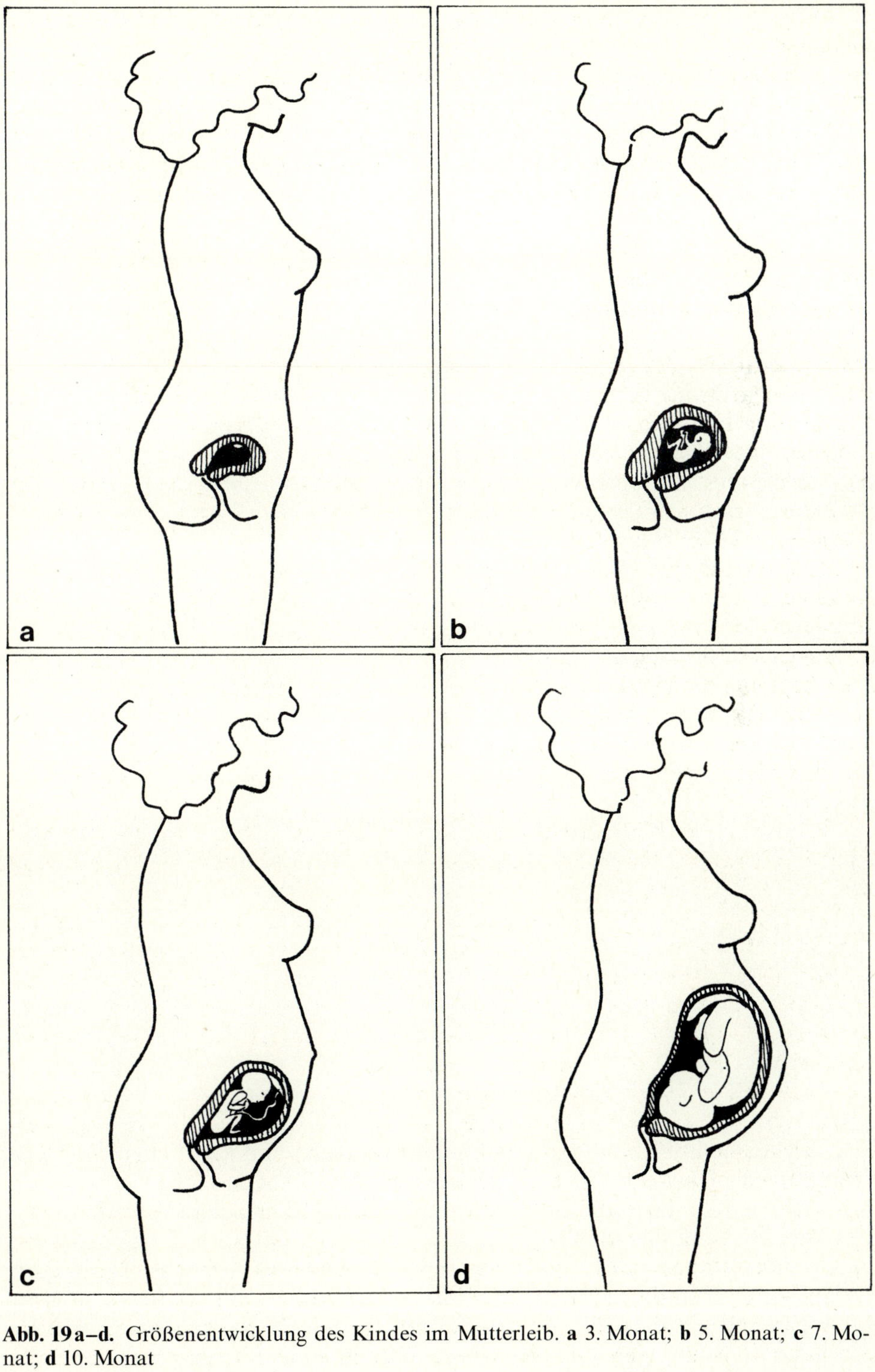

Abb. 19a–d. Größenentwicklung des Kindes im Mutterleib. **a** 3. Monat; **b** 5. Monat; **c** 7. Monat; **d** 10. Monat

ches. Die Uterusmuskulatur bereitet sich auf diese Weise auf die kommende Geburtsarbeit vor. Der Uterus senkt sich dabei um ca. 3 cm. Herz, Zwerchfell und andere Organe werden dadurch wieder entlastet.

Im *10. Monat* werden beim Fetus die letzten Vorbereitungen für den bevorstehenden Geburtstermin getroffen. An Größe (50 cm) und Gewicht (3200 g) nimmt das Kind nur noch geringfügig zu. Es erlangt die letzte Körperproportionierung. Der Lanugoflaum verschwindet, die Kopfhaare entwickeln sich dichter.

1 Woche vor dem Geburtstermin hört in der Regel das Wachstum des Kindes ganz auf, da vermutlich bei der Plazenta Alterserscheinungen auftreten, die mit Leistungsminderung einhergehen.

Die intrauterine Größenentwicklung im Überblick
Die Größenentwicklung des Kindes läßt sich am einfachsten mit Hilfe der Haase-Formel merken. Danach entspricht die Länge des Kindes in den ersten 5 Monaten dem Quadrat des Monatsalters. Vom 6.–10. Monat wird die Anzahl der Monate mit 5 multipliziert:

1. Monat: $1 \cdot 1 = 1$ cm
2. Monat: $2 \cdot 2 = 4$ cm
3. Monat: $3 \cdot 3 = 9$ cm
4. Monat: $4 \cdot 4 = 16$ cm
5. Monat: $5 \cdot 5 = 25$ cm
6. Monat: $6 \cdot 5 = 30$ cm
7. Monat: $7 \cdot 5 = 35$ cm
8. Monat: $8 \cdot 5 = 40$ cm
9. Monat: $9 \cdot 5 = 45$ cm
10. Monat: $10 \cdot 5 = 50$ cm.

Für die Gewichtsentwicklung gelten etwa folgende Maße:

5. Monat: 300 g
6. Monat: 600 g
7. Monat: 1000 g
8. Monat: 1800 g
9. Monat: 2500 g
10. Monat: 3200 g.

2.1.5 *Der fetale Kreislauf*

Eine direkte Gefäßverbindung zwischen mütterlichen und kindlichen Gefäßen existiert nicht. Über die Plazenta gelangt das mit Sauerstoff und Nährstoffen angereicherte Blut durch die Nabelvene in die Bauchhöhlengefäße des Kindes.

Über die Hohlvene fließt das Blut in den rechten Vorhof des Herzens. Durch eine Öffnung in der Herzscheidewand strömt es direkt in den linken Vorhof weiter. Von dort gelangt das Blut in die linke Kammer, die es dann in die Aortengefäße pumpt. Die beiden Nabelarterien, die unterhalb der Hüftarterien abzweigen, bringen dann das verbrauchte Blut zur Plazenta zurück.

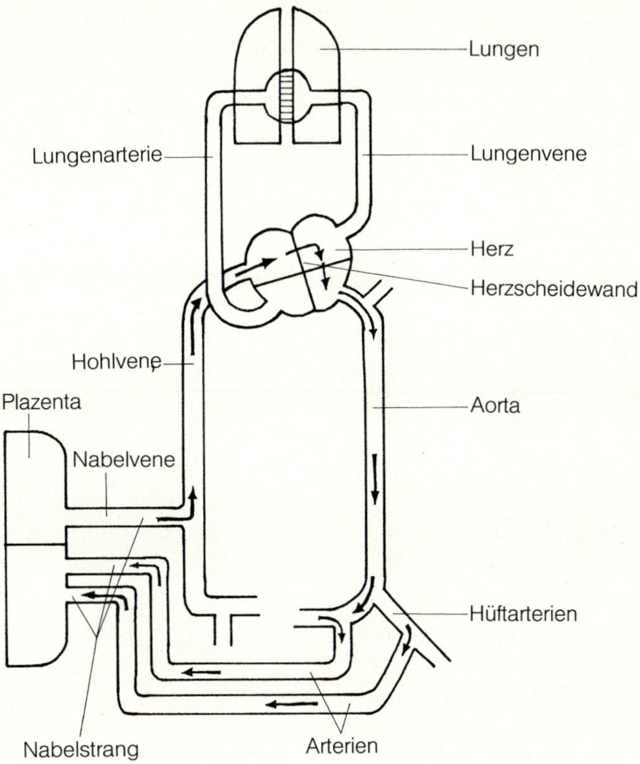

Abb. 20. Fetaler Kreislauf

Im Gegensatz zum menschlichen Kreislauf wird beim embryonalen Kreislauf der Weg durch die Lungen umgangen, da der Stoffwechsel über die Plazenta läuft. Unmittelbar nach der Geburt setzt der Lungenkreislauf ein, und der Körperkreislauf des Kindes erfährt eine völlige Umstellung.

2.2 Schwangerschaftsveränderungen im mütterlichen Organismus

Mit der Befruchtung einer Eizelle ändern sich im Organismus der Frau bis in jede einzelne Zelle alle Funktionen. Mit diesen Veränderungen paßt sich der mütterliche Organismus dem Schwangerschaftsgeschehen an und ist so in der Lage, das heranwachsende Kind auszutragen und zu gebären. Alle Änderungsprozesse sind hormonell bedingt. Das Gelbkörperhormon übernimmt während der ersten 4 Monate den Schutz über die Schwangerschaft. Danach übernimmt die Plazenta gemäß der ständig wachsenden Nachfrage die Produktion des Gestagen.

Die Umstellungen finden hauptsächlich im Genital-, Bauch- und Beckenbereich, im Bereich des Herz-Kreislauf- und Atmungssystems, im Bereich des Bewegungsapparates, im Bereich des Stoffwechsels-, Wasser- und Mineralhaushaltes der einzelnen Zellen und im Bereich der Brust statt.

Die Konfrontation mit der Schwangerschaft bringt auch psychologische Veränderungen mit sich. Die Frau muß sich mit den biologischen Veränderungen, mit neuen Aufgaben und Problemen auseinandersetzen.

2.2.1 Veränderungen im Stoffwechsel-, Wasser- und Mineralhaushalt

Während der Schwangerschaft kommt es zur Vergrößerung jeder einzelnen Zelle durch vermehrte Aufnahme von Wasser, Mineralien und anderen Substanzen. Die Anzahl der Zellen im Organismus wird größer. Das Volumen des strömenden Blutes nimmt um rund ¼ bis ⅕ zu. Gewebs- und Lymphflüssigkeit steigen ebenfalls an. In der Muskulatur, den Bändern und Sehnen kommt es im Verlauf der Schwangerschaft vermehrt zur Durchsaftung und Aufweichung, so daß die Halte- und Arbeitsfähigkeit des Körpers eingeschränkt ist.

Im Stoffwechselbereich kommt es zur vermehrten Auf- und Abbauproduktion, bedingt durch die Vermehrung der Zellen, durch die erhöhte Funktion der Schilddrüse und durch den hinzukommenden kindlichen Organismus.

2.2.2 Veränderungen im Genital-, Bauch- und Beckenbereich

Entsprechend dem Größenwachstum des Feten wächst der Uterus von einem 50 g schweren zu einem 1 kg schweren Organ heran. Der Uterus wächst aus dem kleinen Becken heraus und reicht im 9. Monat mit dem Fundus bis zum Rippenbogen heran. Die Muskelfasern vermehren sich und sind durch die Durchsaftung dehnfähiger. Der Muskeltonus mindert sich und die Kontraktibilitätsneigung des Uterusmuskels geht bis zur Geburt zurück. Die Muskelgefäße vermehren sich und verwachsen zu einem großen Muskelgeflecht. Die Vagina erfährt eine starke Auflockerung, die für die Dehnungsbeanspruchung während der Geburt notwendig ist.

Durch das Wachstum des Keimes muß sich die Bauchdeckenmuskulatur enorm dehnen. Es kommt zur Vermehrung der Muskelfasern durch Zellteilung. Die geraden Bauchmuskelstränge, die wie 2 Hosenträger von den unteren Rippen zum Schambein ziehen, weichen nach rechts und links zur Seite (s. S. 119 „Rektusdiastase“) und verlängern sich um 15 cm.

Die Bauchhaut ist nicht selten bleibenden Schwangerschaftsveränderungen unterlegen. Durch das hormonell gesteuerte Auseinanderweichen der *Kutislamellen* kommt es zur Narbenbildung, den Schwangerschaftsstreifen (Striae distensae). Ob und wie intensiv es zur Narbenbildung kommt, hängt von der Elastizität der Bauchhaut und dem Ausmaß der Dehnspannung ab.

Der Eingeweideblock erfährt eine Lageveränderung. Mit der Zeit werden die Organe immer mehr zurück- und nach oben gedrängt. Besonders nachteilig kann sich dieser Zustand auf die Harnorgane auswirken. So kann z. B. ein Stau im Nierenbecken durch Behinderung des Abflusses entstehen, der zu gefährlichen Infekten führen kann. Auch die Harnblase erfährt eine Verengung, so daß häufiger Harndrang entsteht.

2.2.3 Veränderungen im Bereich des Herz-, Kreislauf- und Atmungssystems

Mit den Veränderungen im Bereich des Herz-, Kreislauf- und Atmungssystems paßt sich der Organismus den Erfordernissen der Schwangerschaft an. Einerseits erfordern die Wachstumsvorgänge im Genitalbereich eine stärkere Durchblutung, andererseits kommt die Versorgung des fetalen Kreislaufs hinzu.

Im einzelnen kommt es zu folgenden physiologischen Kreislauf- und Atmungsveränderungen:
- Zunahme des Blutvolumens um 30%,
- Zunahme des Herzminutenvolumens um 30%,
- Weiterstellung der Gefäße,
- Abnahme des peripheren Gefäßwiderstands,
- geringfügige Lageveränderung des Herzens in der Spätschwangerschaft,
- Einengung der Lungenflügel,
- Verringerung der Vitalkapazität,
- Erhöhung des Minutenvolumens bei geringster körperlicher Beanspruchung.

2.2.4 Veränderungen im Bereich des Bewegungsapparates

Muskel- und Bänder werden – wie bereits erwähnt – aufgelockert und aufgeweicht und der Muskeltonus gemindert. Dieser Zustand führt zu einem Nach-

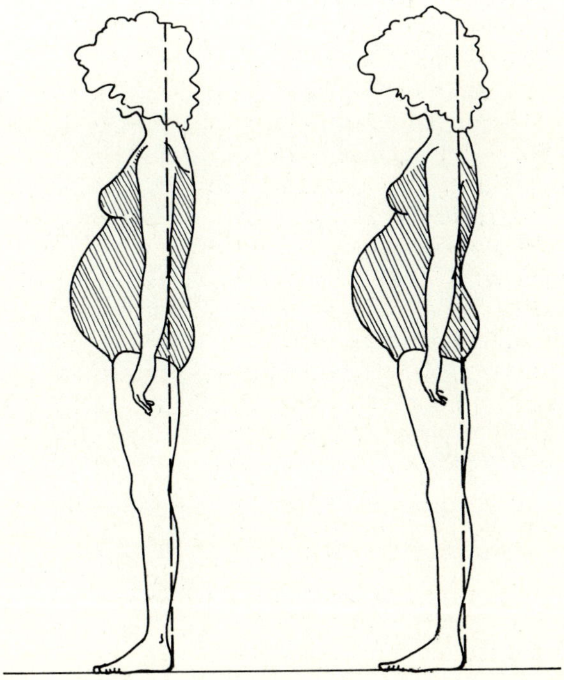

Abb. 21. Guter und schlechter Ausgleich der Lendenlordose

lassen der Halte- und Arbeitsfähigkeit von Muskeln und Bändern. Die arbeitende Muskulatur ermüdet schneller und neigt früher zur Verkrampfung. Betroffen sind insbesondere die durch die Schwangerschaft stark beanspruchte Muskulatur: Bauch- und Beckenbodenmuskulatur, Rücken- und Beinmuskulatur. Durch die zunehmende Größe des Bauches kommt es zur Veränderung der Statik. Die Vorderlastigkeit führt häufig zum verstärkten Nachgeben der Lendenlordose. Die Rückenmuskulatur ist nicht mehr in der Lage, ausreichend entgegen zu arbeiten, so daß Fehlhaltungen entstehen können. Heftige Kreuzschmerzen, Lageveränderungen der Organe und Schmerzen beim Gehen können als weitere unangenehme Begleiterscheinungen auftreten.

2.2.5 Veränderungen der Brust

Unter dem Einfluß, der Plazentahormone verändert sich die Brust. Die Milchgänge erweitern sich, die Brust speichert Wasser, das Fettgewebe vermehrt sich, die Blutgefäße werden dicker und treten deutlicher hervor, der Brustwarzenhof färbt sich dunkler. Bis zum Ende der Schwangerschaft ist die Brust um 600 g schwerer geworden. Durch Auflockerung des Brustmuskelgewebes und des zunehmenden Brustgewichtes kann es zu einer Brustsenkung kommen. Auch an

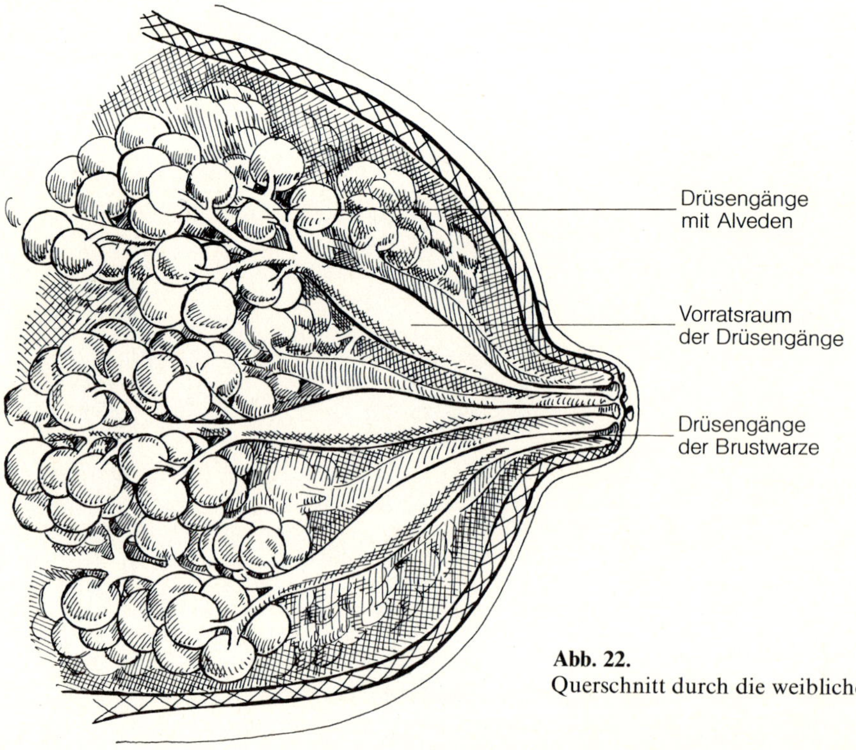

Abb. 22.
Querschnitt durch die weibliche Brust

der Brusthaut zeichnen sich wie an der Bauchhaut an den Stellen der stärksten Dehnspannung häufig Schwangerschaftsstreifen ab.

Die Brustwarzen sondern schon während der Schwangerschaft kleine Mengen an Flüssigkeit, die Vormilch (Kolostrum), ab.

2.2.6 Gewichtsveränderung

Bis zum Schwangerschaftsende sollte keine Frau mehr als 11 kg zugenommen haben. Erhöhte Gewichtszunahme kann für Mutter und Kind von Nachteil sein und Komplikationen bei der Geburt hervorrufen.

Die Zunahme sollte regelmäßig nach der Tabelle 1 erfolgen. Untergewichtige Schwangere dürfen die Richtwerte um 2–3 Kilo überschreiten. Jedoch sollten übergewichtige Schwangere während dem Zeitpunkt der Schwangerschaft keine Abmagerungskur machen.

Tabelle 1. Gewichtsverteilung während der Schwangerschaft

Woche	Monat	Zunahme [g]	Gesamtzunahme [g]
1.– 4.	1	–	–
4.– 8.	2	–	–
9.–12.	3	–	–
13.–15.	4	je 250	750
16.	4	300	1 050
17.–18.	5	je 300	1 650
19.–20.	5	je 350	2 350
21.–22.	6	je 350	3 050
23.–24.	6	je 400	3 850
25.–26.	7	je 450	4 750
27.–28.	7	je 500	5 750
29.–32.	8	je 500	7 750
33.–36.	9	je 500	9 750
37.–38.	10	je 500	10 750
39.	10	je 250	11 000
40.	10	–	

Die 11 kg verteilen sich wie folgt auf den Organismus:

1 kg Wachstum der Gebärmutter,
0,5 kg Plazenta,
1 kg Fruchtwasser,
3 –3,5 kg Fetus,
0,5 kg Zunahme der im Körper kreisenden Blutmenge,
2 –4 kg Zunahme der Gewebsflüssigkeit,
0,5–0,7 kg Zunahme der Vergrößerung der Brust,
1 –1,5 kg Zunahme des Fettgewebes.

2.2.7 Psychische Veränderungen

Allgemeine psychische Probleme

Die Konfrontation der Frau mit Schwangerschaft und Mutterschaft bringt eine Reihe konflikthafter Erfahrungen mit sich, die mehr oder weniger bewußt durchlebt werden. Sie tragen in ihrem Ergebnis zur Reifung der weiblichen Identität bei.

Die Konflikte entstehen in der Auseinandersetzung mit den neuen Aufgaben und Rollen, die die Schwangere erwartet und die von ihr bewältigt werden müssen:

Auf der einen Seite muß sie ihrem Partner gerecht werden, gleichfalls auch dem neuen Familienmitglied. Sie möchte eine psychische Symbiose mit ihrem Kind zulassen, zugleich aber auch ihre Identität bewahren. Ihre Mutterrolle möchte sie zur Zufriedenheit aller lösen, aber gegebenenfalls auch noch beruflichen Ambitionen nachgehen können.

Die Schwangere sieht in der Regel die Bereicherung und die Erfüllung durch das Kind, sieht aber auch Beeinträchtigungen und Beschränkungen auf sich zukommen.

Das Ausmaß des Schwangerschaftskonfliktes hängt von vielen Faktoren ab. Eine positive Einstellung zur Schwangerschaft und Freude auf das Kind, eine harmonische Partnerbeziehung und solide wirtschaftliche Verhältnisse tragen fast immer zur leichten Konfliktlösung bei. Ist dagegen das Kind ungewollt, fehlt der Partner oder hat er die Frau aufgrund der Schwangerschaft verlassen, fehlt die finanzielle Basis, kann sich der Konflikt zu einem Trauma entwickeln, das Ängste und Befürchtungen mobilisiert, die zur Auslösung psychosomatischer Störungen führen können.

Aber auch die gewollten Schwangerschaften und bei Vorfreude auf das Kind stellen sich Befürchtungen ein, mit denen sich die Schwangere auseinandersetzen muß. In physiologischer Hinsicht wird sie die Veränderung ihrer Figur, die Unsicherheit, ob ihr Partner sie auch noch nach der Schwangerschaft attraktiv findet, ob sie auch noch nach der Schwangerschaft ein befriedigendes Liebesleben führen kann u. v. m. als konflikthafte Erfahrung erleben. Auch die Angst vor Begleiterkrankungen während Schwangerschaft, Geburt und Wochenbett, existenzielle Ängste vor der Geburt und um das Kind, Furcht vor einem abnormen Geburtsablauf, können die Schwangere belasten.

In sozialer Hinsicht kann die sich ändernde Partnerbeziehung, die finanzielle Abhängigkeit vom Partner und die damit stärkere Fixierung auf den Ehemann zum Problem werden. Auch der evtl. bevorstehende Wechsel aus der Rolle der Berufstätigen in die Nur-Hausfrauen-Rolle kann zum Zwiespalt werden.

Eine physisch und psychisch stabile Schwangere ist sich der auftretenden Probleme bewußt und wird sie mit Hilfe des Partners bewältigen können. Auch in der Geburtsvorbereitung sollte den Frauen Gelegenheit gegeben werden, gemeinsam über ihre Ängste und Probleme reden zu können. Die Übungsleiterin sollte bei der Bewältigung der Probleme mithelfen, sie sollte Mut und Vertrau-

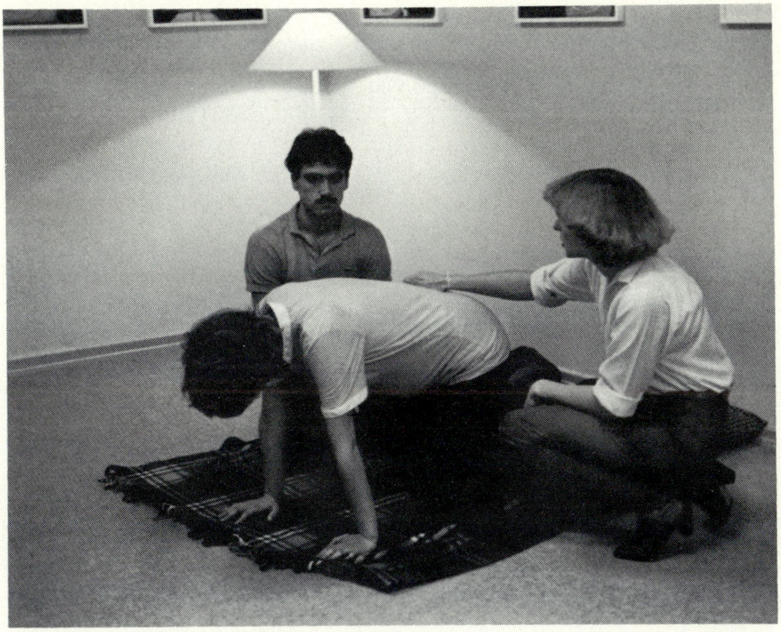

Abb. 23. Geburtsvorbereitung in der Gruppe. Die Hebamme zeigt einem jungen werdenden Vater, wie er durch Massage die Kontraktionen erleichtern kann

en zu sich selbst als Gegenkraft fördern, damit Schwangerschaft und Geburt mit Gelassenheit und Selbstsicherheit erlebt werden kann.

Die Psychologie einer Schwangerschaft ist „vor allem dadurch gekennzeichnet, daß die Frau nicht mehr allein steht, sondern sich mit den Aufgaben und Möglichkeiten einer Dreierbeziehung konfrontiert sieht“ (Molinsky 1972). Im Verlaufe der verschiedenen Phasen der Schwangerschaft bekommt der Konflikt unter Einwirkung unterschiedlicher physischer, psychischer und sozialer Faktoren eine verschiedenartige Ausprägung.

Psychische Veränderungen im 1. Trimenon (Frühschwangerschaft)

Die Bestätigung schwanger zu sein, löst ein bestimmtes Befinden (Nausea) aus, das als Schwindelgefühl, als Gefühl der Unsicherheit, der Ohnmacht vor einer übermächtigen Natur, als Gefühl des Verwirrtseins gekennzeichnet werden kann. Das Befinden kann einhergehen mit Hypersalivation, Übelkeit und Brechreiz, was durch die veränderte Stoffwechseltätigkeit begünstigt wird. Hat die Schwangere eine innere positive Einstellung zu ihrem Kind gefunden, wird sich ein „inneres Bild der Mütterlichkeit“ (Molinski 1972) konstellieren. Die Gedanken verweilen dann häufig bei der Einrichtung des Babyzimmers, bei der Babyausstattung, aber auch bei den fürsorglichen und pflegerischen Aufgaben der Mutterrolle. Dabei kommt es unweigerlich zur Auseinandersetzung mit der eigenen Mutter. Alte Konflikte können wieder aktualisiert werden.

Mit Beginn der Schwangerschaft ändert sich auch die Beziehung zum Ehepartner. Er wird jetzt stärker als Beschützer und Versorger erlebt. Ein höheres Maß an liebevoller Zuwendung wird ihm jetzt abverlangt.

Das sexuelle Interesse in der Frühschwangerschaft ändert sich vorwiegend in qualitativer Hinsicht. Das Verlangen nach Sexualität geschieht weniger aus genitaler Lust, als aus dem Verlangen heraus, dem Partner nahe zu sein und ihn befriedigen zu können.

Frauen, die ihre Lebensbefriedigung ausschließlich in der Mutterrolle sehen, verlieren mit Beginn der Schwangerschaft das Interesse an der Sexualität und es kann zu einer ausgeprägten Frigidität kommen.

Psychisch stabile und gesunde Frauen werden mit den im 1. Trimenon auftretenden Veränderungen der Ich-Identität, der Triebstruktur und den Verlustängsten (Verlust der Figur, der Liebesfähigkeit etc.) fertig. Bei psychisch labilen Typen dagegen können sich psychische Symptome wie launisches, tyrannisches Verhalten o. ä. oder psychosomatische Symptome (schlechtes Allgemeinbefinden, anhaltende Hyperemesis gravidum, Schwäche- und Schlappheitsgefühle) einstellen.

Psychische Veränderungen im 2. Trimenon

Diese Phase ist durch ein verstärkt introvertiertes Verhalten zu kennzeichnen. Die Schwangere muß sich mit ihrem veränderten Körperbild, die Vergrößerung des Bauches, der Brüste, mit Striae und Pigmentation auseinandersetzen.

Auch die Auseinandersetzung mit dem Kind geht weiter. In ihrer Phantasie nimmt das Kind jetzt reale Züge an. Sie fühlt die enge Symbiose zu ihrem Kind, fürchtet sich aber auch schon davor, wenn sie es „wieder an das Leben zurückgeben muß".

Die innerliche Vorbereitung auf Geburt und Mutterschaft führen häufig zu einer distanzierteren Beziehung zu ihrem Partner und zur Umwelt. Gleichzeitig kommt es zur Abnahme des vitalen Antriebs, die mit Arbeits- und Konzentrationsschwierigkeiten einhergeht.

Die psychisch gesunde Frau wird diesen Zustand des Introvertiertseins als Erfüllung und Befriedigung empfinden. Die psychisch labile dagegen wird zu Depressionen neigen, die von psychosomatischen Krankheitserscheinungen begleitet sein können.

Psychische Veränderungen im 3. Trimenon (Spätschwangerschaft)

Gegen Ende der Schwangerschaft werden die körperlichen Veränderungen als beschwerlich und unbequem empfunden. Viele Frauen haben den Wunsch, das Kind jetzt möglichst schnell zu gebären. Das Warten erfüllt sie mit Unruhe und aggressiv-ärgerlichen Gefühlen.

Die körperlichen Beschwernisse führen i. allg. zu einer stärkeren Anlehnung an den Mann. Das Sexualverlangen verringert sich, da der Geschlechtsverkehr mit Unbequemlichkeiten verbunden ist. Das Streben nach körperlichen Gemeinsamkeiten bleibt jedoch vorhanden.

Die Gedanken der Schwangeren kreisen im verstärktem Maße um Geburt, um den Kreißsaal mit den Ärzten und Hebammen und um die Zeit nach der Geburt. Die Spannung steigt vor dem unausweichbaren Naturvorgang an. Schwangeren, die sich mit der Geburt auseinandergesetzt haben, die sich auf die Geburt vorbereitet haben, sehen ihr meist gelassener entgegen. Unter normalen Bedingungen erwartet sie ein schnellerer und schmerzärmerer Geburtsverlauf.

2.3 Schwangerschaftsbeschwerden und -störungen

In der Schwangerschaft kann es aufgrund der großen Belastung für den weiblichen Organismus zu nicht unerheblichen Beschwerden und Beeinträchtigungen kommen.

2.3.1 Im 1. Trimenon

Im *1.–3. Schwangerschaftsmonat* paßt sich der Organismus dem neuen Zustand an. Durch die hormonelle Umstellung kann es zur morgentlichen Übelkeit, zum Erbrechen und zu Darmstörungen kommen.

Therapie gegen Übelkeit und Erbrechen: im Bett frühstücken; keine fetten Speisen; viele kleine Mahlzeiten; nach den Mahlzeiten ausruhen; mehr feste als flüssige Nahrung.

Sollte keine Nahrung behalten werden können (Hyperemesis gravidum), ist der Gynäkologe aufzusuchen, der die Ursache der Übelkeit und des Erbrechens feststellen wird. Meist handelt es sich um eine Frühgestose, die bei Nichtbehandlung schwere Schäden nach sich ziehen kann.

Ein weiteres verbreitetes Übel in den ersten Schwangerschaftsmonaten ist eine verminderte Darmträgheit (Obstipation). Am meisten tritt sie bei berufstätigen Frauen mit überwiegend sitzender Tätigkeit auf.

Therapie: viel Bewegung (möglichst im Freien); Umstellung der Ernährung auf viel Obst (Feigen, Pflaumen, Trauben, Vollkornbrot, Gemüse und Salat); Abführmittel nur auf Anraten des Arztes nehmen.

Weitere Beschwerden während der ersten Monate, aber auch später können durch Blasen-Nieren-Störungen verursacht werden. Anzeichen dafür können sein: Brennen beim Wasserlassen, kolikartige Schmerzen in der Nierengegend, ständiger Harndrang.

Therapie: sofort den Arzt aufsuchen, der die Urin- und Blutdruckwerte feststellen läßt und ggf. Therapiemaßnahmen ergreift. Häufig handelt es sich in der Gravidität um eine bakterielle Entzündung des Nierenbeckens (Pyelitis).

Ebenso müssen alle anderen Infektionskrankheiten ärztlich behandelt werden. Gerade zu Beginn der Schwangerschaft ist das Kind besonders empfindlich. Nicht behandelte und verschleppte Infektionen können ggf. zu irreversiblen Entwicklungsstörungen führen.

Weitere Komplikationen können durch vaginale Blutungen entstehen. Schwache Blutungen in den ersten beiden Schwangerschaftsmonaten über 1–2 Tage sind in der Regel harmlos. Stärkere und anhaltende Blutungen, die meist zu dem Zeitpunkt auftreten, an dem die Menstruation fällig wäre, können zum Ablösen der Frucht (Abort) führen. Sie sind in der Regel begleitet durch tiefsitzende Kreuzschmerzen und Uteruskrämpfen.

Therapie: bei Blutungen sofort hinlegen und den Arzt rufen oder ins Krankenhaus fahren lassen.

Vorbeugung: Vermeidung größerer Anstrengung; kein Heben und Tragen von Lasten; Vermeidung aller Tätigkeiten, die den Leib erschüttern, kein Motorradfahren, kein Reiten.

Eine besondere Gefahr für das Kind sind die Röteln. Wenn die Mutter daran erkrankt, kommt es zu schweren Mißbildungen des Kindes.

Vorbeugung: wird ein Kind geplant, sollte die Mutter vorher ihr Blut auf Immunität untersuchen und ggf. mit dem Rötelnimpfstoff impfen lassen.

Ist eine Schwangere nicht geimpft und treten während der Schwangerschaft im Umkreis Röteln auf, sollte sie beim Arzt ein Antiserum spritzen lassen, das verhindert, daß der eingedrungene Virus sich im Körper verbreitet.

Weitere Schädigungen können durch Röntgenstrahlen entstehen. Sollte die Schwangere in einen Unfall verwickelt sein, der vor der Behandlung eine Röntgenuntersuchung erforderlich macht, sollte sie auf jeden Fall den Arzt auf ihren Zustand – der ja zu Beginn der Schwangerschaft äußerlich nicht sichtbar ist – aufmerksam machen.

2.3.2 Im 2. Trimenon

Der *4.–7. Monat* ist für die Mutter meist die angenehmste Zeit der Schwangerschaft. Einerseits sind die Umstellungsschwierigkeiten überwunden, andererseits ist aber das Wachstum des Kindes noch nicht so weit fortgeschritten, so daß der Leibesumfang als Behinderung empfunden wird.

Auch in dieser Zeit können vaginale Blutungen auftreten, die verschiedenste Ursache haben können. Sie zeigen immer eine ernsthafte Störung an, die im Krankenhaus behandelt werden muß.

Nicht selten klagen Schwangere in dieser Zeit über Krampfadern (Varizen) und Hämorrhoiden. Durch die hormonell bedingte Gefäßerweiterung und durch Abklemmen der Venen, insbesondere der Beckenvene, die durch den wachsenden Uterus bedrängt wird, kommt es zum Blutstau im Bein- und Afterbereich.

Durch eine erblich bedingte Bindegewebsschwäche wird die Gefäßveränderung begünstigt. Vorbeugung:

1. Kälteanwendungen: alle Kälteanwendungen sind vorteilhaft, weil so die Spannung der Venenwände erhöht, die Blutströmung beschleunigt und damit die Bildung von Blutgerinsel verhindert wird.
   a) das kalte Fußbad: Dauer: 20 min; das Wasser muß bis zur Wadenmitte reichen.

b) der kalte Guß: Dauer ca. 10 s; mit der Brause oder Gießkanne, an den Zehen anfangen bis zum Knie, dann Rückseite von Ferse bis Kniekehle.
c) Wassertreten: Dauer: 1 min oder 30 Schritte; durchführbar in der Badewanne, das Wasser muß bis zur Wadenmitte reichen. Im Storchengang durch das Wasser treten.

Voraussetzung für Kälteanwendungen sind warme Füße. Daher eventuell mit einem warmen Fußbad beginnen.

2. Bewegung: Schwimmen ist der beste Sport für Schwangere mit Krampfaderbeschwerden. Ferner eignet sich Radfahren und Spazierengehen (barfuß) auf natürlichem Boden.
3. Lagerung der Beine: Die Beine sollten nachts immer hochgelagert werden, um den Rückfluß des Blutes zu erleichtern. Die ganze Matratze sollte in eine Schräglage gebracht werden, so daß die Füße mindestens 10 cm höher liegen als der Kopf. Auch tagsüber sollten die Beine sooft wie möglich hochgelagert werden.
4. Schuhwerk: alles was einengt und zuschnürt, staut das Blut. Das Schuhwerk darf daher nicht zu eng sein, die Zehen müssen noch zu bewegen sein. Hohe Stöckelschuhe und ausgetretene Hausschuhe sind ungeeignet.

Treten Hämorrhoiden auf, die Schmerzen verursachen, ist es wichtig, zunächst einmal für eine gute und regelmäßige Verdauung zu sorgen, Umschläge mit kaltem Kamillentee oder Kamillensitzbäder bringen oft Erleichterung.

2.3.3 Im 3. Trimenon

Störungen bzw. Beschwerden treten während der letzten Schwangerschaftsmonate durch das Wachstum des Uterus auf. Der Fundus reicht jetzt bis zum Rippenbogen und beeinträchtigt die Tätigkeit von Herz und Zwerchfell. Eine Folge ist die Kurzatmigkeit beim Treppensteigen, beim schnellen Gehen oder beim Bücken. Sie bedeutet keine Gefahr. In der Regel verschwindet diese Beschwerde im 9. Monat, sobald sich der Kopf des Kindes in das kleine Becken gesenkt hat.

Sollte die Kurzatmigkeit häufig im Zusammenhang mit Herzklopfen, Kopfschmerzen, geschwollenen Knöcheln und großem Durstgefühl auftreten, liegen ernsthafte Störungen vor, die sofort ärztlicher Behandlung bedürfen.

Auch das erhöhte Körpergewicht kann jetzt zu Beschwerden führen. Das Gewicht des Bauches belastet die Wirbelsäule einseitig stark und führt u.U. zu erheblichen Kreuzschmerzen.

Therapie: viel Bewegung, gezielte Gymnastik, Schwimmen und Massage können momentan Abhilfe schaffen.

Weitere Beschwerden in dieser Zeit können durch geschwollene Knöchel hervorgerufen werden. Die Schwellung entsteht durch Wasseransammlung im Gewebe (Ödem). Diese Störung kann verschiedene Ursachen haben und erfordert daher auch eine unterschiedliche Behandlung.

Generelle Therapie: Einschränkung des Flüssigkeitsbedarfs, salzarme Kost, häufiges Hochlegen der Beine.

Als weitere Nebenwirkung des Uteruswachstums wird die Blasenschwäche angesehen. Das Gewicht des Uterus drückt auf die Blase und verringert deren Kapazität. Häufiger Harndrang ist die Folge.

Als Beeinträchtigung des allgemeinen Wohlbefindens wird auch oft das auftretende Spannungsgefühl in der Brust bezeichnet. Die Milchdrüsen bereiten sich auf ihre Stilltätigkeit vor. Sie vergrößern dabei ihren Umfang erheblich. Um den Vorbereitungsvorgang zu unterstützen, sollte die Brust regelmäßig kalt abgewaschen und mit leicht kreisenden Bewegungen massiert und gesalbt werden. Die Haut bleibt auf diese Weise elastisch und Schwangerschaftsstreifen können verhindert werden.

2.4 Rechtliche Grundlagen der Schwangeren und Mutter

Der Staat hat erkannt, daß die Schwangerschaft für den weiblichen Organismus eine große Belastung darstellt und hat deshalb entsprechende Gesetze erlassen.

2.4.1 Das Mutterschutzgesetz

Im Mutterschutzgesetz werden für die Schwangere sog. Schutzfristen verordnet:
- 6 Wochen vor und 8 Wochen nach der Geburt braucht die Schwangere bzw. die Wöchnerin bei Fortzahlung der vollen Bezüge nicht zu arbeiten. Die Schutzfrist verlängert sich bei Früh- bzw. Zwillingsgeburten auf 12 Wochen.
- Die Schutzfrist vor der Entbindung kann verlängert werden, wenn der Arzt bescheinigt, daß die Schwangerschaft durch die Berufstätigkeit gefährdet ist.
- Während der Schwangerschaft darf die werdende Mutter keine schweren körperlichen Arbeiten, keine Nachtarbeiten und keine Arbeiten im Umgang mit Strahlen, Chemikalien u. ä. ausführen.
- Bis zu 4 Monate nach der Entbindung darf der Arbeitsplatz nicht gekündigt werden.
- An die normale Schutzfrist kann ein Mutterschaftsurlaub von 4 Monaten angehängt werden. Der Arbeitsplatz muß während dieser Zeit der Mutter erhalten bleiben. Zur Zeit wird noch ein Pauschalbetrag für diese 4 Monate bezahlt.

2.4.2 Beratungsstellen und Fürsorgeeinrichtungen

Darüber hinaus hat der Staat über die Gesundheitsämter Schwangeren- und Mütterberatungsstellen geschaffen, die kostenlos zur Verfügung stehen. Ebenso gibt es Fürsorgeeinrichtungen für jugendliche und ledige Schwangere und Mütter.

2.4.3 *Finanzielle Hilfen*

Auch finanzielle Hilfen werden vom Staat gewährt:
- Vom ersten Kind an zahlt der Staat ein Kindergeld, das bis jetzt noch vom Einkommen der Eltern unabhängig ist.
- Sparprämien werden bis zu einer gewissen Einkommensgrenze gewährt.
- Sparzulagen gibt es beim vermögensbildenden Sparen (von der Höhe des Einkommens abhängig)
- Lebensversicherungen, Aussteuer- und Ausbildungsversicherungen können vom steuerpflichtigen Einkommen abgezogen werden.

3 Die Geburt

3.1 Die Geburtslagen des Kindes

3.1.1 *Normale Geburtslage*

Nach einer Tragzeit von 265 Tagen ist das Kind herangereift und zu einem extrauterinen Leben fähig. Es liegt jetzt in der Regel mit dem Kopf – als schwerster Teil des kindlichen Organismus – nach unten im Becken.

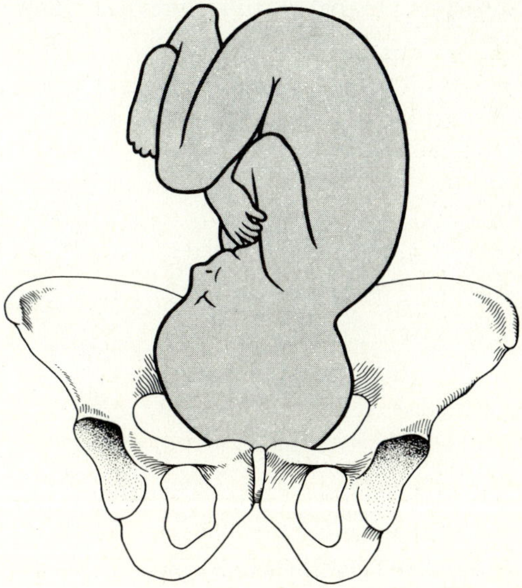

Abb. 24. Die vordere Hinterhauptslage. (Aus Knörr et al. 1972)

Mit dem Hinterkopf voran wird das Kind den Geburtskanal verlassen. In der Regel passiert der Hinterkopf die Symphyse, das Gesicht ist dorsalwärts gerichtet. Man spricht dann von der regelrechten vorderen Hinterhauptlage.

94% aller Kinder werden in dieser Schädellage geboren. Das Kind kann den Geburtskanal in dieser Lage am besten passieren.

3.1.2 Regelwidrige Geburtslagen

Liegt das Kind anders im Mutterleib, wird von einer Risikogeburt gesprochen, da Komplikationen zu erwarten sind. Die genaue Lage wird der Arzt durch Tasten oder Ultraschall diagnostizieren. Durch Drehen des Kindes im Mutterleib (äußere Wendung) kann es u. U. in eine für die Geburt günstige Lage gebracht werden. Häufig wird die Saugglocke (Vakuumextraktion) oder die Geburtszange (Forcepsextraktion) zur Hilfe genommen, wenn Gefahr für das Kind besteht. Sind größere Komplikationen wegen der regelwidrigen Geburtslage zu befürchten, wird der Geburtshelfer das Kind von vorn herein mit Kaiserschnitt (Sectio caesarea) entbinden.

Zu den regelwidrigen Geburtslagen gehören:
– regelwidrige Schädellagen (2%)
– Beckenendlagen (3%)
– Quer- und Schräglagen (1%)

Regelwidrige Schädellagen

Regelwidrige Schädellagen stellen sich erst während des Geburtsablaufes ein. Die normalerweise eintretende Beugung des Kopfes ist ausgeblieben. Der Kopf hat sich stattdessen mehr oder weniger gestreckt, so daß Scheitel, Vorderhaupt, Stirn oder Gesicht als führender Teil nach unten zeigt.

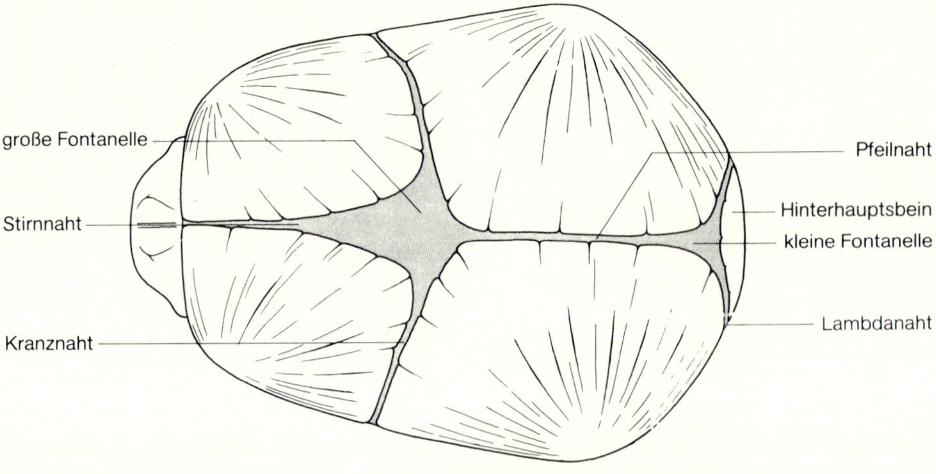

Abb. 25. Der kindliche Schädel von oben gesehen. (Aus Knörr et al. 1972)

Bei einer Scheitellage führt die Stelle des Schädeldaches zwischen großer und kleiner Fontanelle. Bei normaler Kopfgröße des Kindes sind keine Geburtskomplikationen zu erwarten.

Bei der Vorderhauptlage kommt es zur größeren Streckung des Kopfes, so daß die große Fontanelle im Bereich des Vorderhauptes führend wird. Bei Stirn- und Gesichtslagen kommt es zur extremen Streckhaltung des Kopfes. Da sich bei diesen Strecklagen der Geburtsverlauf verzögert, ist eine Gefährdung des Kindes gegeben. In der Regel werden Schnittentbindungen durchgeführt.

Zu den regelwidrigen Schädellagen gehört auch die hintere Hinterhauptlage, bei der das Gesicht zur Symphyse, der Hinterkopf zum Kreuzbein gerichtet ist. Die Austreibungsphase dauert dann in der Regel länger, da das Kind beim Passieren des Geburtskanales den Kopf nicht entsprechend dem Verlauf des Geburtskanals beugen bzw. anpassen kann.

Beckenendlagen

Bei Beckenendlagen führt der Steiß des Kindes die Geburt an. Auch hier werden verschiedene Lagen unterschieden:

- einfache Steißlage, bei der das Gesäß des Kindes als tiefster Punkt nach unten zeigt. Die Beine sind gestreckt oder angewinkelt nach oben geschlagen.
- Steiß-Fußlage: neben dem Beckenende zeigt ein Fuß oder beide Füße als tiefster Punkt nach unten.
- Fußlage: ein oder beide Füße sind ausgestreckt und führen die Geburt an.
- Knielage: ganz selten kommt es auch zur Führung eines oder beider Knie. Die Unterschenkel sind dabei nach hinten abgebeugt.

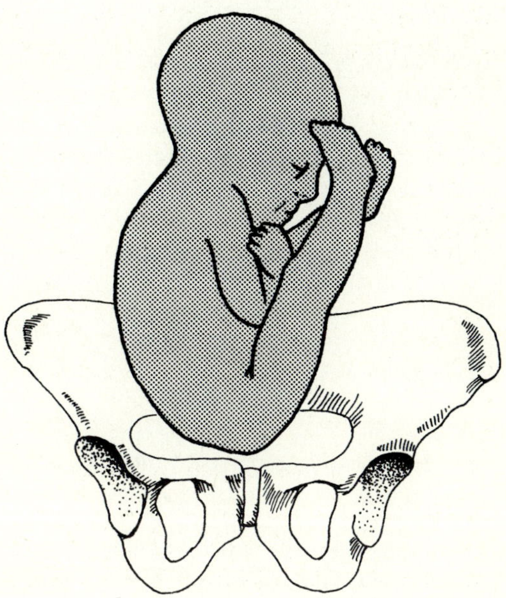

Abb. 26. Die Steißlage

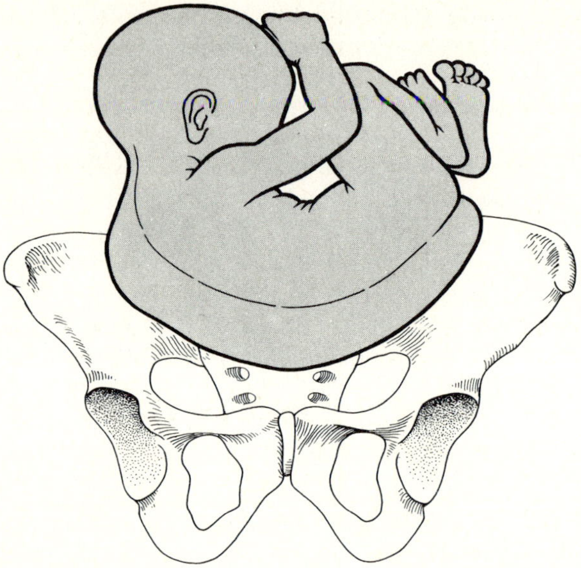

Abb. 27. Die Querlage. (In Anlehnung an H. Martius aus: Knörr et al. 1972)

Bei Beckenendlagen kommt es meist zu protrahierten Geburtsverläufen. Wendungen des Kindes im Mutterleib sind häufig angezeigt. Um Hypoxieschäden zu vermeiden, wird nicht selten eine Schnittentbindung vorgenommen.

Mögliche Ursachen für das Ausbleiben der kindlichen Drehung in die Schädellage bis zur 32. Woche können zu wenig Fruchtwasser, Uteruswandanomalien oder Kopfanomalien sein.

Quer- und Schräglagen

Quer- und Schräglagen liegen dann vor, wenn das Kind quer oder schräg zum Geburtskanal liegt. Die Geburt kann bei diesen Lagen nicht ohne ärztliche Hilfe ablaufen, da das Kind den Geburtskanal nicht passieren kann. Es besteht Gefahr für das Kind (Hypoxieschäden) und auch für die Mutter (z. B. durch eine Uterusruptur). Ein falscher Sitz der Plazenta, zu viel oder zu wenig Fruchtwasser oder eine zu schlaffe Uterusmuskulatur können zu diesem Zustand geführt haben.

3.2 Der Geburtsablauf

3.2.1 Voranzeichen für den Geburtsbeginn

In den letzten 4–8 Wochen vor der Geburt nimmt die Kontraktibilität des Uterus wieder zu. Der Kopf des Kindes senkt sich in das mütterliche Becken. Mit jeder kleinen, in unregelmäßigen Abständen auftretenden Kontraktion drückt der Kopf von innen gegen den Muttermund. Dabei werden Prostaglandine in den Muttermund ausgeschüttet, die die Hirnanhangdrüse zur Produktion des wehenfördernden Hormons Oxytocin anregt. Die Zunahme von Oxytocin im Hormonhaushalt verursacht wieder neue Kontraktionen. Bis zur vollständigen Ausreifung des Kindes befindet sich soviel Oxytocin im Blut, daß die Kontraktionen in regelmäßigeren Abständen auftreten können.

Ein Voranzeichen ist demnach die Zunahme der Uteruskontraktionen.

Als weitere Voranzeichen, die die nahende Geburt ankündigen, können angesehen werden:
- weniger Kindsbewegungen aufgrund des beengten Raumes für das Kind,
- Gewichtsverlust von 1–3 Pfund: zurückzuführen auf die alternde Plazenta,
- stärkerer Ausfluß,
- Unregelmäßigkeiten im Stuhlgang durch Beengung des Enddarms,
- Ziehen im Bereich des Kreuzbeins und der Vagina.

3.2.2 Anzeichen für den Geburtsbeginn

Der Beginn der Geburt wird durch folgende Anzeichen angezeigt:
- regelmäßige Uteruskontraktionen: es treten schwache Uteruskontraktionen auf, die nur wenige Sekunden andauern, aber in regelmäßigen Abständen wiederkehren. Mit der Zeit nehmen die Kontraktionen (=Vorwehen) an Intensität zu, die Pausen zwischen 2 Kontraktionen verkürzen sich.
- Abgang von blutigem Schleim: durch die ersten, meist nicht wahrnehmbaren Kontraktionen löst sich der zervikale Schleimpfropfen, der den Muttermund fest verschlossen hielt. Mit diesen Kontraktionen hat sich auch die Fruchtblase vom Muttermund gelöst. Durch die Abtrennung sind kleine Gefäße eingerissen, die den Schleim etwas blutig färben.
- Abgang von Fruchtwasser: durch den ständigen Druck, der durch das kindliche Köpfchen auf die sog. Vorblase ausgeübt wird, kann es zum frühzeitigen Blasensprung kommen. Die Vorblase reißt ein und das Vorwasser fließt oder tröpfelt ab.

Ein oder mehrere dieser Anzeichen deuten nach Ende der Tragzeit auf den sicheren Geburtsbeginn hin.

3.2.3 Ursachen für den Geburtsbeginn

Welche Momente maßgeblich an dem Auslösemechanismus der Geburt beteiligt sind, ist bis heute nicht exakt erforscht. Es wird angenommen, daß das sinnvolle Zusammenspiel einzelner hormoneller und nervlicher Einflüsse den Beginn der Geburt nach physiologischer Reifung des Kindes bewirken.

Folgende hormonelle und nervliche Konstellationen ergeben sich:
- Die Zunahme von Östrogenbildung stimuliert die Kontraktibilität des Uterus.

- Die Abnahme von Progesteron, das bisher wehenhemmend wirksam war. Zur Abnahme des sog. Progesteronblocks kommt es, wenn ein bestimmtes Verhältnis zwischen Plazentahaftfläche und plazentafreier Uterusinnenfläche erreicht ist.
- Die zunehmende Wandspannung des Uterus stimuliert die Kontraktionsbereitschaft des Uterus.
- Die vermehrte Bildung von Prostaglandinen die ebenfalls eine wehenauslösende Wirkung haben.
- Die Zunahme von Oxytocin, welches die längsgestreifte Uterusmuskulatur kontrahieren läßt.
- Veränderungen im vegetativen Nervensystem der Mutter. Sie führen zur Tonuserhöhung im Bereich des Corpus uteri und zur Tonusminderung im Bereich der Zervix.

3.2.4 Klinischer Verlauf der Geburt

Die Geburt beginnt, wenn rhythmische Uteruskontraktionen mit einer Frequenz von 5–20/h auftreten.

Im klinischen Verlauf der Geburt sind 3 Phasen zu unterscheiden:
- Die Eröffnungsphase,
- die Austreibungsphase,
- die Nachgeburtsphase.

Die Eröffnungsphase

Im ersten und längsten Abschnitt der Geburt dehnt und weitet sich der Uterusmund, so daß das Kind den Uterus verlassen und in den Geburtskanal eintreten kann. Dieser Abschnitt wird auch als Dehnungsphase bezeichnet.

Die Dauer der Eröffnungsphase ist abhängig von einer koordinierten Wehentätigkeit, von der Lage des Kindes und vom Höhenstand des vorangehenden Teiles. Die Durchschnittswerte liegen bei Erstgebärenden bei 6–12 h, bei Mehrgebärenden bei 3–6 h.

In manchen Krankenhäuser werden wehenfördernde Mittel gegeben, so daß die Wehentätigkeit schneller und intensiver einsetzt. Damit verkürzt sich die Geburtsdauer um 2–3 h.

Die Eröffnungsphase kann wiederum in 3 Abschnitte unterteilt werden:
- Im ersten Abschnitt kommt es zum Hochziehen der Zervix.
- Im zweiten Abschnitt weitet sich vornehmlich der Muttermund.
- Im dritten Abschnitt, der Übergangsphase, kommt es zum vollständigen Eröffnen des Muttermundes.

Die Retraktion der Zervix ist als erste Folge der Uteruskontraktionen anzusehen. Die Zervix ist in ihrer Konsistenz immer mehr aufgeweicht und zieht sich nach oben, bis sie mit dem Uteruskörper eine Einheit bildet. Gleichzeitig kommt es zur geringfügigen Öffnung des Muttermundes.

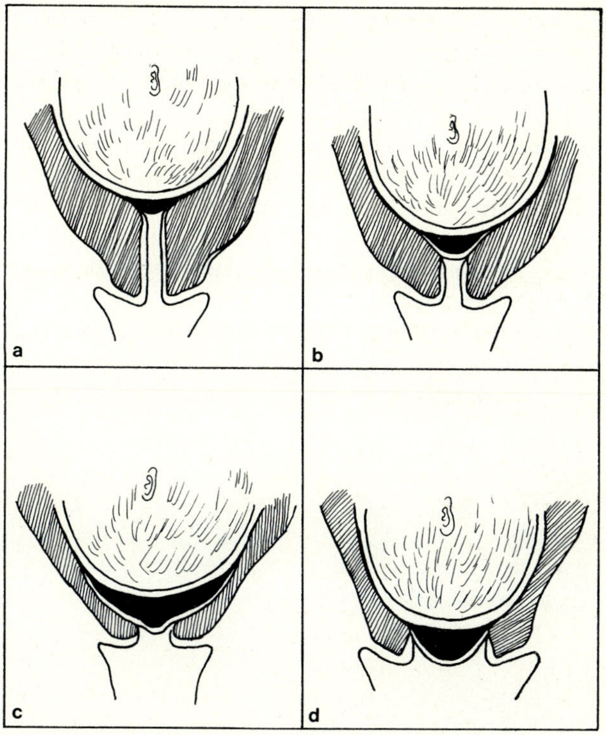

Abb. 28 a–d. Veränderungen der Zervix unter der Geburt. **a** Zervix mit Vorblase, **b** verkürzte Zervix (Retraktion), **c, d** gedehnter Muttermund

Die Kontraktionen sind noch sehr schwach und werden von vielen Gebärenden nicht wahrgenommen. Erst im weiteren Verlauf dieses Abschnittes, wenn die Kontraktionen an Intensität zunehmen und die Wehenfrequenz ansteigt, wird das regelmäßig auftretende Ziehen im Unterleib als leichter, aber gut auszuhaltender Schmerz empfunden.

Zweckmäßige Verhaltensweise: Werden die ersten Kontraktionen verspürt, ist es sinnvoll, daß die Schwangere in Bewegung bleibt, damit sich die Kontraktionen weiterhin schnell und kräftig entwickeln. Legt sich die Gebärende hin, besteht die Gefahr, daß der Uterus seine Arbeit wieder einstellt und die Kontraktionen „einschlafen". Es fehlt dann der Druck des kindlichen Kopfes auf den inneren Muttermund, der wehenstimulierend wirkt. Kleine Spaziergänge mit dem Ehemann, leichte Aufräumarbeiten in der Wohnung und Überprüfung des Gepäcks für die Klinik und den Kreißsaal bei ambulanter oder stationärer Entbindung erweisen sich als sinnvolle Beschäftigung. Bei Hausgeburten sollte sofort bei Geburtsbeginn die Hebamme informiert werden.

Im 2. Abschnitt der Eröffnungsphase weitet sich der Muttermund auf 8–9 cm. Die Kontraktionen haben an Dauer und Intensität zugenommen, die

Pausen verkürzen sich immer mehr. Die Kontraktionen können bis zu 60 s andauern und sie treten alle 3–5 min auf.

Gegen Ende dieser Zeit treibt der wachsende Druck im Uterus die Fruchtblase immer weiter nach unten. Bei 60–70% aller Geburten kommt es jetzt zum Blasensprung (rechtzeitiger Blasensprung), zum Reißen der Eihäute, bei dem ein Teil des Fruchtwassers abfließt. Nach erfolgtem Blasensprung nehmen die Kontraktionen an Intensität stark zu.

Je nach dem Zeitpunkt des Auftretens des Blasensprungs ist zu unterscheiden:
- vorzeitiger Blasensprung: Fruchtwasser geht vor Einsetzen der ersten Kontraktionen ab,
- frühzeitiger Blasensprung: Fruchtwasser geht im Verlaufe der Eröffnungsphase ab,
- rechtzeitiger Blasensprung: Fruchtwasser geht am Ende der Eröffnungsphase ab,
- verspäteter Blasensprung: Fruchtwasser geht erst im Verlauf der Austreibungsphase ab.

Zweckmäßige Verhaltensweise: ist die Gebärende des Herumlaufens müde, sollte sie sich in eine Hockposition begeben, um die Schwerkraft des Kindes auch weiterhin auf den Uterusmund wirken zu lassen. In möglichst entspannter Haltung und mit rundem Rücken sollten die Kontraktionen veratmet werden.

Entwickeln sich die Kontraktionen sehr schnell intensiv, ist eine bequeme Seitenlage mit angezogenen Beinen angezeigt. Die Positionen sollten häufig gewechselt werden. Ungünstig wirkt sich nur die Rückenlage aus, da in dieser Position die Atmung erschwert ist und das Gewicht des Kindes auf die Wirbelsäule drückt, was zu Kreuzbeschwerden führen kann. Ebenso kann in der Rückenlage das Vena-cava-inferior-Syndrom auftreten.

Kommen die Kontraktionen alle 10 min in regelmäßigen Abständen und dauert eine Kontraktion ca. 30 s an, ist der Aufbruch in die Klinik bei ambulanter oder stationärer Entbindung zu empfehlen. Die Entfernung von der Wohnung zum Krankenhaus, Straßenverhältnisse (Berufsverkehr etc.) sind natürlich mit zu berücksichtigen.

Der letzte Abschnitt der Eröffnungsphase wird als „*Übergangsphase*" bezeichnet. Sie ist Ende der Eröffnungsphase und Beginn der Austreibungsphase zugleich.

In diesem Geburtsabschnitt wird mit jeder Kontraktion der kindliche Kopf auf die Innenseite des Beckenbodens gedrückt. Durch die Reizung des Beckenbodens wird reflektorisch der Preßdrang ausgelöst. Mit jeder Kontraktion nimmt der Preßdrang zu. Die Gebärende darf diesem Bedürfnis noch nicht voll nachgeben, da der Muttermund noch nicht ausreichend erweitert ist. Beim Mitpressen könnte er sich verkrampfen oder einreißen. Die Geburt würde verzögert werden.

Die Kontraktionen sind sehr intensiv und nur schwer zu beherrschen. Sie dauern 60–90 s. Häufig kommen sie unregelmäßig.

Negative Begleiterscheinungen, die auftreten können:
- Zittern in den Extremitäten, vorwiegend in den unteren,
- Schüttelfrost,

- Übelkeit,
- starker Darmdruck,
- starke Transpiration,
- Nervosität und Ungeduld.

Die Übergangsphase dauert 10–30 min und endet mit der vollständigen Eröffnung des Muttermundes.

Zweckmäßige Verhaltensweise: um den Preßdrang nicht unnötig zu forcieren ist jetzt eine horizontale Haltung (Seitlage oder Bankstellung) sinnvoll. Entsprechend der Wehenintensität ist die Atemfrequenz erhöht. Um den enormen Sauerstoffbedarf zu decken, ist eine schnelle Brustkorbatmung erforderlich. Es ist darauf zu achten, daß noch ein Gasaustausch stattfindet. Bei Zunahme des Preßreizes soll die Atemluft kräftig ausgestoßen werden.

Klinische Leitung der Eröffnungsperiode

Im Krankenhaus findet zu Beginn die sog. Aufnahmeuntersuchung statt, bei der der Arzt oder die Hebamme vaginal den Stand der Zervix und das intrauterine Befinden des Kindes feststellt. Danach wird die Gebärende für den Kreißsaal vorbereitet. Dazu gehört in der Regel das Entfernen der Genitalbehaarung in der Dammgegend, das Entleeren des Darms mittels eines Einlaufes oder eines Zäpfchens und das Einnehmen eines Dusch- oder Wannenbades.

Ist die Vorbereitung beendet, werden meist stündlich die vitalen Funktionen (Blutdruck, Puls) der Gebärenden überprüft. Auch der intrauterine Zustand des Kindes muß überwacht werden, um Hypoxieschäden zu vermeiden. Mittels des Kardiotokographen (äußere Kontrolle) wird eine Herztonkontrolle beim Kind bei gleichzeitiger graphischer Darstellung der Wehentätigkeit vorgenom-

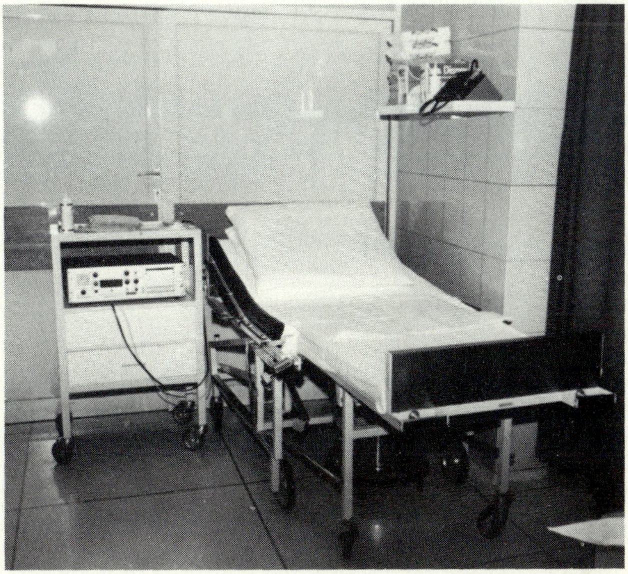

Abb. 29. Entbindungsbett mit Kardiotokograph

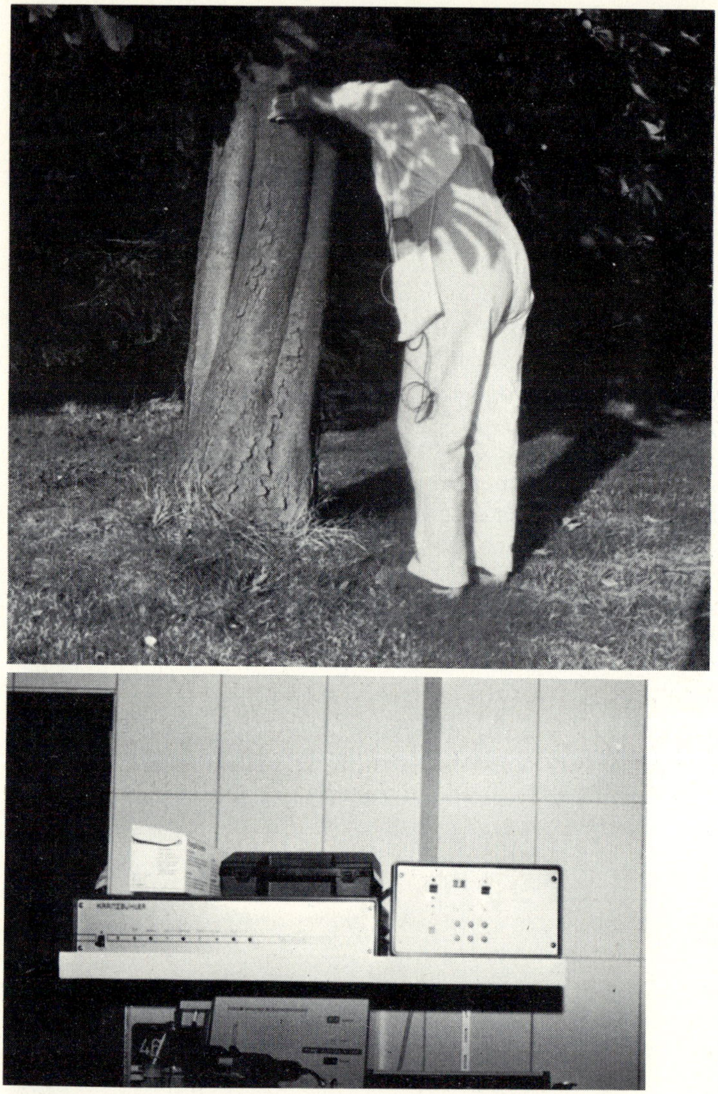

Abb. 30. Sender und Empfänger eines Telemetriegerätes

men. Der Herzton des Kindes wird über einen Ultraschallkopf mit eingebautem Mikrophon gehalten. Der Ultraschallkopf ist mit einem festen elastischen Gurt auf dem Bauch der Mutter befestigt und filtert aus den Bauchgeräuschen die Herztöne des Kindes heraus, die dann über Lautsprecher gehört werden können. Die Herztöne werden auf Papier registriert. Das normale Kardiotokogramm weist eine Frequenz von 120–160 Schlägen/min auf. Ein Tokometer (Wehentaster) registriert und leitet die Stärke der Kontraktionen weiter. In Form eines Tokogramms werden sie kontinuierlich aufgezeichnet.

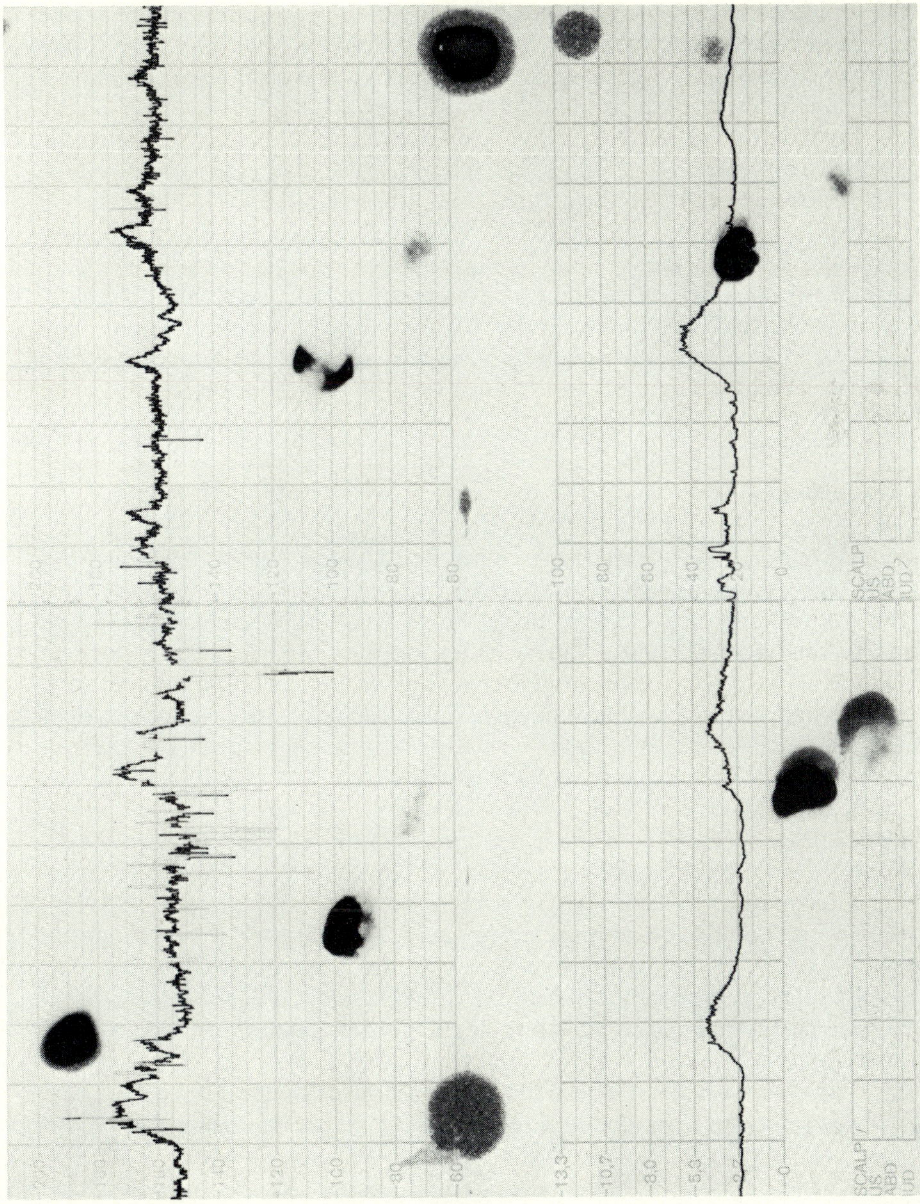

Abb. 31. Kardiotokogramm

Bei einer internen Kontrolle wird ein Katheter in die Fruchthöhle (zwischen Kind und Fruchtblase) eingeführt. Der Druck, der während einer Uteruskontraktion auf den Muttermund ausgeübt wird, wird von dem Katheter aufgenommen und an das elektrische Meßinstrument weitergeleitet.

Bei einer internen Kontrolle der kindlichen Herztöne wird eine Elektrode an das Köpfchen des Kindes angelegt, welches die Herztöne registriert und ebenfalls weiterleitet.

Die kontinuierliche Überwachung durch einen Kardiotokographen oder durch interne Kontrollmaßnahmen sind nur bei Risikogeburten oder bei Komplikationen während der Schwangerschaft angezeigt. Bei normalem Schwangerschafts- und Geburtsverlauf ist eine Intervallüberwachung mit dem CTG sinnvoll, insbesondere während der Übergangsphase, um einen komplikationsfreien Ablauf sicherzustellen.

Die permanente CTG-Überwachung bringt folgende Nachteile mit sich:
- Die Gebärende kann sich bei CTG-Überwachung ohne Telemetriegerät nicht mehr frei bewegen.
- Massagen können nur schlecht appliziert werden.
- Bei Änderung der Lagerung kann der Ultraschallkopf verrutschen und ungenaue oder falsche Aufzeichnungen zu Papier bringen.
- Bei internen Kontrollen muß vorher die Fruchtblase geöffnet werden.
- Es besteht erhöhte Infektionsgefahr.

Die Austreibungsphase

In der Austreibungsphase verläßt das Kind den Uterus. Durch den Weichteilschlauch wird es nach draußen befördert.

Die Austreibungsphase dauert in der Regel eine halbe Stunde. Bei Erstgebärenden kann diese Zeit etwas überschritten werden, Mehrgebärende dagegen haben ihr Kind häufig in 10 min ausgetrieben. Dieser Geburtsabschnitt aber sollte auf keinen Fall länger als 60 min dauern, da er für das Kind die größte Belastung darstellt. Mit jeder Kontraktion wird die Haftstelle der Plazenta kleiner und damit die Sauerstoffversorgung des Kindes schlechter.

Die Kontraktionen in dieser Zeit sind sehr intensiv und dauern bis zu 60 s an. Dazwischen liegen Pausen zwischen 1 und 2 min. Der intrauterine Druck steigt mit jeder Preßwehe stark an, so daß der kindliche Kopf immer fester gegen den Beckenboden drückt. Die Gebärende betätigt reflektorisch die Bauchpresse (Kontraktion der Bauchmuskulatur) zur Unterstützung der Austreibung. Als passive Kraft unterstützt das Fruchtwasser, das noch über und neben dem Kind vorhanden ist, die Geburtsarbeit.

Der Geburtsmechanismus bei normaler Lage des Kindes verläuft in 4 Abschnitten.

Im *1. Abschnitt* bei der Geburt mit regelrechter vorderer Hinterhauptlage tritt der Kopf mit querverlaufender Pfeilnaht in den Beckeneingang ein.

Abb. 32a–e. Geburtsmechanismus bei normaler Lage des Kindes. **a** Einstellung des Kopfes in indifferenter Haltung mit quer verlaufender Pfeilnaht im Beckeneingang. **b** Kopf in der Beckenhöhle. Der Kopf beugt sich und dreht sich mit dem Hinterhaupt nach vorn. Die kleine Fontanelle übernimmt die Führung. (In Anlehnung an Martius 1964). **c** Kopf im Beckenausgang mit gerade verlaufender Pfeilnaht. Die Flexionshaltung wird aufgegeben, und der Nacken beginnt sich am unteren Symphysenrand anzustemmen. **d** Austritt des Kopfes mit zunehmender Streckung unter Anstemmen des Nackens an der Symphyse. (In Anlehnung an Martius 1964). **e** Entwicklung der Schultern. Der Kopf wird mit bitemporal aufgelegten Händen nach hinten gesenkt, bis die vordere Schulter unter der Symphyse erscheint

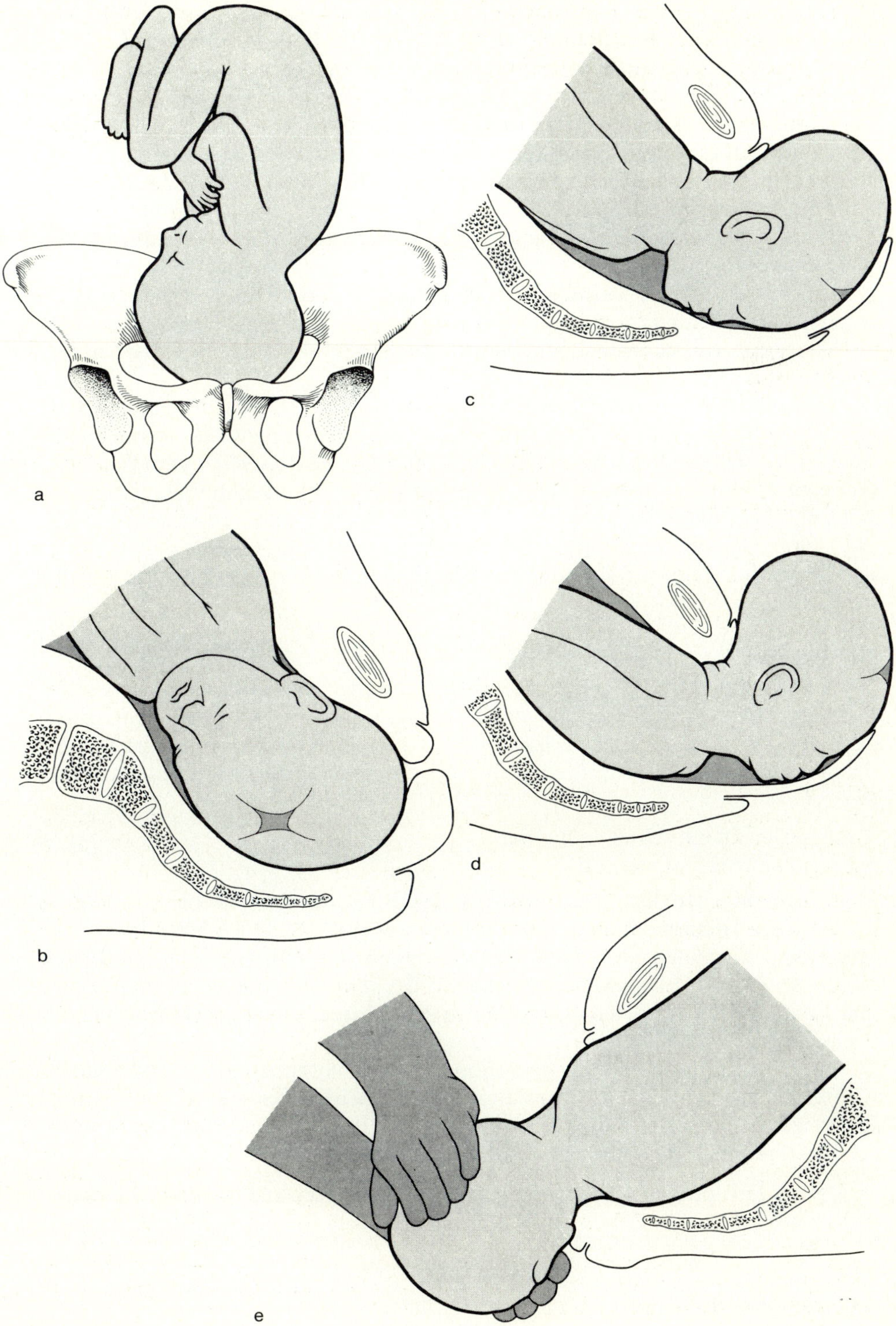
a
b
c
d
e

Im *2. Abschnitt* tritt der Kopf tiefer. Dabei dreht er sich um ca. 45 ° und weist eine stärkere Beugestellung auf. Am Ende der 2. Phase verläuft die Pfeilnaht wie der gerade Durchmesser der Beckenausgangsebene.

Im *3. Abschnitt* verbreitert sich die in Falten gelegte Vagina unter dem starken Dehnungsdruck zu einem breiten Rohr. Mit jeder Kontraktion schiebt sich der Kopf tiefer in den Weichteilschlauch, bis es zum „Einschneiden", zum Sichtbarwerden des kindlichen Kopfes in der Vulva, kommt. Tritt der Kopf aus dem Beckenausgang aus, wird vom „Durchschneiden" des kindlichen Kopfes gesprochen. Dabei schiebt sich zuerst das Hinterhaupt durch den Beckenausgang hindurch.

Es schieben sich die 5 kindlichen Schädelplatten etwas übereinander und erleichtern so den Geburtsvorgang.

Mit zunehmender Streckung der kindlichen Hals- und Brustwirbelsäule wird Scheitel, Stirn und schließlich das Gesicht geboren.

Im *4. Abschnitt* wird der Körper des Kindes geboren. Mit der Austreibung des Kopfes tritt die Schulterbreite quer in den Beckeneingang ein. Beim Tiefertreten dreht sich die Schulter entsprechend dem geringsten Widerstand um 45 ° (=innere Drehung). Entsprechend dreht sich der bereits geborene Kopf mit (=äußere Drehung). Zunächst wird dann die vordere Schulter unter der Symphyse und dann die hintere über den Damm geboren. Die Geburt des Rumpfes und der Extremitäten erfolgt ohne Anstrengung hinterher. Damit ist die Geburt des Kindes abgeschlossen.

Der Dammschutz

Der Beckenboden stellt für den Austritt des Kopfes ein großes Hindernis dar. Das Beckenbodengewebe ist auf das äußerste gespannt und gedehnt. Um ein Zerreißen des Dammes zu vermeiden und um eine Beckenbodeninsuffizienz vorzubeugen, muß ein Dammschutz vorgenommen werden. Man unterscheidet zwischen einem

– manuellen Dammschutz und einer
– Episiotomie (Dammschnitt).

Beim manuellen Dammschutz wird das Beckenbodengewebe im Bereich der stärksten Dehnspannung an den Damm angedrückt. Der Gegendruck verhindert ein Einreißen und die Geschwindigkeit des Austritts des kindlichen Kopfes kann so reguliert werden. Spezielle Beckenbodenmassagen, -gymnastik und Einreibungen von Ölen oder Vitamin-E-Cremes tragen zur Elastizität des Beckenbodengewebes bei.

Um eventuell auftretenden Beckenbodenrissen vorzubeugen, wird in vielen Kliniken heute routinemäßig vor dem Durchschneiden des Kopfes ein Dammschnitt gemacht. In der Regel wird vorweg der Pudentusnerv betäubt, so daß der Einschnitt nicht zu spüren ist.

Bei der Episiotomie werden verschiedene Schnittführungen unterschieden:
– die mediane Episiotomie,
– die mediolaterale Episiotomie,
– die laterale Episiotomie,
– der Schuchardt-Schnitt.

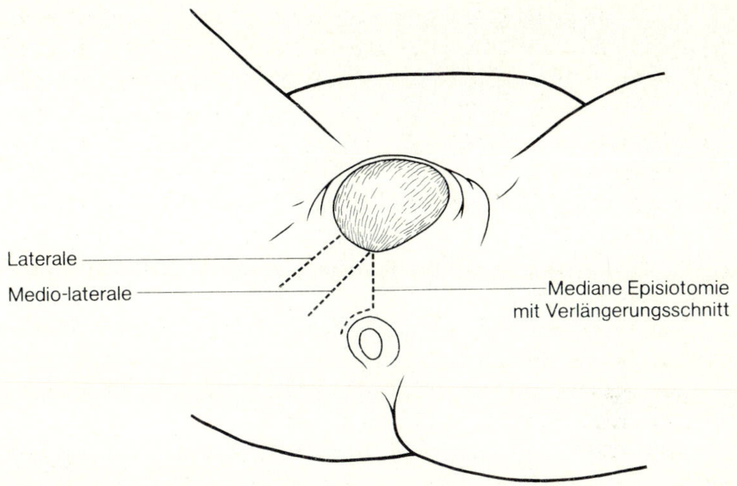

Abb. 33. Die Schnittführung beim Anlegen einer medianen, mediolateralen und lateralen Episiotomie. (Aus Knörr et al. 1972)

Am häufigsten wird die mediolaterale Episiotomie angewandt, da keine Verletzungsgefahr der Anusmuskulatur besteht und der Schnitt beliebig verlängert werden kann.

Die Erstversorgung des Kindes
Die Erstversorgung des Kindes findet unmittelbar nach der Geburt statt. Das Neugeborene wird auf ein steriles Tuch oder auf den Bauch der Mutter gelegt. Nase, Mund und Rachen werden abgesaugt. Die vorläufige Abnabelung wird mit 2 Klemmen vorgenommen, die in der Nähe des kindlichen Nabels angebracht werden. Zwischen den beiden Klemmen wird dann die Nabelschnur mit einer Schere durchtrennt. Mit dem ersten Schrei entfalten sich dann die Lungenbläschen, das Kreislaufsystem stellt sich total um, und eine eigenständige Sauerstoffversorgung setzt bei dem Kind ein. Auf dem Wickeltisch werden die vitalen Funktionen des Kindes überprüft: Atmung, Hautfarbe, Herzfrequenz, Muskeltonus und Reflextätigkeit. Das Ergebnis wird mit Punkten von 0–2 bewertet und in dem sog. Apgar-Score zusammengefaßt. Bei niedrigen Apgarwerten ist das Kind behandlungsbedürftig.

Zweckmäßige Verhaltensweise: über die zweckmäßigste Körperhaltung und die bessere Atemtechnik für diesen Geburtsabschnitt wird heute mehr denn je diskutiert. Zur Zeit liegen noch zu wenig Untersuchungen vor, die es rechtfertigen würden, sich auf eine Geburtshaltung bzw. Atemtechnik festzulegen.

Das klassische Entbindungsbett, in dem die Gebärende in horizontaler Lage ihr Kind zur Welt bringt, wird immer häufiger in Frage gestellt. Im Rahmen der Entwicklung von der rein technisch-medizinischen Geburt zur natürlichen Geburt werden auf alte Erfahrungen mit Gebärstühlen, auf Geburtspraktiken der Naturvölker und moderne Erkenntnisse der Atemphysiologie zurückgegrif-

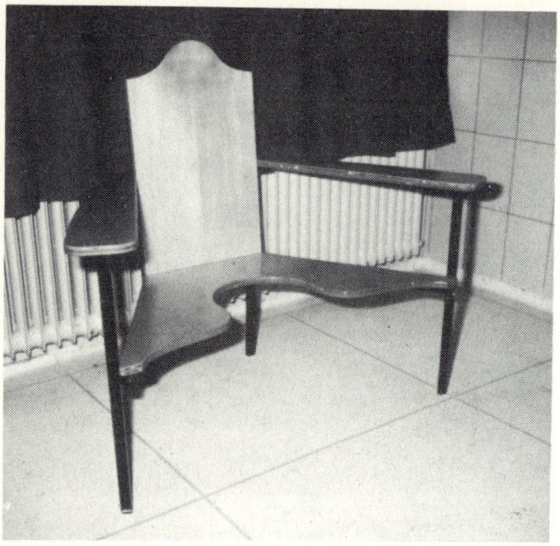

Abb. 34. Geburtsstuhl

fen. Die Austreibung in vertikaler Stellung (auf dem Geburtsstuhl oder in Hockpositionen) weist eine Reihe von Vorteilen auf:
- Der Geburtsmechanismus wird in vertikaler Lage günstig beeinflußt
- die Schwerkraft des Kindes kann wirken und erleichtert so den Durchtritt
- die Austreibungsphase verkürzt sich
- Kreuzbeinschmerzen treten seltener auf
- die Stützmotorik des Körpers kann in vertikaler Stellung von den Gebärenden besser genutzt werden
- die Bauchpresse kann besser ausgeführt werden
- die Atemtechnik kann besser angewandt werden.

Nachteile:
- Geburtshilfliche Untersuchungen können in vertikaler Haltung schlechter ausgeführt werden;
- die Geburt des Kindes ist für den Geburtshelfer mühevoller.

Auch die Atemtechniken werden heute neu diskutiert. Während der Austreibung hat die Gebärende die sog. Hebammenatmung zur Unterstützung der Preßwehen auszuführen. Sie besteht aus einer tiefen Einatmung mit Anhalten der Atemluft. Die richtig ausgeführte Preßatmung unterstützt wirkungsvoll das Austreiben des Kindes.

Als Alternative wird das sanfte Ausblasen der Atemluft ohne vorherige Tiefatmung vorgeschlagen. Sie ist weniger wirkungsvoll, kostet die Gebärende aber weniger Kraft, da weniger Atemmuskel beteiligt sind und sie soll gezielter zum Beckenausgang pressen können.

Die Gebärende soll sich grundsätzlich auf eine Atemtechnik beschränken, entweder auf das tiefe Einatmen mit anschließendem Luftanhalten oder auf das gebremste Ausatmen vorhandener Luft (Schiebeatmung).

Zwischen dem Einschneiden und dem Durchtreten des kindlichen Kopfes ist eine Hechelatmung angezeigt, um ein kraftvolles Mitarbeiten der Gebärenden zu verhindern. Der Kopf des Kindes soll langsam und dammschonend geboren werden.

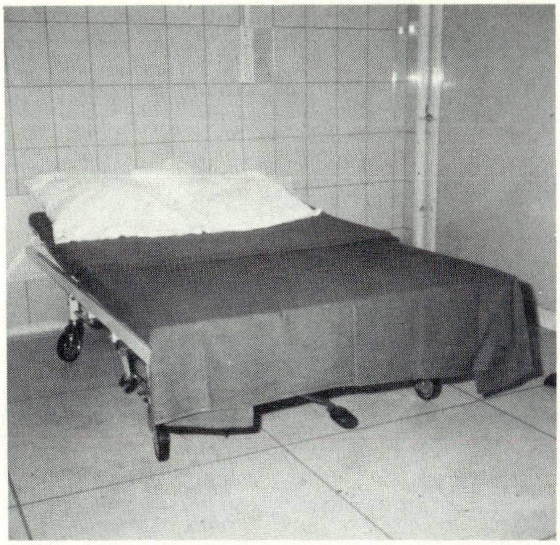

Abb. 35. Breites Entbindungsbett

Die Nachgeburtsphase

Die Nachgeburtsphase dient der Ablösung und Ausstoßung der Plazenta, den Eihäuten und der Nabelschnur. Mit den Nachgeburtskontraktionen verkleinert sich der Uterus immer mehr, so daß sich allmählich die Plazenta von ihrer Haftstelle löst. Der Ablösungsvorgang wird unterstützt durch den Druck eines retroplazentaren Hämatoms, das sich aus dem Blut der eröffneten Gefäße gebildet hat. Dabei kommt es zur Vorwölbung der Plazenta.

Die Ausstoßung der Plazenta dauert 15–60 min und ist maßgeblich von der Stärke der Nachgeburtskontraktionen abhängig.

Da bei langandauernder Nachgeburtsphase eine starke Blutungsgefahr besteht, wird die Phase durch die Gabe von künstlichem Oxytocin oder durch manuellen Druck auf den Bauch bzw. durch Zug an der Nabelschnur verkürzt. Bei nicht vollständiger Plazentalösung muß eine Nachcurettage erfolgen.

Eine sorgfältige Überprüfung der Plazenta und der Eihäute wird vom Arzt vorgenommen, da im Uterus verbleibende Reste zu starken Blutungen und zu Infektionen führen können.

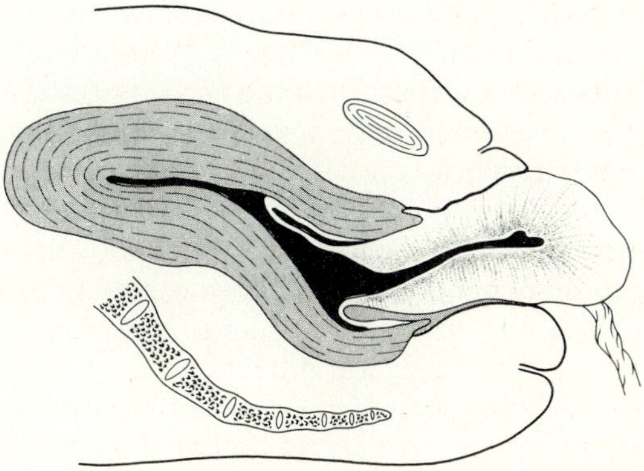

Abb. 36. Ausstoßung der Plazenta (Aus Knörr et al. 1972)

Ist die Nachgeburtsperiode beendet, wird der Arzt den Stand des Uterus tasten. Er liegt jetzt zwischen Nabel und Symphyse. Weiterhin werden Verletzungen an der Vagina, der Zervix und am Damm behandelt, bzw. bei erfolgtem Dammschnitt genäht. Vor das äußere Genital wird dann eine Wochenbinde gelegt, die Druck gegen die erschlaffte Beckenbodenmuskulatur ausüben und die Nachblutungen auffangen soll.

Wegen der Nachblutungsgefahr muß die Mutter noch 2 h zur Überwachung im Kreißsaal liegen bleiben. Die vitalen Funktionen werden während dieser Zeit überprüft.

Endgültige Versorgung des Kindes
Routinemäßig wird in dieser Zeit das Neugeborene gewaschen, gewogen und gemessen. Zur Vorbeugung gegen Blindheit bekommt es eine Silbernitratlösung in die Augen (Gonorrhoeprophylaxe) geträufelt. Es erfolgt die endgültige Abnabelung und eine Untersuchung, die der Früherkennung von angeborenen Fehlbildungen, Erkrankungen oder Geburtsschäden dient.

Hat die Untersuchung keine Auffälligkeiten ergeben, so bekommt in der Regel die Mutter ihr Neugeborenes in den Arm gelegt. Ein sofortiges Anlegen des Kindes an die Brust erweist sich aus psychischen und physischen Gründen als positiv.

3.3 Psychische Veränderungen unter der Geburt

Mit dem Einsetzen der Kontraktionen wird die Gebärende von dem Gefühl bestimmt, daß jetzt ein Ausweichen vor der Geburt unmöglich ist. Sie muß sich dem Naturvorgang stellen, was bei ihr zu regressiven Verhaltensweisen führt. Rationales Denken verringert sich, Ich-Funktionen und Selbstkontrollmöglichkeiten werden reduziert. Dinge und Personen ihrer Umgebung treten zurück, Details dagegen können um so schärfer festgehalten werden. Die Suggestibilität erhöht sich. Die Gebärende hat das Bedürfnis nach einem starken und führenden Geburtshelfer und nach vermehrter Zuwendung und Zuneigung.

Das passive Mit-sich-geschehen-lassen in der Eröffnungsphase und das Akzeptieren-müssen des dominanten Naturvorgangs, die zu ertragenden Schmerzen und die Kraftanstrengung führen häufig zu aggressiven Affekten, die Molinsky als ärgerlich getönte Arbeitsstimmung (1972, S 102) bezeichnet. Wird diese Arbeitsstimmung bewußt erlebt und akzeptiert, kann die Grundstimmung dennoch zufrieden und freudvoll sein.

Begünstigt wird eine positive Grundstimmung von der Atmosphäre im Kreißsaal. Liebevolle und verständnisvolle Zuwendung durch Geburtshelfer und Hebamme, durch die Anwesenheit des Partners oder einer anderen Bezugsperson, ein Minimum an angsteinflößender technisch-medizinischer Apparatur wirken günstig auf die Psyche der Gebärenden.

Bei abnormen Geburtsverläufen, bei psychisch oder physisch geschwächten Frauen kann es zu einem lauten Gebärverhalten kommen. Schreien, unkoordiniertes und planloses Bewegen, Unfähigkeit zur Kooperation mit dem Geburtshelfer können dann den Geburtsvorgang behindern und zusätzlich erschweren. Das Geburtserlebnis wird ein Trauma für die Frau bleiben.

Bei normalem Gebärverhalten werden mit der Beendigung der Geburt aggressive Affekte und regressive Verhaltensweisen augenblicklich verschwinden.

3.4 Die Leboyer-Methode: Geburt ohne Gewalt

Haben sich viele Geburtshelfer darum bemüht, die Geburt für die Frau zu erleichtern, sie unter besseren Bedingungen gebären zu lassen und ihren psychischen Bedürfnissen entgegenzukommen, so haben sie meist Bemühungen zur Minderung des Geburtstraumas beim Kind unterlassen.

Der Franzose Frédérick Leboyer (1981), Geburtshelfer und Professor an der Pariser Fakultät für Medizin, beschäftigte sich mit den ersten Lebensminuten eines Neugeborenen, mit dem Schreien und Weinen aus Angst, Schmerz und Verzweiflung. Warum – so fragte er – ist das Kind nicht ruhig und entspannt und genießt das Leben in der neuen Welt? Wieso ist es nicht genauso glücklich wie seine Mutter, sein Vater und der Geburtshelfer, der dem Kind ins Leben geholfen hat?

Dem Kind fehlt der liebevolle Empfang in einer ihm vertrauten Atmosphäre. Hat das Kind angstvoll die Kontraktionen erlebt und sich mühevoll ins Freie gekämpft, so wird es jetzt nicht zärtlich entgegengenommen, sondern an den Füßen gepackt und mit dem Kopf nach unten ins Leere gehalten. Schläge auf das Hinterteil oder den Rücken sollen das Atmungssystem in Gang bringen. Die Hektik und Geschäftigkeit des Klinikpersonals, der Lärm, das grelle Licht, die umgebende Kälte und die Härte der Materialien, auf denen es zu liegen kommt, verstärken Angst und Verzweiflung. Es schreit in seiner Todesfurcht, bis es dann vor Erschöpfung einschläft.

Beeinflußt durch östliche Denkungsweisen während langer Indienaufenthalte entwickelte Frédérick Leboyer eine Methode, die dem Kind den Eintritt ins Leben sanft und gewaltlos ermöglicht. Dabei werden hohe Anforderungen an den Geburtshelfer gestellt. Er fungiert nicht als „Geburtsingenieur", sondern als einfühlsamer und liebevoller Mensch. Die gleichen Erwartungen werden an das gesamte Klinikpersonal gestellt. Das Geburtshilfeteam verrichtet seine Arbeit schweigsam und mit innerer Ruhe im Halbdunkeln. Ist das Kind geboren, wird es der Mutter bäuchlings auf den Bauch gelegt. Sie streichelt und liebkost ihr Kind sanft. Langsam und schonend dringt Luft in die Lungen des Kindes und der Lungenkreislauf setzt allmählich ein, das Kind fängt vorsichtig und zögernd an zu atmen. Nur wenige und kurze Schreie werden ausgestoßen. Erst wenn die Nabelschnur nicht mehr pulsiert, wird sie durchtrennt. In einer kleinen Wanne mit warmem Wasser von 38–39 ° wird es gebadet. Alle Spannungen weichen, das Kind fühlt sich frei und schwerelos wie in frühen Schwangerschaftstagen.

Der sanfte Eintritt ins Leben verhilft dem Kind zu einem guten Start, macht es aggressionsfreier und problemloser. Der Intelligenz- bzw. Entwicklungsindex ist nach Untersuchungen von D. Rapaport über dem Durchschnitt.

Weniger wegen günstigerer Entwicklungsmöglichkeiten beim Kind als wegen der Aussicht, angstfreier und vertrauensvoller den Weg durch das Leben gehen zu können, sollte der Leboyer-Methode noch viel mehr Beachtung und Anerkennung in bundesdeutschen Krankenhäusern zu teil werden.

In Frankreich wird die Arbeit und die Gedanken Leboyers fortgesetzt durch M. Odent, Leiter der gynäkologischen Abteilung des Krankenhauses in Pithiviers bei Orleans. Über seine praktischen Erfahrungen berichtet er in dem Buch: Die sanfte Geburt (Odent 1978)

3.5 Methoden der Geburtserleichterung

Die Geburt ist als einziger physiologischer Vorgang im menschlichen Organismus mit Schmerzempfindungen verbunden. Das Vorhandensein des Wehenschmerzes wird häufig damit erklärt, daß von ihm damit eine Signalwirkung ausgeht, die der werdenden Mutter die herannahende Geburt ankündigt und sie zu entsprechendem Verhalten veranlaßt.

Wie bereits auf S. 16 beschrieben, ist das innere und äußere Genital über afferente Nerven mit der Hirnrinde verbunden. So werden die Uteruskontraktionen, die Dehnungen der Cervix uteri, die Spannung und Ausdehnung des Aufhängeapparates, das Zusammenpressen und Ausdehnen der Gefäße, das Auswalzen des Geburtskanals und die Dehnung des Beckenbodens in der Regel als Schmerz wahrgenommen. Treten die Schmerzimpulse in immer kürzeren Abständen und mit immer größerer Intensität auf, reagiert gewöhnlich die Gebärende mit Anspannung. Die entstandene Anspannung verhindert eine optimale Dehnung der Zervix und des Weichteilrohres. Die Schmerzen vergrößern sich folglich. Die Gebärende wird mit Angst jede weitere Kontraktion erwarten. In dieser Erwartungsangst verkrampft und verspannt sie sich immer mehr und jede bevorstehende Kontraktion wird die Schmerzempfindungen steigern (Read: Angst-Spannung-Schmerz-Syndrom). Es entsteht ein Circulus vitiosus, der – soll die Geburt leichter werden – durchbrochen werden muß.

Heute werden 2 Richtungen der Geburtserleichterung unterschieden:
- die medikamentöse und
- die psychologische.

Beide Methoden sollten sich einander nicht ausschließen.

3.5.1 Die medikamentöse Geburtserleichterung

Zu den heute üblichen Methoden der medikamentösen Geburtserleichterungen gehören:
- Psychopharmaka (z. B. Valium oder Haloperidol)

- Analgetika (z. B. Dolantin)
- Narkotika (Lachgas)
- Leitungsanästhesien: Pudendusblock, Damminfiltration, Parazervikalanästhesie, Periduralanästhesie.

Psychopharmaka

Psychopharmaka haben eine beruhigende und krampflösende Wirkung. Sie werden in Tablettenform zu Beginn der Geburt ängstlichen und verspannten Gebärenden oder zur Blutdrucksenkung verabreicht.

Nachteile: Psychopharmaka gelangen auch in den Kreislauf des Kindes und mindern die Reaktionsbereitschaft, da die Dosis, die für die Mutter richtig, für das Ungeborene viel zu hoch ist. Die Gebärende kann schläfrig und apathisch werden, so daß sie die Kontraktionen in der fortgeschrittenen Eröffnungsphase nur schwer verarbeiten kann.

Analgetika

Analgetika sind schmerzstillende Medikamente, die intramuskulär oder als Zäpfchen verabreicht werden. Die Muskeln entspannen sich, so daß ein schnelleres und leichteres Dehnen des Muttermundes erreicht wird.

Die Nachteile sind die gleichen, wie bei den Psychopharmaka.

Narkotika

Zur Schmerzlinderung wird als Narkotikum Lachgas angeboten. Es ist ein geruchloses Sauerstoff-Gas-Gemisch, das die Gebärende inhaliert. Das Lachgas hat den Vorteil, daß die Gebärende selbst bestimmen kann, wann sie die Lachgasmaske nehmen will.

Nachteile: bei zu frühem und zu häufigem Benutzen der Lachgasmaske kann sich Übelkeit, Brechreiz, Kopfschmerzen, Mattigkeit und Benommenheit einstellen. Es kann zur völligen Desorientierung beitragen.

Leitungsanästhesien

1. Pudendusblock

Durch eine Injektion in den Pudendusnerv, der links und rechts von der Vaginalöffnung verläuft, wird das äußere Genital, der Beckenboden und der vordere Abschnitt der Vagina schmerzunempfindlich gemacht. Der Pudendusblock ist angezeigt bei starken Austrittsschmerzen zu Beginn der Austreibungsphase und bei Vakuum- oder Forcepsextraktionen. Da die Wirkung 1 Stunde anhält, wird bei einer Episiotomie anschließend der Schnitt schmerzfrei vernäht.

2. Damminfiltration

Eine Damminfiltration wird am Ende der Austreibungsphase zur Vernähung eines evtl. aufgetretenen Dammrisses oder Dammschnittes gemacht.

3. Parazervikalanästhesie

Durch eine Injektion in den Uterushals werden die Empfindungen von Muttermund und Uterus unterbunden. Die Kontraktionen können nicht mehr wahrgenommen werden.

Nachteil: Da die Wirkung der Spritze nur 60–90 min anhält, werden die folgenden Kontraktionen beim Nachlassen der Wirkung als besonders schwer empfunden.

4. Periduralanästhesie

Die Periduralanästhesie ist eine vollständige Betäubung der unteren Körperhälfte (Bauch-Beckenraum, untere Extremitäten). Der Geburtsschmerz ist ausgeschaltet.

Durch Injizieren einer Lösung in den Periduralraum im Bereich der Lendenwirbelsäule wird der Unterkörper für 2 h schmerzunempfindlich gemacht. Bei langandauernder Geburt kann die Dosis wiederholt werden. In der Regel wird die Spritze gesetzt, wenn der Uterusmund 5 cm geöffnet ist.

Der Vorteil dieser Methode ist, daß die Frau bei vollem Bewußtsein, angstfrei und wach die Geburt ihres Kindes miterleben kann.

Diese Anästhesie kann nur von Ärzten angewandt werden, die darin spezielle Kenntnisse besitzen und notfalls auch mit auftretenden Komplikationen fertig werden können.

Nachteile: Das Kreislaufsystem des ungeborenen Kindes ist stärker belastet. Die Kontraktionsstärke läßt häufig nach, so daß künstliches Oxytocin (Wehentropf) verabreicht werden muß. Die Gebärende spürt keinen Preßdrang. Die Gebärende muß im Kreißsaal liegen, da sie an einen Kardiotokographen zur Überwachung der kindlichen Herztöne und der Wehenstärke angeschlossen werden muß.

3.5.2 Die psychologische Geburtserleichterung

Die psychologische Geburtserleichterung fand lange Zeit in bundesdeutschen Krankenhäusern wenig Anerkennung und wird auch heute noch nicht selten von Geburtshelfern belächelt. Nicht zuletzt deshalb, weil sich der Geburtshelfer in der medikamentösen Geburtserleichterung besser auskennt als in einer psychologischen Führung der Gebärenden. Sein Handeln wird meist bestimmt durch das Vertrauen, das er der medizinisch-technischen Forschung entgegenbringt und durch den Wunsch nach einem technisch reibungslosen Ablauf des Geburtsvorganges. Die Psychologie ist nicht das Metier des Geburtshelfers.

Die psychologische Geburtserleichterung nach Dick-Read

Anders dachte der englische Geburtshelfer Grantly Dick-Read. Er kritisierte in dem Buch „Natural childbird“, das 1933 in Londen erschien, die medikamentöse Geburtserleichterung, da diese nicht die Ursache, sondern die Symptome angehe. Darüber hinaus sei sie nicht selten von schweren Nebenwirkungen begleitet. Die Ursache des Geburtsschmerzes sei nicht physiologischer, sondern psychologischer Natur. Ausgangspunkt der Schmerzempfindung sei die Angst der Frau, die sich aus Unkenntnis über den Geburtsablauf, aufgrund des Todesrisikos für Mutter und Kind u. a. entwickele und im Verlaufe der Geburt zu einer physisch-psychischen Fehlschaltung führe: bedingt durch die Angst komme es zur Erhöhung des Muskeltonus, zur Reduzierung der Blutzirkulation, die zur Unterversorgung des Uterus und des Fetus führe, zur vermehrten Schlackstoffbildung und zur oberflächlichen Atmung. All diese Faktoren tragen zur Erhöhung der Schmerzen bei. Erhöhte Schmerzen wiederum vermehren die Angst der Gebärenden. Die so entstandene Reaktionkette Angst – Spannung – Schmerz ist nach Dick-Read nur durch eine richtige Vorbereitung auf die Geburt und durch eine einfühlsame Führung der Gebärenden durch Hebamme und Geburtshelfer möglich.

Read forderte eine intensive Vorbereitung der Schwangeren auf die Geburt und einen Katalog von Eigenschaften, die das Klinikpersonal mitbringen müsse.

Die Geburtsvorbereitung nach Read umfaßt 4 Bereiche:
- Aufklärung über den psychologischen Vorgang der Geburt, damit die Angst aus Unwissenheit gemindert wird und an ihre Stelle Zuversicht und Vertrauen stehe;
- Vermittlung von Entspannungstechniken, um auftretende Muskelanspannungen unter der Geburt reduzieren zu können;
- Vermittlung von Atemtechniken, damit eine gleichmäßige Sauerstoffversorgung des Uterus und des Ungeborenen sichergestellt und die Entspannungsfähigkeit verbessert wird;

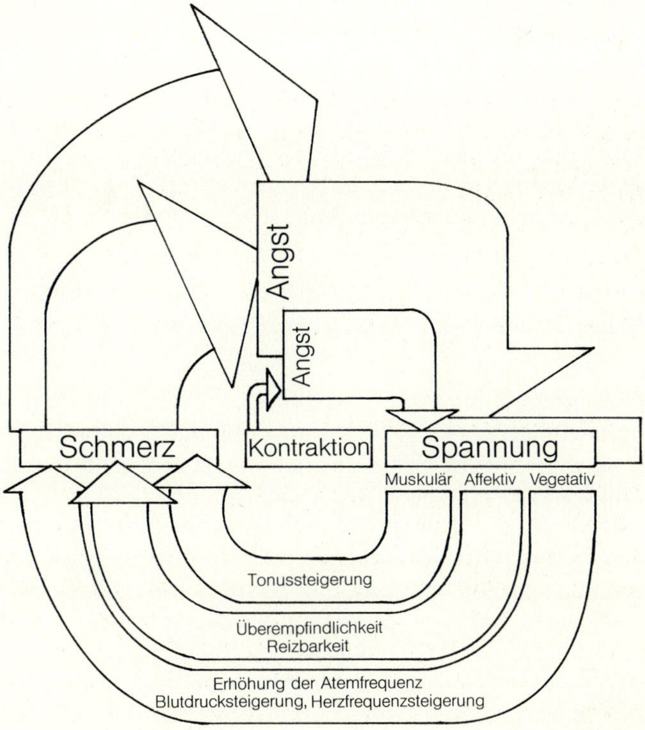

Abb. 37. Circulus vitiosus

– Gymnastik zur Verbesserung der Kondition und zur Senkungsprophylaxe.

Für Arzt und Hebammen fordert Read unerläßliche Eigenschaften wie
– Geduld, um den Geburtsrhythmus der Frau nicht zu stören;
– Ruhe, damit sich die Gebärende ganz auf die Atmung und Entspannung konzentrieren kann;
– persönliche Anteilnahme, um der Schwangeren das Gefühl der Geborgenheit und Zuversicht zu vermitteln;
– Verständnis für die Probleme und Ängste, auch wenn sie unbegründet erscheinen.

Die Read-Methode verbreitete sich in kurzer Zeit in ganz Europa. Sie verschaffte den Gebärenden häufiger ein positives Geburtserlebnis. Die Geburt verlief meist kürzer, leichter und schmerzärmer. Neben Anerkennung und Lob vermehrten sich jedoch auch die kritischen Stimmen. Read wurde vorgehalten, daß
– seiner Theorie keine wissenschaftliche Theorie zugrunde liege;
– er den Terminus „Angst" im Sinne der Tiefenpsychologie unexakt anwende (anstelle des Begriffes Angst müsse „Furcht" stehen, da Angst eine unbegründete Befürchtung ist);
– seine Atem- und Entspannungstechniken nicht ausreichen, da sie meist in den entscheidenden Geburtsphasen keine Anwendung finden können;
– alleine seine suggestive Methode zum Erfolg in der Geburtshilfe geführt habe und die Gefahr bestünde, daß er leicht suggestible Frauen in den Zustand der Hypnose versetzen würde;
– er die Väter in die Geburtsvorbereitung nicht mit einbezogen habe, und daß
– er die Geburtsvorbereitung zu wenig um das Kind zentriert habe.

Trotz aller Kritik sollte positiv hervorgehoben werden, daß Read die Geburt als natürliches Ereignis wiederbelebt hat, daß er die emotionalen Bedürfnisse der Frau gesehen und berücksichtigt hat und daß er die Psychosomatik in die Geburt hineingetragen hat.

Die psychoprophylaktische Geburtserleichterung nach Lamaze (1956)

Unter dem Einfluß der russischen Anschauung von der Entstehung des Geburtsschmerzes und der psychoprophylaktischen Geburtsvorbereitung entwikkelte der französische Geburtshelfer Ferdinand Lamaze zu Beginn der 50er Jahre in Paris eine neue Methode.

Die Theorie basiert auf der Pawlow-Lehre der bedingten Reflexe und auf den Theorien der russischen Ärzte Nikolaiev, Velvovski und Platonov. Sie gingen von der Annahme aus, daß die Schmerzempfindungen unter der Geburt weitgehend von der Verfassung des Nervensystems und weniger von der Intensität und Dauer der Kontraktionen abhängig seien. Der Zustand des Nervensystems werde bestimmt durch Anlagebedingungen, d. h., von der Empfindsamkeit und nervösen Erregbarkeit, durch das Temperament, durch erlebte

Schmerzerfahrungen, durch den physischen und psychischen Allgemeinzustand und durch positiv oder negativ bedingte Reflexe.

Dazu können z.B. schlechte Erfahrungen bei früheren Geburten gehören, die Angst erzeugen. Die Angst schlägt sich dann als negativ bedingter Reflex nieder und wirkt störend auf den Geburtsablauf ein. Durch Vermittlung eines positiven Erregungsherdes („Geburtsdominante") könne die Leistungsfähigkeit des Nervensystems stabilisiert werden, so daß es nicht zur Schmerzwahrnehmung kommt. Mittels der verstandesmäßigen Aufklärung, der Vermittlung von Atemtechniken und der Hinführung zur bewußten Mitarbeit werden positiv bedingte Reflexe aufgebaut, die die Toleranz gegenüber Schmerzen größer werden läßt.

Aufbauend auf diesen Grundgedanken hat Lamaze eine Methode entwikkelt, die den Wehenschmerz durch Setzung eines positiven Signalsystems mindern soll. Dieses Ziel soll durch autogenes Training zur Befähigung der psychischen, muskulären und vegetativen Entspannung erreicht werden. Darüber hinaus kommt es zur Konditionierung von Atemtechniken, die – im Gegensatz zu Reads Techniken – oberflächlich und schnell ausgeführt werden. Kernteil der Geburtsvorbereitung ist die psychologische Führung, die der Frau bewußte oder auch unbewußte Ängste vor der Geburt nehmen soll. Massagetechniken sollen darüber hinaus zur Entspannung und Schmerzfreiheit beitragen. Durch regelmäßiges und häufiges Üben sollen v.a. die Atemtechniken automatisiert werden, so daß der Wehenbeginn für die Frau das Signal für einen aktiven und bewußten Arbeitseinsatz ist. Unterstützt wird bei Lamaze die aktive Arbeit der Frau durch die Mitarbeit des Ehemanns. Auch er muß sich vor der Geburt einer intensiven Schulung unterziehen. So wird bei Lamaze die Geburt zu einem freudigen Familienerlebnis.

Die Erfolge von Lamaze und seines von ihm ausgebildeten Mitarbeiterstabs, die in einer für diese Zwecke eingerichteten Klinik in Paris praktizierten, gingen durch die ganze Welt.

Sein Hauptverdienst ist darin zu sehen,
- daß er der Frau konkrete Hilfen zur Hand gibt, damit sie die Geburt nicht passiv erleiden muß;
- daß er die Kontraktionsmassage als weitere Hilfestellung zur Verarbeitung der Kontraktionen aktualisiert hat;
- daß der Ehemann ebenfalls als aktiver Helfer in die Geburtsvorbereitung und in die Geburt miteinbezogen wird und damit die Kreißsaaleinsamkeit beendet wurde.

Aber auch die psychoprophylaktische Methode blieb nicht ohne Kritik:
- Die Atemtechniken seien schwer erlernbar, zu schnell und zu oberflächlich. Die Gefahr der Hyperventilation durch Erhöhung des Sauerstoffgehalts im Blut sei gegeben. Ferner verhindere das oberflächliche Atmen (nur Brustkorbatmung) eine optimale Versorgung des Uterus, der gerade z.Z. der Geburt einen erhöhten Sauerstoffbedarf hat. Auch die Sauerstoffversorgung des Kindes ist nicht ausreichend. Darüber hinaus seien die Atemtechniken unökonomisch. Die Gebärende verbrauche in der Eröffnungsphase mit diesen Techniken zu viel Energie, so daß sie in der Austreibungsphase – wenn körperliche Leistung von ihr gefordert wird – kraftlos und ermüdet sei.

- Es fehlen gymnastische Übungen, die die in der Schwangerschaft stark beanspruchte Muskulatur kräftige und die notwendige Kondition für die bevorstehende Geburt vermittle.
- Sein theoretisches Fundament sei zusammenkonstruiert, nicht schlüssig und damit unannehmbar.
- Seine Methode sei zu stark technisch und zuwenig emotional orientiert. Die eingeübten mechanischen Verhaltensmuster lassen zu wenig Spielraum für individuelle körperliche Reaktionen und engen die emotionale Erlebnisfähigkeit ein.
- Der theoretische Unterricht sei zu schwierig und langatmig. Die Informationen über das Nervensystem und die Pawlow-Lehre seien zu schwierig und erwecken bei den Schwangeren die Assoziation, daß die Geburt sehr kompliziert sei. Es könne dadurch zur Verstärkung der Angstgefühle kommen.

Die Weiterentwicklung der psychologischen und psychoprophylaktischen Methode

Heute haben sich die Methoden weitgehend angenähert. Die Zielsetzung aller ist die „natürliche Geburt", die nicht zwangsläufig völlig schmerzlos verlaufen wird. Falls es erforderlich ist, soll die Gebärende wissen, daß sie auf schmerzstillende Medikamente zurückgreifen kann. Der Leistungsdruck, unter dem die Gebärende häufig nach dogmatisch ausgerichteten Lamaze-Vorbereitungskursen stand, die Geburt ohne Analgesie überstehen zu müssen, ist gewichen zugunsten einem normalen Verhältnis zu den Leistungen der modernen Geburtshilfe. Andererseits haben heute die meisten Geburtshelfer die Notwendigkeit der psychologischen Betreuung der Gebärenden erkannt. Eine sinnvolle Verbindung der psychologischen und psychoprophylaktischen Methode findet man heute bei Lukas (1976), von Staehr E u. Staehr H (1980) u. a. Autoren. Zielsetzung und Unterrichtsinhalte weisen weitgehende Ähnlichkeiten auf. Unterschiede beschränken sich auf technische Kleinigkeiten.

In der modernen Geburtsvorbereitung sollten 3 Lernbereiche, die gleichwertig anzusehen sind, berücksichtigt werden:
- theoretische Vorbereitung (medizinische Kenntnisse über den Geburtsablauf u. a.),
- physiotherapeutische Vorbereitung (Gymnastik, Atem- und Entspannungsschulung, Massage),
- psychotherapeutische Vorbereitung (Gruppengespräche über Angst etc.).

Die theoretische Vorbereitung
Hierzu gehört die Vermittlung von Informationen über die Physiologie der Schwangerschaft und der Geburt. Informationen alleine bewirken zwar keine Schmerzbefreiung, tragen aber dazu bei, daß Angst vor dem Schmerz aus Unkenntnis wegfällt. Das Angst-Spannungs-Schmerz-Syndrom wird somit gemindert.

Ergänzt werden sollten die verbalen medizinischen Informationen durch Anschauungsmaterial, einer Filmvorführung über eine Geburt und durch eine Kreißsaalbesichtigung.

Die physiotherapeutische Vorbereitung
Das physiotherapeutische Element umfaßt Gymnastik, Atem- und Entspannungsschulung und Massage.

Gymnastik: Gymnastik hat keine analgetische Wirkung, beeinflußt aber positiv den Schwangerschafts- und Geburtsverlauf.

Entsprechend der zunehmenden Belastung in der Schwangerschaft soll die Frau durch eine regelmäßig ausgeführte und gezielte Gymnastik weitgehend beschwerdefrei und leistungsfähig bleiben. Das Gefühl der Unbeweglichkeit, der Schwere und Unbeholfenheit in der Spätschwangerschaft, die häufig auftretende Müdigkeit und Mattigkeit, Kreuz- und Beinbeschwerden können vermiden oder zumindest reduziert werden. Auch als vorbeugende Maßnahme zur Vermeidung von Senkungserscheinungen hat die Gymnastik an Bedeutung gewonnen.

Im Hinblick auf die Geburt wird das physische Wohlbefinden erhöht und die notwendige Kondition vermittelt.

Die Notwendigkeit der physioprophylaktischen Vorbereitung hatte bereits Read erkannt und ein entsprechendes gymnastisches Übungsprogramm zusammengestellt (Lamaze war bis zu seinem Tode gegen jegliche Gymnastik in der Schwangerschaft).

Die gymnastische Übungsauswahl bei Read bedarf einer Erweiterung mit abwechslungsreicheren und motivierenderen Übungen, die bei Schwangeren die Bewegungsfreude erhöhen.

Entspannungsschulung
Die Fähigkeit zur physischen und psychischen Entspannung sollte nach verschiedenen Methoden geübt werden, damit ein optimaler Erfolg für Schwangerschaft und Geburt erzielt wird. Um das Muskelempfinden und das Körpergefühl zu erhöhen, ist es günstig, mit der progressiven Muskelentspannung nach Jacobsen zu beginnen. Die Entspannungsschulung nach Lamaze stellt eine sinnvolle Ergänzung im Hinblick auf die Geburt dar.

Massage: Zusätzlich hat sich die Massageschulung in Ehepaarekurse als große Hilfe für die Verarbeitung der Kontraktionen gezeigt. Deshalb sollten die Partner früh mit grundlegenden Streichungen im Bereich des Kreuzbeines, des Unterbauches, der Adduktoren und im gesamten Rückenbereich vertraut gemacht werden.

Die psychotherapeutische Vorbereitung
In Einzel- und in Gruppengesprächen soll mit den Schwangeren über bewußte und unbewußte Ängste gesprochen werden. Im Zentrum steht die Angst vor der Geburt, die teilweise noch mit Todesangst einhergeht. Aber auch die Furcht vor der Klinik, vor dem Entbindungsraum, vor Dammrissen, vor Gefahren für

das Kind und vor abnormen Geburtsabläufen muß zum Gegenstand des Gesprächs werden. Auch unberechtigte Befürchtungen wie die Angst um die Figur, Angst, an Liebesfähigkeit einzubüßen, müssen zur Sprache kommen. Durch das Gespräch sollen die Schwangeren sich mit der Angst auseinandersetzen, sie annehmen und als Gegenkraft Mut und Vertrauen im Hinblick auf die Geburt entwickeln. Darüber hinaus macht sie in einem Kursus die Erfahrung, daß sie mit ihren Ängsten und Befürchtungen nicht alleine dasteht.

4 Das Wochenbett

In der Wochenbettzeit stellt sich der weibliche Organismus wieder auf das Nichtschwangersein um. Der Körper arbeitet auf vollen Touren, da er kiloweise überflüssig gewordenes Gewebe zerstören und abtransportieren muß. Ausgiebige Ruhe für die Wöchnerin ist jetzt angezeigt.

Die einsetzenden Rück- und Umbildungsvorgänge im Organ- und Skelettbereich, die Wundheilung der Uterusinnenwand beginnen unmittelbar nach der Geburt durch hormonelle Steuerung und sind im wesentlichen nach 6–8 Wochen abgeschlossen. Die Wiederherstellung des körperlichen Zustandes, wie er vor Eintritt der Schwangerschaft bestand, dauert in der Regel weitere 2–4 Monate.

Entsprechend wird das Wochenbett in 3 Abschnitte geteilt:

1. das Frühwochenbett:	1. u. 2. Woche nach der Geburt,
2. das mittlere Wochenbett:	3.–8. Woche nach der Geburt,
3. das Spätwochenbett:	9.–ca. 24/36. Woche nach der Geburt.

4.1 Das Frühwochenbett

4.1.1 Umstellungen und Veränderungen im Organbereich

Unmittelbar nach der Geburt kommt es zur starken Belastung des Herz- und Kreislaufsystems. Der intraabdominelle Druckabfall im weiblichen Organismus nach der Ausstoßung des Kindes führt zum Blutstau im Bauch-Becken-Raum. Das Herz ist nicht ausreichend mit Blut gefüllt, die Blutzirkulation verlangsamt sich. Eine schnelle Tonisierung des Kreislaufs ist erforderlich. Eine früh einsetzende zirkulation- und stoffwechselanregende Gymnastik hilft, den Kreislauf zu stabilisieren.

Das in den Brustraum abgedrängte Zwerchfell kann nach der Austreibungsphase seine regelrechte Lage und Funktion wieder einnehmen. Dadurch wird auch das Herz weniger in seiner Tätigkeit eingeschränkt.

Die Kontraktibilität der Blasen- und Enddarmmuskulatur kann durch die Geburt Funktionsstörungen zeigen. So kann z. B. trotz Füllung der Blase kein Harndrang empfunden werden. Eine Blasenentleerung in regelmäßigen Abständen sollte dann vorgenommen werden.

Auch ein ständiges Harnträufeln bei Schließmuskelstörungen durch Dehnungen oder Quetschungen des Muskels während der Geburt kann sich als vorübergehende Störung einstellen.

Infolge der Preßtätigkeit während der Austreibungsphase kann es am Darmausgang zur Hämorrhoidenbildung kommen, die Schmerzen bei der Darmentleerung nach sich ziehen.

4.1.2 Umstellungen und Veränderungen im Genitalbereich

Mittels Retraktionen und Kontraktionen kommt es zur Verkleinerung des Uterus. Er muß sich von einem 1000 g schweren Organ auf ein 100 g schweres zurückbilden. Dabei werden 70% der Muskelfasern zerstört.

Die Zervix zieht sich wieder zu einer schmalen Röhre zusammen, der äußere Muttermund bildet sich wieder ringförmig aus und schließt die Zervix nach unten ab.

Die Innenfläche der Gebärmutter stellt eine große Wundfläche dar, die den Wochenfluß (Lochialsekret) abstößt. Das Lochialsekret besteht aus Wundflüssigkeit und totem Zellgewebe. Da im Frühwochenbett noch viel Blut beigemengt ist, nimmt es eine tiefrote Farbe an. Im Verlaufe des mittleren Wochenbettes wird es immer heller und dünnflüssiger. Das Versiegen des Lochialflusses kündigt das Ende des Heilungsprozesses an. Eine neue Schleimhautschicht hat sich dann auf der Innenfläche des Uterus gebildet. Am Ende des Frühwochenbettes ist der Uterus ungefähr faustgroß und hat sich in seiner Konsistenz gefestigt. Er ist knapp oberhalb der Symphyse von außen tastbar. Die Innenwand der Vagina legt sich wieder in Falten. Eventuell aufgetretene Risse durch Überdehnungen heilen ab.

4.1.3 Umstellungen im Bereich des Haut-, Muskel-, Bänder- und Knorpelgewebes

Im Frühwochenbett kommt es bei der Wöchnerin zur Regeneration des Gewebes. Berge von Muskel- und Bindegewebe, Fettgewebe und Haut werden abgebaut und die Zelltrümmer abtransportiert. Mehrere Liter überflüssig gewordenes Gewebswasser mit den darin enthaltenen Mineralien werden durch die Niere, die Haut und die Lunge ausgeschieden.

Der Beckenboden zieht sich wieder in seine ursprüngliche Lage zurück. Jedoch bietet er nach Ende des Frühwochenbetts noch keine ausreichende Tragfähigkeit gegenüber dem Eingeweideblock. Insbesondere nach Schnittentbindungen (Episiotomie) bleibt er über längere Zeit insuffizient.

Auch die Bauchmuskulatur ist dem Umbildungsprozeß unterworfen. Bis die Elastizität und Festigkeit von früher erreicht ist, vergehen in der Regel einige Monate. Bis zum Ende des Frühwochenbetts sollte sich die für die Schwangerschaft physiologische Rektusdiastase weitgehend zurückgebildet haben.

Die Bänder des Uterus ziehen sich wieder zusammen. Bis zum Ende des Frühwochenbetts verkürzen und straffen sich die hinteren und seitlichen Bänder auf Normallänge. Das vordere Uterusband, das eine 4fache Überdehnung bis zum Ende der Schwangerschaft erfahren hat, bedarf einer längeren Rückbildungszeit.

Die Auflockerung des Knorpelgewebes der Sakroiliakalgelenke und der Symphyse haben eine geringfügige Weitung des Beckenringes während der Geburt ermöglicht. Unmittelbar nach der Geburt setzt der Festigungsprozeß ein. Ist es während der Geburt zur starken Überdehnung des Knorpelgewebes oder zum Einreißen einiger Knorpelfasern gekommen, ist absolute Bettruhe angezeigt, da es sonst zur schmerzhaften Verschiebung der Beckenknochenteile kommen könnte. Die Wochenbettgymnastik darf nur bei bandagiertem Beckengürtel und mit fixiertem Becken ausgeführt werden. Sie sollte sich auf Atem- und Stoffwechselübungen konzentrieren.

4.1.4 Das Einsetzen der Milchproduktion

Unter dem Einfluß des Prolaktinhormons kommt es 2–3 Tage nach der Geburt zum „Einschießen" der Muttermilch. Die Produktionsmenge hängt im wesentlichen von der Saugfähigkeit des Neugeborenen ab, die die Milchbildung anregt. Deshalb ist ein frühzeitiges Anlegen des Säuglings – am besten unmittelbar nach der Geburt – bedeutsam. Begünstigt wird die Milchproduktion ferner durch erhöhte Flüssigkeitszufuhr, durch ausreichend körperliche Ruhe, durch häufiges Anlegen des Säuglings und durch die richtige Stillhaltung, bei der die Durchblutung der Brust gewährleistet ist.

Bedingt durch die Stilltätigkeit werden die Rückbildungsvorgänge im Genitalbereich beschleunigt. Die vollständige Regeneration des Gewebes setzt jedoch erst 4–6 Wochen nach dem Abstillen ein. Während des Stillens wird das Gewebe im aufgelockerten und durchsafteten Zustand gehalten. Man spricht deshalb in dieser Zeit von einer „Halbschwangerschaft".

4.2 Das mittlere Wochenbett

Im mittleren Wochenbett kommt es zu weiteren Umbauvorgängen im Organismus. Die noch verbliebenen Gewebszellen müssen vollständig regenerieren, d. h., die regelrechte Form und Funktion wieder einnehmen. So wird das Muskelgewebe wieder elastischer und erhält fast seine ursprüngliche Haltefestigkeit bis zum Ende der mittleren Wochenbettzeit zurück.

Durch die Entwässerung des Zellgewebes kommt es auch in dieser Zeit zur verstärkten Transpiration der Haut und zum vermehrten Wasserlassen.

Das Ende dieser Phase wird nach 6–8 Wochen durch den Abschluß der Rückbildungsvorgänge in den Genitalorganen angezeigt. Keinesfalls deutet schon die erste Menstruation auf das Ende der Wochenbettzeit hin. Die Ovartätigkeit setzt in der Regel bei nichtstillenden Müttern 3–4 Wochen nach der Geburt ein. Auch bei nicht auftretender Mensis können schon befruchtungsfähige Eizellen produziert werden.

Auch im mittleren Wochenbett ist der Organismus noch ruhebedürftig und nicht voll belastbar. Mit 2 Monaten Mutterschutz trägt der Staat dieser Tatsache Rechnung.

Das gewohnte Körpergefühl, die Bewegungssicherheit und die Leistungsfähigkeit sind in der Regel nach Ablauf der mittleren Wochenbettzeit wieder hergestellt. Durch regelmäßiges Bewegungstraining kann diese Zeit verkürzt werden.

4.3 Das späte Wochenbett

Im Volksmund heißt es: „In 9 Monaten kommt der Bauch und 9 Monate braucht er wieder zum Verschwinden". Dieses Sprichwort gibt die ungefähre Dauer der gesamten Rückbildungszeit an. In der Regel braucht der Körper noch weitere 4–7 Monate, bis er seinen Zustand, so wie er vor Eintritt der Schwangerschaft war, wiedererlangt hat. Anlagebedingte Gewebsbeschaffenheit, aber auch Trainingsreize vor, während und nach der Schwangerschaft spielen dabei eine nicht unbedeutende Rolle.

Die Wochenbettzeit gilt als beendet, wenn der Organismus seine volle Funktionsfähigkeit, seine frühere Geschmeidigkeit und Festigkeit, sein ursprüngliches Gewicht und seine volle Leistungsfähigkeit wieder erreicht hat.

4.4 Psychische Veränderungen im Wochenbett

Die biologischen Umstellungen im Organismus der jungen Mutter gehen mit psychischen Veränderungen einher.

Die körperliche Belastung in der Spätschwangerschaft, die Anstrengungen der Geburt und die einsetzenden hormonellen Umstellungen münden in einen Erschöpfungszustand, der das erwartete großartige und anhaltende Gefühl der Glückseligkeit über das Kind in Grenzen hält. Stattdessen berichten junge Mütter über eine gewisse emotionale Leere und Desillusionierung, die in die sog. „Heultage" (Wochenbettdepression) eingehen. Verstärkt durch körperliche Mißempfindungen wie spannende Brüste, schmerzender Dammschnitt, Wochenfluß u.v.m., treten Überempfindlichkeit und leichte Reizbarkeit in den ersten Wochenbettagen auf. Das Bedürfnis nach Ruhe, Erholung und liebevoller Zuwendung steht im Vordergrund.

Die Hinwendung der jungen Mutter zu ihrem Kind kann konfliktreich sein. Sie muß sich zunächst von ihrem Phantasiebaby trennen und Bezug zu dem Kind der Realität aufnehmen. Die gesunde Mutter wird das Anderssein ihres Kindes akzeptieren und tiefe Befriedigung beim Stillen, Liebkosen und Wikkeln erleben. Eine enge psychische Symbiose wird sich einstellen, die sich positiv auf die weitere Mutter-Kind-Beziehung auswirken wird. Die Interaktionen fordern ein Einschwingen auf das Erleben des Kindes, was zur Reduktion der Bewußtseinslage führt. Für intellektuell ausgerichtete Frauen kann diese psychische Anpassungsleistung angstauslösend oder gar unmöglich sein (Molinski 1972).

Rooming-in, verständnisvolle Betreuung durch Arzt und Pflegepersonal, liebevolle Zuwendung des Ehemanns und der anderen Familienangehörigen können zur Reduzierung der Wochenbettdepressionen und zu einem guten Start der Mutter-Kind-Beziehung beitragen.

5 Didaktisch-methodische Grundlagen

5.1 Ziele der Schwangerschaftsgymnastik

Ausgehend von der Überzeugung, daß Geburtsvorbereitung und Schwangerschaftsgymnastik einen positiven Einfluß auf den Schwangerschafts- und Geburtsverlauf haben, ist das Leitziel die Schaffung der notwendigen physiologischen und psychologischen Bedingungen (im Rahmen des Möglichen), damit Schwangerschaft und Geburt störungsfrei erlebt werden können. Die Zielorientierung auf das psychosoziale Wohlbefinden, auf affektive und kognitive Bedürfnisse ist ebenfalls notwendiger Bestandteil eines wirkungsvollen Unterrichtens.

Im einzelnen lassen sich folgende Teilziele hervorheben:

Physiologisch-motorischer Bereich: Das körperliche Wohlbefinden und die körperliche Leistungsfähigkeit sollen während der Schwangerschaft erhalten werden durch:
- Anregung des Kreislauf- und Stoffwechselsystems;
- Anregung der Darmtätigkeit;
- Erhaltung der Bewegungsfunktionen;
- Erhaltung des Bewegungsgefühls;
- Vorbeugung von Haltungsschwächen; (bedingt durch die veränderte Statik)
- Ausgleich der Muskelgruppen, die in der Schwangerschaft besonders beansprucht sind;
- Verbesserung der Atemtätigkeit zur optimalen Sauerstoffversorgung des Kindes.

Die bevorstehende Geburtsarbeit soll erleichtert werden durch:
- Erlernen spezieller Atemtechniken zur Verarbeitung der Kontraktionen;
- verbesserte Steuerung der Geburtsmuskulatur für den kraftvollen Muskeleinsatz (Preßwehen) und für die optimale Entspannungsfähigkeit;
- Verbesserung der Kondition, um die körperliche Anstrengung beim Geburtsvorgang durchhalten zu können;
- Verbesserung der Normalatmung und der Tiefenatmung zur optimalen Sauerstoffversorgung des Kindes und der Uterusmuskulatur während der Geburtsarbeit.

Die Schwangerschaftsgymnastik wirkt sich günstig auf die Rückbildungszeit aus durch:
- Vermeidung einer Beckenbodensenkung;
- Vermeidung einer pathologischen Rektusdiastase;
- Vermeidung einer Bauchmuskelinsuffizienz;
- Verkürzung der Rückbildungszeit;
- Verhütung von Venenentzündungen und Thrombosen.

Affektiver Bereich:

- Reduzierung der in der Schwangerschaft auftretenden psychischen Labilität durch das gemeinsame Üben mit anderen Schwangeren.
- Reduzierung der Ängste vor der Geburt durch sachliche Aufklärung, praktische Geburtsvorbereitung und durch gemeinsame Gespräche.
- Vermittlung eines Leistungserlebnisses unter dem Aspekt eines während der Schwangerschaft veränderten Leistungsmaßstabes.
- Vermittlung und Stabilisierung der psychischen Sicherheit für die Entbindung.
- Weckung von Lust und Freude an der Bewegung während der Schwangerschaft.
- Akzeptierung der körperlichen Veränderungen.

Kognitiver Bereich:

- Kenntnis über die biologischen Veränderungen während der Schwangerschaft;
- Kenntnis über die Geburtsphasen;
- Kenntnis über Belastungs- und Verhaltensweisen während der Schwangerschaft;
- Kenntnis über Verhaltens- und Belastungsregeln während der Geburt;
- Kenntnis der Notwendigkeit und der Dosierung der Schwangerschaftsgymnastik;
- Kenntnis über Stundenaufbau, Methoden und Inhalte der Übungsstunden.

Sozialer Bereich:

- Bereitschaft zur Integration in die Gruppe,
- Sensibilisierung und Verständnis für andere Gruppenmitglieder,
- Bereitschaft zur Offenheit,
- Bereitschaft zur selbständigen Einzel-, Partner- und Gruppenarbeit.

5.2 Kontraindikation

Ein unbedingtes oder eingeschränktes Gymnastikverbot sollte bei folgenden Erkrankungen eingehalten werden:
- Herz- und Kreislauferkrankungen, insbesondere bei Herzfehlern und Zustand nach Herzoperationen;
- Bluthochdruck;
- Krampfadern (nur bei ausgedehnter Varikosis mit Thromboseneigung);
- schwere Nierenerkrankungen;
- Spätgestosen;
- Leber- und Pankreaserkrankungen;
- Anämien;
- Asthma bronchiale;
- Infektionskrankheiten;
- Diabetes mellitus – nur nach ärztlicher Verordnung;
- rheumatischer Formenkreis – nur nach ärztlicher Verordnung;
- Neigung zu Fehlgeburten;
- Neigung zu vorzeitigen Wehen;
- Shirodkor (Muttermundinsuffizienz).

5.3 Methodisch-organisatorische Grundsätze

1. Ärztliche Bescheinigung: Jede Teilnehmerin sollte vor Beginn des Kursus eine Bescheinigung vom Arzt vorlegen, in der keine Einwände gegen die Schwangerschaftsgymnastik erhoben werden.

2. Zeitpunkt des Beginns: Mit der Schwangerschaftsgymnastik sollte so früh wie möglich begonnen werden. Als sinnvoll wird der 3.–4. Monat angesehen, da bis zu diesem Zeitpunkt die vollständige und sichere Einnistung des Keims im Uterus stattgefunden hat und die evtl. drohende Gefahr eines Aborts geringer geworden ist. Spätestens sollte im 5. Monat begonnen werden, da bereits zu diesem Zeitpunkt die Umstellung der Körperstatik erfolgt ist und die ersten Beschwerden, Einschränkungen der Wendigkeit und Geschmeidigkeit auftreten können. Sieht man die Schwangerschaftsgymnastik ausschließlich unter dem Aspekt der Geburtsvorbereitung, so kann auch noch 6–8 Wochen vor dem Entbindungstermin begonnen werden.

3. Organisation von geburtsvorbereitenden Kursen: Bei der Einrichtung von geburtsvorbereitenden Kursen sollten inhaltliche und zeitliche Bedürfnisse der Schwangeren berücksichtigt werden. Bei entsprechender Nachfrage und räumlicher Kapazität können für werdende Eltern folgende Kurse angeboten werden:

I. Schwangerschaftsgymnastik und Geburtsvorbereitung vom 4. Schwangerschaftsmonat an.
Dieses Angebot ist für Frauen gedacht, die regelmäßiges Körpertraining während der gesamten Schwangerschaftsdauer wünschen. Sie können an diesem Kursus bis zum Ende der Schwangerschaft teilnehmen. Für einige Stunden kann auch der Partner in die Geburtsvorbereitung einbezogen werden. Um systematisch und effektiv arbeiten zu können, ist es sinnvoll, die Gruppen so zusammenzustellen, daß die Endtermine der Schwangeren nach Möglichkeit in den gleichen Monat fallen.

II. Schwangerschaftsgymnastik und Geburtsvorbereitung für Paare.
Der Kursus läuft über 6–10 Wochen. Beide nehmen während der gesamten Zeit an der psychosomatischen Geburtsvorbereitung teil. Der Gymnastikpart wird so angelegt, daß so viel wie möglich in Partnerübungen geschult wird.

III. Geburtsvorbereitung als Intensivkurs für Frauen und Paare.
Werdende Mütter, die erst mit Beginn des Mutterschutzes einen Kursus belegen können, sollten mit diesem Angebot die Möglichkeit bekommen, über 2–3 Wochen einen Schnellkurs absolvieren zu können.

IV. Geburtsvorbereitung für Frauen mit vorzeitiger Wehentätigkeit.
Da vorzeitige Wehentätigkeit eine häufig anzutreffende Störung der Schwangerschaft darstellt, soll mit diesem Angebot die Möglichkeit geschaffen werden, mit Informationen, Gesprächen, Atem- und Entspannungsübungen die Frauen auf die Geburt vorzubereiten.

4. Übungshäufigkeit: In der Regel sollte 1 bis 2mal in der Woche im Kursus gearbeitet werden. Unterstützend und ergänzend ist es sinnvoll, jeden Tag 10 min Atmungs-, Entspannungs- und Gymnastikübungen durchzuführen. Um richtig und wirkungsvoll zu arbeiten ist es günstig, wenn sich die Schwangere durch entsprechende Literatur oder durch eine Schallplattenaufnahme zur Schwangerschaftsgymnastik anleiten läßt.

5. Dosierung der physischen Beanspruchung: Wie weit eine Schwangere in der Gymnastik belastet werden darf, hängt von verschiedenen Faktoren ab:

- von der motorischen Vorerfahrung (regelmäßiger Besuch von Gymnastikkursen oder das Betreiben von Sportarten wie Tennis, Volleyball etc.),
- vom Alter der Schwangeren,
- vom Belastungsgrad durch die Schwangerschaft (Früh- oder Spätschwangerschaft),
- von der momentanen psychischen und physischen Situation.

Die unterschiedlichen Voraussetzungen erfordern ein Arbeiten nach den Prinzipien der Differenzierung und Individualisierung. Je nach Krafterfordernis der Übung sollte langsam begonnen werden. Eine Steigerung der Übungsfrequenz sollte erst dann vorgenommen werden, wenn die Übung oder die Übungsfolge ohne große Anstrengung ausgeführt werden kann. Häufige Pulskontrollen sind unerläßlich. Die Schwangeren sollten selbst bestimmen, wann und wie lange eine Pause eingelegt werden muß.

6. Räumliche Bedingungen: Die Schwangerschaftsgymnastik sollte in einem gut gelüfteten, zugfreien und ca. 18–20 ° temperierten Gymnastikraum stattfinden. Der Raum sollte für die Entspannungsübungen abgedunkelt werden können.

Als Unterlage wird pro Teilnehmerin eine Bodenmatte und zusätzlich 2 Kissen oder Rollen gebraucht. Darüber hinaus sollten Handgeräte und eine Musikanlage zur Verfügung stehen.

7. Gymnastikbekleidung: Die Gymnastikbekleidung sollte auf keinen Fall beengend sein. Sinnvoll ist eine Gymnastikhose oder eine Strumpfhose mit einem weiten Oberteil. Einschnürende Korsagen, BH und Hüfthalter sollten zur Gymnastik abgelegt werden.

Um warme Füße zu erhalten, sollten Wollsocken getragen werden, die ggf. zur Fußgymnastik schnell ausgezogen werden können. Aus hygienischen Gründen sollte jede Frau ein Badehandtuch als Unterlage mitbringen. Bevor die Kursstunde beginnt, sollten die Schwangeren die Blase entleeren.

8. Motivation: Jede Unterrichtseinheit sollte freudebetont und abwechslungsreich gestaltet werden, um möglichst lange das Interesse und den Arbeitseinsatz der Schwangeren zu halten. Sich ständig wiederholende und monotone Lernwege lassen Langeweile und Teilnahmslosigkeit aufkommen, die dann zum unregelmäßigen Kursusbesuch führen.

Der Einsatz von Handgeräten (Gymnastikbällen, kleinen Medizinbällen, Sandsäckchen, Keulen etc.) tragen zur Abwechslung bei. Ebenso motiviert das Bewegen nach Musik z. B. in der Haltungsschule die Teilnehmerinnen.

Auch der Übungsleiter kann durch sein Auftreten zur Erhaltung und Verbesserung der Motivation beitragen. Er sollte stets freundlich und aufgeschlossen seinen Teilnehmerinnen gegenüber sein und sie ggf. aus ihrer Müdigkeit herausholen können.

9. Gruppengröße: Die Gruppenstärke sollte sich nach den räumlichen Bedingungen und dem vorhandenen Material richten. Jedoch sollte die Gruppe nur aus maximal 10 Teilnehmern bestehen, da sonst ein individuelles und effektives Arbeiten nicht mehr ausreichend gewährleistet ist.

10. Methodischer Aufbau einer Unterrichtseinheit: Zur Einstimmung in den Unterricht sollten Konzentrations- oder Entspannungsübungen gemacht werden. Es folgen gymnastische Übungen zur Anregung des Kreislaufs und des Stoffwechsels, Entstauungsübungen und Übungen zur Kräftigung der Bauch-, Bekkenboden- und Brustmuskulatur.

Am günstigsten beginnt man mit Übungen im Sitzen. Zur Entlastung des Rumpfes kommt man dann in die Rückenlage und baut über den Fersensitz, Vierfüßlerstand und Kniestand zum Stand auf. Es werden dann Haltungsübungen am Platz und in der Fortbewegung durchgeführt. Während einer physischen Erholungspause können theoretische Punkte zur Geburtsvorbereitung oder Schwangerschaftsprobleme besprochen werden.

Der Unterricht wird mit den Atemübungen und der Vermittlung bestimmter Atemtechniken für die Geburt fortgesetzt. Der Ausklang bilden Entspannungsübungen.

11. Zeit für Fragen der Schwangeren: Für jede Unterrichtseinheit sollte genügend Zeit eingeplant werden, in der die Schwangeren Fragen stellen und Gespräche mit anderen Teilnehmerinnen aufnehmen können. Alle Fragen sollten präzise und geduldig beantwortet werden.

12. Schaffung einer guten Arbeitsatmosphäre: Der Lehrer sollte seine Kursusteilnehmerinnen gut kennen. Er sollte sie mit Namen anreden können, sollte über den zeitlichen Stand der Schwangerschaft und über evtl. aufgetretene Beschwerden informiert sein. Darüber hinaus sollte er wissen, ob es sich um Erst- oder Mehrgebärende handelt und mit welchen Problemen sie in der Schwangerschaft zu tun haben. Ein gutes Arbeitsklima soll auch unter den Teilnehmerinnen geschaffen werden. Durch Partner und Gruppenübungen kann man Kontakte anbahnen.

13. Regelmäßiges Schwimmen: Neben der Schwangerschaftsgymnastik und Geburtsvorbereitung sollte die Übungsleiterin die Schwangeren dazu anhalten, regelmäßig zum Schwimmen zu gehen. Das Schwimmen wirkt sich positiv auf das körperliche Wohlbefinden aus. Die gesamte Rumpfmuskulatur wird entlastet und entspannt, der Kreislauf aktiviert und der Venenrückstrom verbessert. Die Übungsleiterin sollte die örtlichen Termine der öffentlichen Schwimmbäder für Schwangerenschwimmen kennen. Werden keine Badestunden für Damen oder Schwangere angeboten, sollte dennoch regelmäßig das Schwimmen auch bei üblichem Publikumsverkehr ausgeführt werden.

Als Schwimmtechnik eignet sich das Brustschwimmen in ruhigem und gleichmäßigem Tempo. Das Dauerschwimmen ist dem Schnellschwimmen immer vorzuziehen. Tauchen und Springen sollten unterbleiben. Die Wassertemperatur sollte mindestens 26 ° betragen.

5.4 Erste Hilfe-Maßnahmen bei Komplikationen und Unfällen

Wadenkrampf im Bein oder im Fuß: Fuß aufsetzen und Bein belasten; anschließend betroffene Muskelpartie massieren, bis sich der Krampf ganz gelöst hat.

Ohnmacht: Bewußtlosigkeit kann eintreten nach körperlicher Erschöpfung oder infolge eines starken seelischen Eindrucks (Freude, Schock etc.). Die Schwangere muß in eine stabile Seitenlage gebracht werden. Festsitzende Kleidung lösen. Darauf achten, ob erbrochen werden muß. Bei stark erhöhtem Puls und erhitztem Kopf wird der Kopf etwas höher gelagert und mit kalten Tüchern abgekühlt. Ein Arzt muß alarmiert werden.

Blutungen: Bei starken Blutungen soll die Schwangere ruhig gebettet werden. Es werden ihr saubere Vorlagen gereicht. Sie soll ruhig liegen, bis der alarmierte Krankenwagen eintrifft.

Auch bei schwachen Blutungen sollte die Frau in ärztliche Behandlung gebracht werden.

Blasensprung: Bei frühzeitigem Blasensprung sollte die Schwangere möglichst nicht mehr herumlaufen. Sie sollte sich zur Untersuchung ins Krankenhaus begeben.

Sturzgeburt: Erstes Gebot: Ruhe bewahren und alle Maßnahmen überlegt angehen. Die Gebärende braucht psychische Unterstützung, sobald ärztliche Hilfe angefordert worden ist. Bei plötzlich stark einsetzenden Kontraktionen, die auf eine schnelle Austreibung des Kindes schließen lassen, sollten folgende Maßnahmen getroffen werden:
– Die Gebärende auf eine saubere Unterlage (Leinenhandtuch) betten.
– Den Unterkörper entkleiden.
– Anweisungen zur Atmung und Entspannung geben.

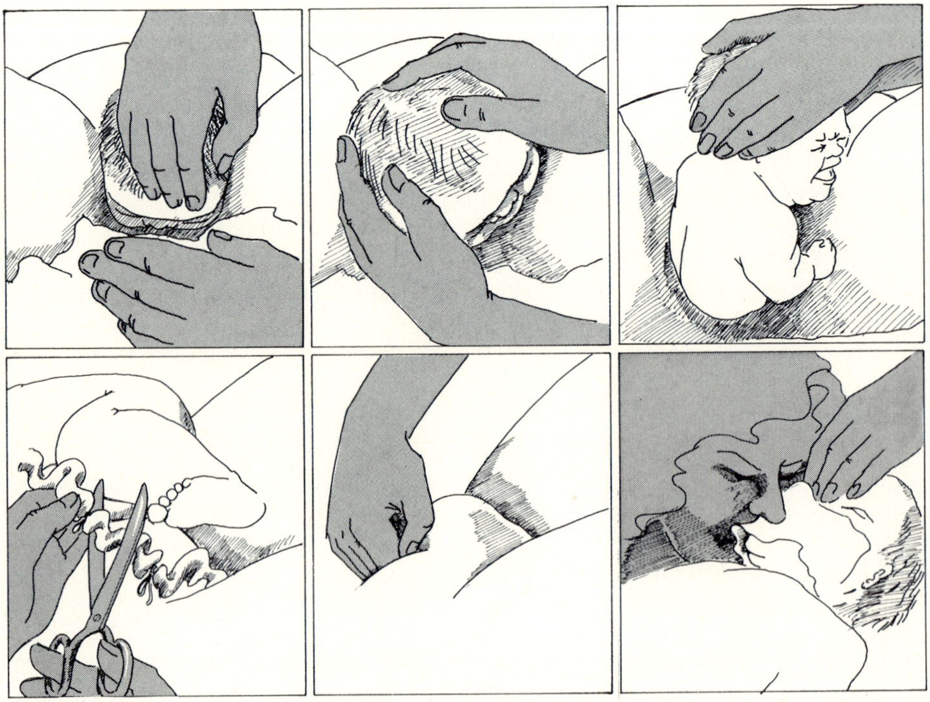

Abb. 38. Erste Hilfe-Maßnahmen bei einer Sturzgeburt

- Bei Preßkontraktionen die Gebärende entsprechend lagern und den Preßeinsatz angeben.
- Erscheint der Kopf in der Vulva, den Damm mit einer Hand unterstützen, indem fester Gegendruck ausgeübt wird. Zwischen Damm und Hand wird ein steriles Tuch gelegt. Mit der anderen Hand wird der Kopf des Kindes unterstützt.
- Der Kopf des Kindes muß locker gehalten werden, damit er sich entsprechend der Geburtsmechanik in den Händen drehen kann.
- Ist das Kind ganz ausgestoßen worden, wird es zunächst an den Füßen gefaßt und nach unten gehalten, damit das Fruchtwasser aus den Gesichtsöffnungen ablaufen kann.
- Setzt die Spontanatmung ein, wird das Kind auf den Bauch der Mutter gelegt und gut zugedeckt, um eine Auskühlung zu verhindern.
- Die Abnabelung geschieht durch zweimaliges Einschnüren der Nabelschnur handbreit vom Nabel des Kindes entfernt mit einem Bindfaden. Zwischen den beiden Einschnürungen wird die Nabelschnur durchtrennt.
- Die austretende Plazenta und die Eihäute sollten in einem Gefäß bzw. Tuch aufgefangen werden, damit der Arzt sie auf Vollständigkeit überprüfen kann.
- Setzt bei dem Kind keine Spontanatmung ein, muß es künstlich beatmet werden. Ein grobgewebtes Tuch wird auf den Mund des Neugeborenen gelegt. Nach erfolgter tiefer Einatmung wird vorsichtig Luft in den Mund des Kindes geblasen. Die Beatmung wird für 10 s unterbrochen, damit das Kind ausatmen kann. Ansonsten wird der Vorgang mehrere Male wiederholt.

II Theoretisch-praktische Grundlagen

1 Gymnastik zur Anregung des Stoffwechsels und des Kreislaufs

1.1 Wirkungsweise und methodische Hinweise zur Durchführung

Stoffwechsel- und Kreislaufübungen sind kleine, schnellkräftige Bewegungsabläufe. Durch Druck und Sog, der wechselweise auf die Gefäße ausgeübt wird, kommt es zur Verbesserung der Zirkulation.

Die Übungen werden während der Schwangerschaft hauptsächlich zur Aktivierung des Kreislaufs nach Entspannungsübungen eingesetzt. Auch zu Beginn eines Atemtrainings, insbesondere bei Tiefatemübungen, ist es sinnvoll, Zirkulationsübungen vorzuschalten, um das notwendige Atembedürfnis zu schaffen. Die tiefe Bauchatmung ohne vorherige Kreislaufaktivierung birgt die Gefahr der Lösung eines Thromben im Beckenraum in sich, der dann die Herz- oder Lungengefäße verstopfen kann.

Im Wochenbett dienen die Zirkulationsübungen der Tonisierung des Kreislaufs und der Thromboseprophylaxe.

Während der Schwangerschaft können Stoffwechselübungen in Rückenlage, sitzend auf dem Stuhl oder liegend mit hochgelagerten Beinen (die Fußsohle wird gegen die Wand gestützt) ausgeführt werden. Während der Wochenbettzeit sollte in den ersten 7 Tagen lediglich in der Rückenlage geübt werden.

Bei der Durchführung sollte folgendes beachtet werden:
- Die Übungen beginnen mit Bewegungsabläufen der oberen Extremitäten, es folgen dann die der unteren;
- zuerst wird in den kleinen (Finger–Handgelenke bzw. Zehen–Fußgelenke), dann in den großen Gelenken (Ellenbogen–Schulter- bzw. Knie–Hüftgelenk) gearbeitet;
- ein intensives Üben in den großen Gelenken sollte in der Wochenbettzeit unterbleiben, wenn es bereits zum Milcheinschuß gekommen ist oder wenn es sich um eine Schnittentbindung handelt;
- jede Übung muß exakt ausgeführt werden;
- jede Übung wird in an- und abschwellendem Tempo ausgeführt;
- nach jeder Übung wird die beanspruchte Extremität gelockert und dann entspannt auf die Unterlage gelegt;

– zur Kreislaufberuhigung sollte nach jeder Übung einige Male tief durchgeatmet werden;
– die Kreislauf- und Stoffwechselanregung sollte mindestens 10 min andauern;
– die Übungen können ein-, beid- oder wechselseitig ausgeführt werden.

Bei richtiger Überdosierung und exakter Ausführung kommt es nach 5 min zu einem deutlich spürbaren Wärmegefühl und zur Erhöhung der Atemfrequenz.

1.2 Übungsbeispiele

1.2.1 Übungsbeispiele für die oberen Extremitäten

Ausgangsstellung: Rückenlage; die Beine liegen gestreckt und entspannt auf der Unterlage; die Arme liegen lang neben dem Körper; die Handflächen zeigen nach oben; der Kopf ruht auf einem Kissen (Abb. 39).

Übung 1: Unterarme vom Boden lösen; im Wechsel: Faustschluß – Finger spreizen.

Übung 2: Arme vom Boden lösen; Faustschluß; im Wechsel über Handrücken und Handfläche beugen (Abb. 40).

Übung 3: Finger strecken; im Handgelenk kreisen (rechts- und linksherum).

Übung 4: Faustschluß; im Wechsel: Handflächen beugen; Finger strecken; handrückenwärts beugen.

Übung 5: Handrücken liegt auf den Boden; beugen im Ellenbogengelenk; Fingerspitzen berühren die Schulter.

Übung 6: Wiederholung: im Wechsel Faustschluß und Finger strecken.

Übung 7: Faustschluß; im Ellenbogengelenk beugen. Oberarme ablösen und anheben, so daß Ellenbogenspitzen nach oben zeigen; dann Oberarme, Unterarme und zuletzt Handrücken wieder auflegen (Abb. 41).

Übung 8: Beide Arme wenig vom Boden lösen, gestreckten Arm ein- und ausrollen.

Übung 9: Gestreckte Arme nach oben führen. Arme zur Seite ausbreiten; vor der Brust kreuzen; wieder nach oben strecken und zum Boden zurücklegen.

Übung 10: Arme vertikal anheben; gestreckten Arm im Schultergelenk kreisen.

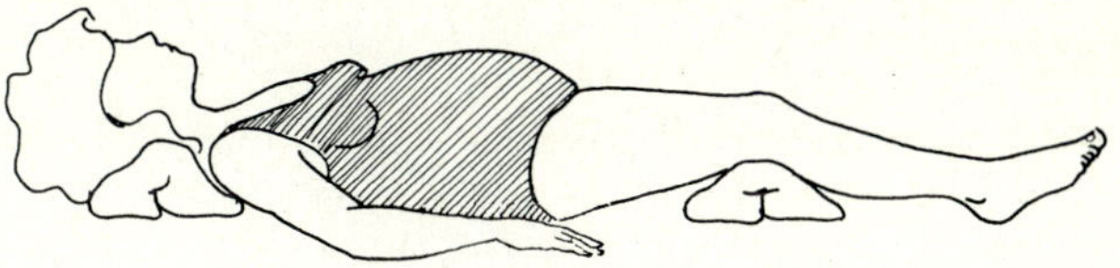

Abb. 39.
Ausgangsposition

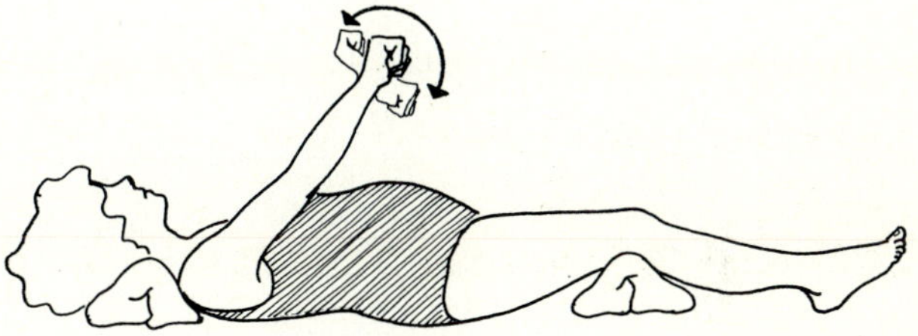

Abb. 40.
Zirkulationsanregung
(Übung 2)

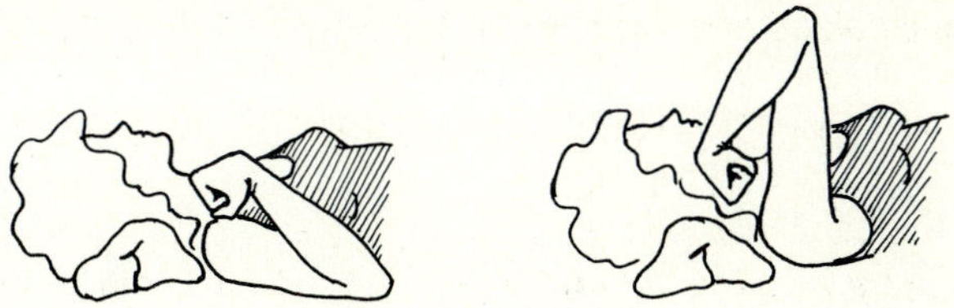

Abb. 41.
Zirkulationsanregung
(Übung 7)

Übung 11: Arme liegen gestreckt neben dem Körper, Handflächen zeigen nach oben, Schultern kopfwärts heben und senken.

Übung 12: Schultern nach vorne anheben und wieder auflegen.

1.2.2 Übungsbeispiele für die unteren Extremitäten

Ausgangsstellung: Arme und Beine liegen gestreckt auf dem Boden; die Beine sind hüftbreit gespreizt; die Füße sind entspannt, die Zehenspitzen zeigen schräg nach außen (Abb. 42).

Übung 13: Im Wechsel: Zehen einkrallen und strecken.

Übung 14: Im Wechsel: Fuß dorsal und plantarwärts beugen (Abb. 43).

Übung 15: Ein Bein vom Boden ablösen; Fußkreisen (rechts- und linksherum).

Übung 16: Ein Bein vom Boden ablösen; im Wechsel: Innen- und Außenkante des Fußes anheben.

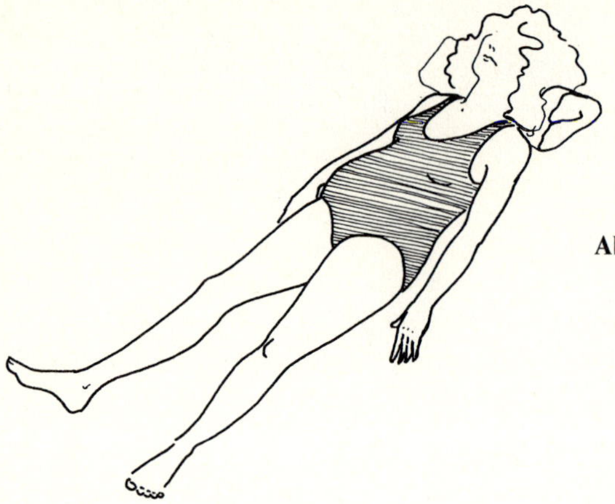

Abb. 42. Ausgangsposition

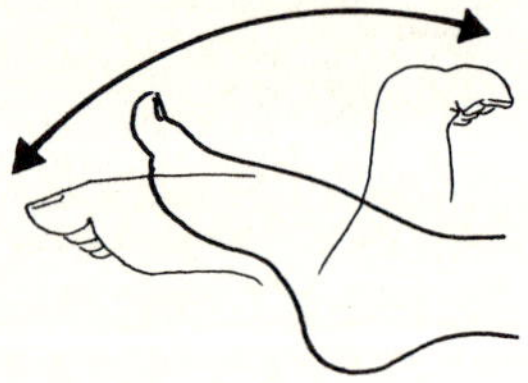

Abb. 43. Zirkulationsanregung (Übung 14)

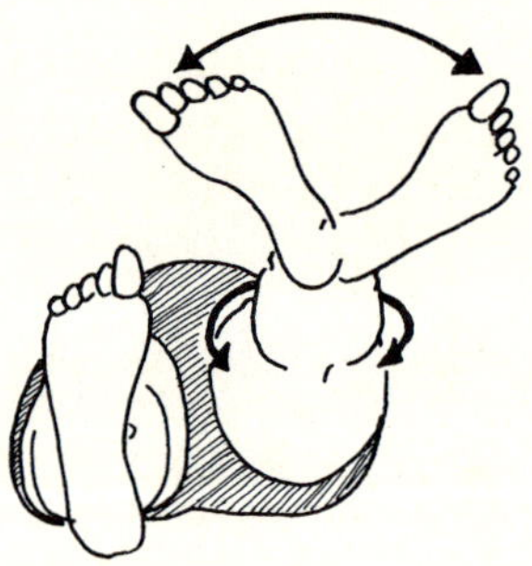

Abb. 44. Zirkulationsanregung (Übung 20)

Übung 17: Im Kniegelenk beugen und strecken; beim gebeugten Knie Ferse dicht an das Gesäß heranstellen; beim gestreckten Knie Füße plantarwärts beugen.

Übung 18: Beine anwinkeln; Fersen dicht an das Gesäß heranstellen; Unterschenkel anheben und Fuß strecken; Unterschenkel senken und Fuß aufstellen.

Übung 19: Beine gestreckt auf den Boden legen; Beine anziehen; die Fersen rutschen dabei über den Boden; die Knie nach außen fallen lassen; Knie wieder zusammenbringen und Beine wieder lang ausstrecken.

Übung 20: Gestrecktes Bein ein- und ausrollen (Abb. 94).

2 Fuß-Bein-Gymnastik

2.1 Die Belastung der Füße und Beine während der Schwangerschaft

Während der Schwangerschaft, insbesondere während der 3 letzten Monate der Tragzeit, kommt es durch hormonelle Veränderungen und durch das erhöhte Gewicht der Schwangeren zur starken Belastung der Füße und Beine. Betroffen sind insbesondere die Muskeln, Bänder, Gelenke und die Gefäße.

Unter hormonellem Einfluß kommt es zur Erschlaffung der Venenwände und zur Veränderung der Fließ- und Gerinnungseigenschaften des Blutes. Nicht selten kommt es zur Überdehnung der Venenwände (Krampfadern), so daß die Venenklappen, die das Blut gegen die Schwerkraft nach oben zum Herzen befördern müssen, nicht mehr vollständig schließen. Es entsteht ein Blutstau in den Gefäßen. Die Gefahr der Venenverstopfung (Thrombose) ist gegeben. Die Stoffwechselschlacken verbleiben im unteren Teil der Beine. Die Flüssigkeitsansammlung läßt die Beine in der Knöchelgegend anschwillen (Ödeme). Der erhöhte Innendruck kann zu nicht unerheblichen Schmerzen führen.

Als Präventivmaßnahme sind regelmäßig und täglich ausgeführte Entstauungsübungen der Beine angezeigt. Der Rückfluß des Blutes wird durch rhythmische Beinmuskelarbeit, durch kontrahieren und entspannen, begünstigt. Die Muskelvenenpumpe wird dabei als Hilfspumpe des Herzens aktiviert.

Begünstigt werden die Entstauungsübungen durch Umkehrung des Kreislaufs, d.h. durch Üben mit hochgelagerten Beinen.

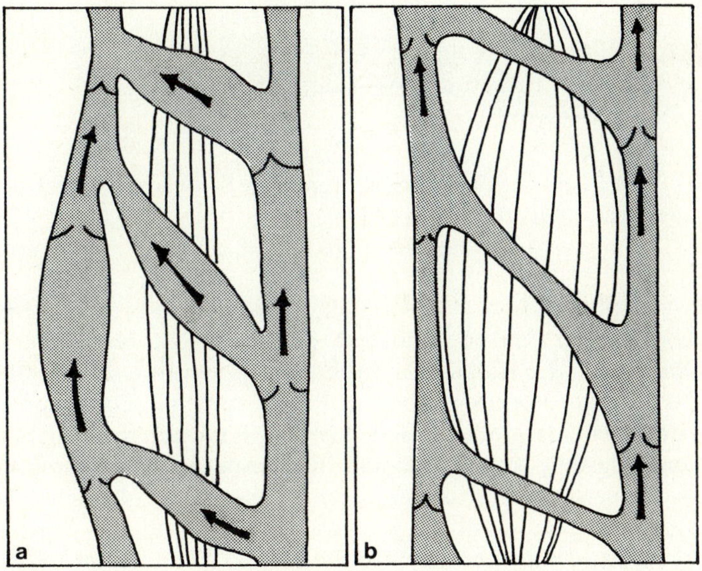

Abb. 45 a, b. Muskel-Venen-Pumpe. **a** schlaffer Beinmuskel, **b** kontrahierter Beinmuskel

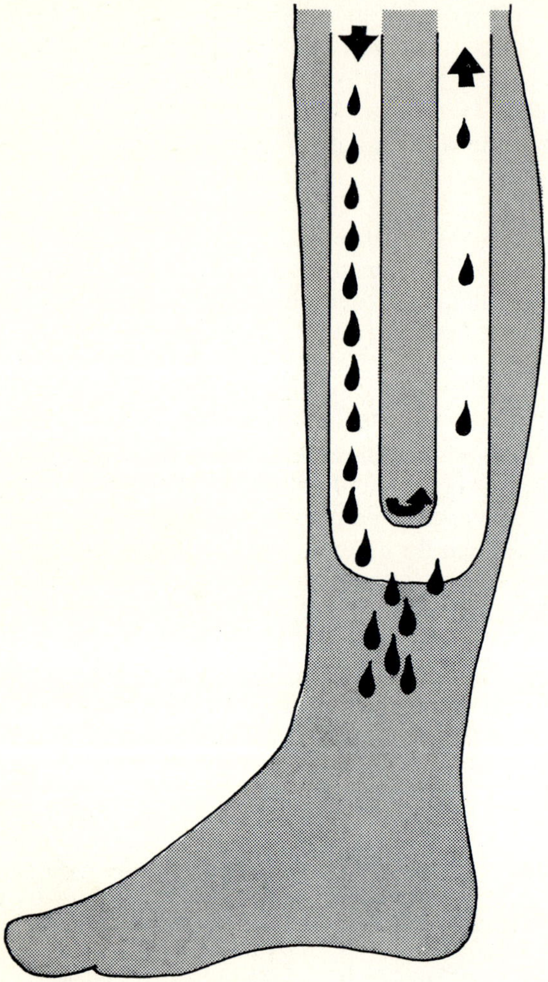

Abb. 46. Entstehung eines Ödems

Die Beinposition sollte während der Schwangerschaft so häufig wie möglich zu Hause eingenommen werden.

(Weitere prophylaktische Maßnahmen: s. „Schwangerschaftsbeschwerden“ S. 35 f.).

Auch der Muskel- und Bandapparat der unteren Extremitäten ist durch den hormonellen Einfluß verändert. Der Tonus ist gesunken. Die Folgen sind ein Nachlassen der Halte- und Arbeitsfähigkeit, eine schnellere Ermüdung und die Neigung zur Verkrampfung bei Beanspruchung. Dazu kommt das erhöhte Körpergewicht, das auf den Gelenken und Knochen des Fußes lastet. Tragfähigkeit und Belastung stehen in einem Mißverhältnis. Ermüdungserscheinungen, Muskelschmerzen und Fußsenkungen können die Folge sein. Durch intensive und regelmäßig ausgeführte Lockerungs-, Dehnungs- und Kräftigungsübungen kann den beschriebenen Schwächen und Schäden prophylaktisch entgegengewirkt werden.

Je nach Art des Trainingsreizes wirken die Fuß-Bein-Übungen auch kräftigend auf die Becken-, Beckenboden- und Bauchmuskulatur. Übungen zur Dehnung der Bänder und Muskeln der Beininnenseite dienen gleichzeitig der Vorbereitung auf die Geburt.

2.2 Zielsetzung

Zusammengefaßt sollen folgende Ziele angegangen werden:
- Prävention von Venenentzündungen und -verstopfungen;
- Entlastung der Gefäße, Muskeln, Bänder und Gelenke des Beines;
- Lockerung und Entspannung der Muskulatur des Beines und des Fußes;
- Erhaltung der Gelenkbeweglichkeit;
- Prävention von Fußschwächen oder -schäden durch Kräftigungs- und Dehnungsübungen;
- Prävention von Ödemen;
- Begünstigung des Blutrückflusses;
- Prävention von Schmerzen im Fuß-Bein-Bereich.
- Verbesserung der Arbeits-, Halte- und Belastungsfähigkeit.

2.3 Übungsbeispiele für die Beine

Jede Übung sollte 10- bis 15mal ausgeführt werden. Es wird immer nur mit einem Bein geübt. Das Üben mit dem anderen Bein darf nicht vergessen werden. Der Atemrhythmus bleibt ruhig und gleichmäßig. Es darf auf keinen Fall zum Anhalten der Atemluft kommen.

2.3.1 Entstauungsübungen

Ausgangsstellung: Rückenlage; Beine angehockt aufgestellt.

Übung 1: Aufschwung des Unterschenkels: einen Unterschenkel locker nach oben schwingen; sofort wieder abschwingen; Ferse berührt das Gesäß; gleich wieder Aufschwingen (Abb. 48).

Übung 2: Schütteln des gestreckten Beines: ein Bein senkrecht nach oben führen; Bein kräftig durchschütteln.

Übung 3: Beugen und Strecken der Füße: ein Bein gestreckt nach oben führen; Fuß im ruhigem Wechsel maximal beugen und strecken, (Leerpumpen der Gefäße).

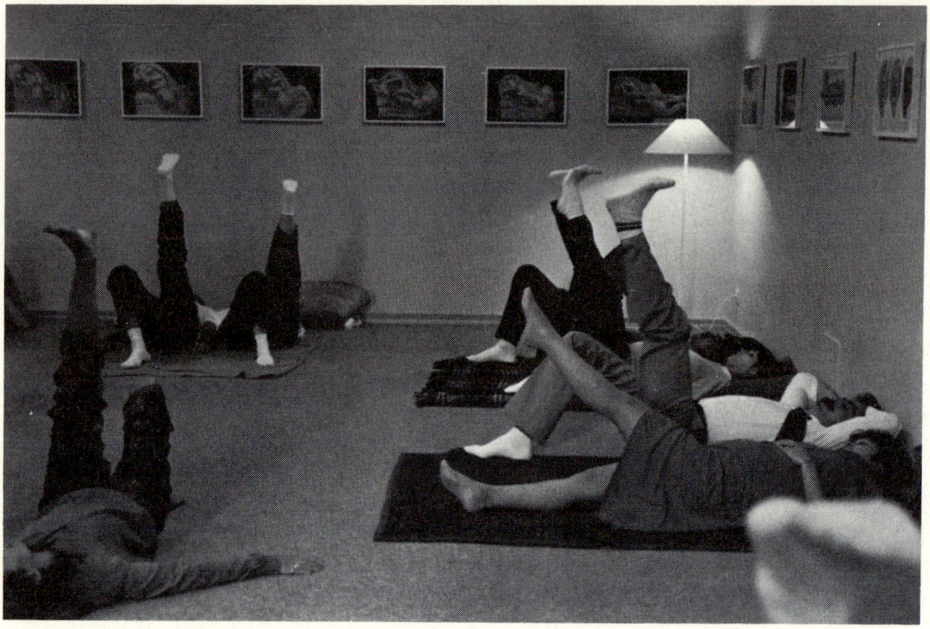

Abb. 47. Entstauungsübungen

Übung 4: Kreisen der Füße: ein Bein gestreckt nach oben führen; Füße im Fußgelenk kreisen; rechts- und linksherum.

Übung 5: Ein- und Ausrollen des Beines: ein Bein anheben; Bein einrollen – Zehenspitze zeigt zur Mitte; Bein ausrollen – Ferse zeigt zur Mitte.

Ausgangsstellung: Rückenlage mit hochgelagerten Beinen. Ganze Fußsohle in ca. 50 cm Höhe gegen die Wand stützen bei leichter Beugung im Kniegelenk (Abb. 49).

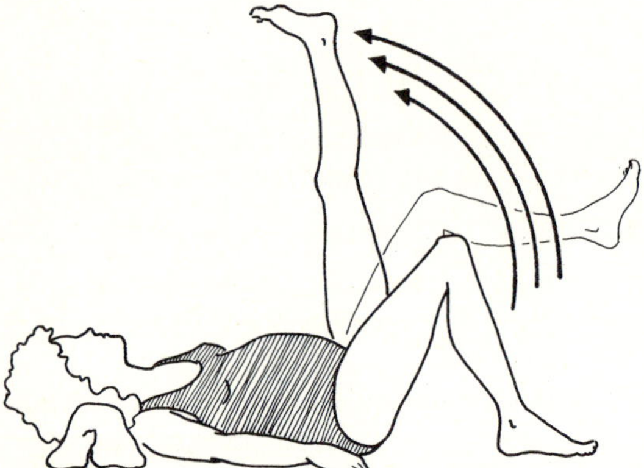

Abb. 48.
Entstauung der Beine
(Übung 1)

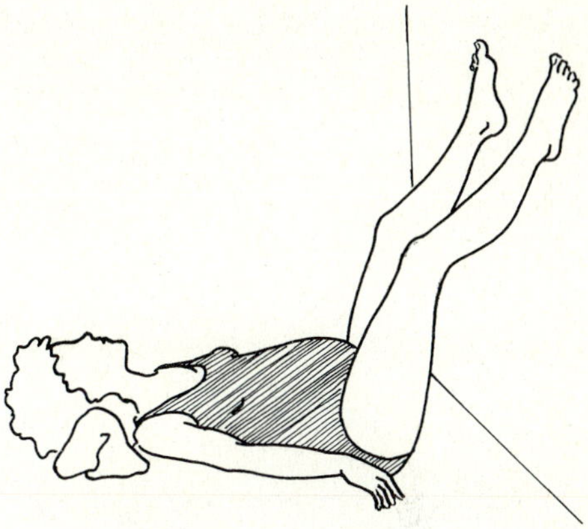

Abb. 49.
Ausgangsposition: Rückenlage mit hochgelagerten Beinen

Übung 6: Raupengang: Zehen einkrallen; mit Fersen bodenwärts rutschen bis Fußsohle wieder gestreckt ist; das gleiche aufwärts.

Übung 7: Raupengang in die Diagonale: wie Übung 6; gleichzeitig einen Fuß in die Schräge auf- und abwärts bewegen.

Übung 8: Fersen heben und senken: im ruhigem Wechsel ausführen.

Übung 9: Fußspitzen heben und senken.

Übung 10: Fuß beugen und strecken: im Wechsel bogenförmig Fersen und Zehen gegen die Wand drücken.

2.3.2 Lockerungsübungen

Lockerungsübungen dienen der Entmüdung der Beine. Verspannungen und Verkrampfungen werden gelöst. Die Muskulatur wird übungsbereit gemacht.

Ausgangsstellung: Rückenlage mit angehockt aufgestellten Beinen.

Übung 11: Schütteln der Oberschenkel- und Wadenmuskulatur: Knie im schnellen Wechsel nach außen führen und wieder schließen.

Übung 12: Schütteln der gestreckten Beine: locker in den Knien auf- und abfedern.

Übung 13: Schütteln des senkrecht gestreckten Beines (Abb. 48).

Übung 14: Unterschenkelpendeln: Beine anhocken; Fersen berühren Gesäß; Unterschenkel locker auf- und abpendeln lassen.

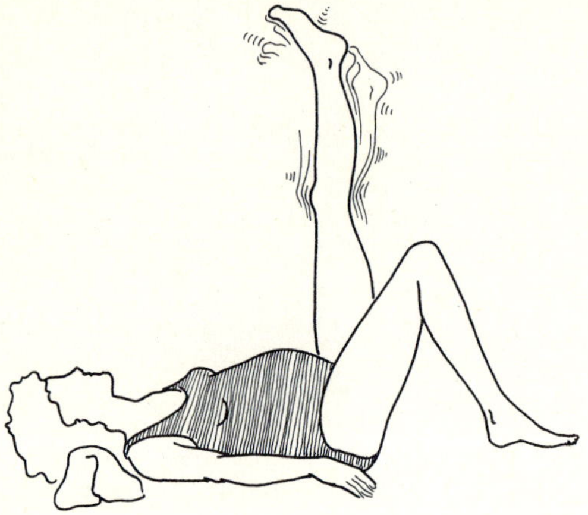

Abb. 50. Lockerung der Beine (Übung 13)

Übung 15: Unterschenkelkreisen: Beine anhocken; Fersen berühren Gesäß; Unterschenkel locker kreisen lassen.

2.3.3 Dehnübungen

Übungen zur Dehnung der Beinrückseite

Ausgangsstellung: Rückenlage; Beine gestreckt.

Übung 16: Anspannen der Wadenmuskulatur: Fuß beugen und Wadenmuskulatur fest gegen die Unterlage drücken; Ausatmung während der Anspannung.

Übung 17: Zugspreizen: ein Bein angehockt anheben und zum Körper führen; beide Hände umfassen den Oberschenkel in Kniehöhe und ziehen das angehockte Bein seitlich am Bauch vorbei nach oben; die Füße sind gebeugt.

Übung 18: Wie Übung 17, das gleiche mit gestrecktem Bein; die Hände umfassen die Wade.

Übung 19: Anspannen der Beinmuskulatur mit angehobenen Beinen: beide Beine anhocken und nach oben strecken; Füße dorsalwärts beugen; Finger- und Zehenspitzen möglichst dicht zusammenbringen. Dehnspannung mit der Ausatmung halten; mit Einatmung Unterschenkel locker bodenwärts fallenlassen (Abb. 51).

Übung 20: Grätschdehnung: wie Übung 19: die angehobenen Beine grätschen, Fußspitzen bodenwärts beugen; Hände liegen an der Innenseite der Oberschenkel und drücken sie auseinander.

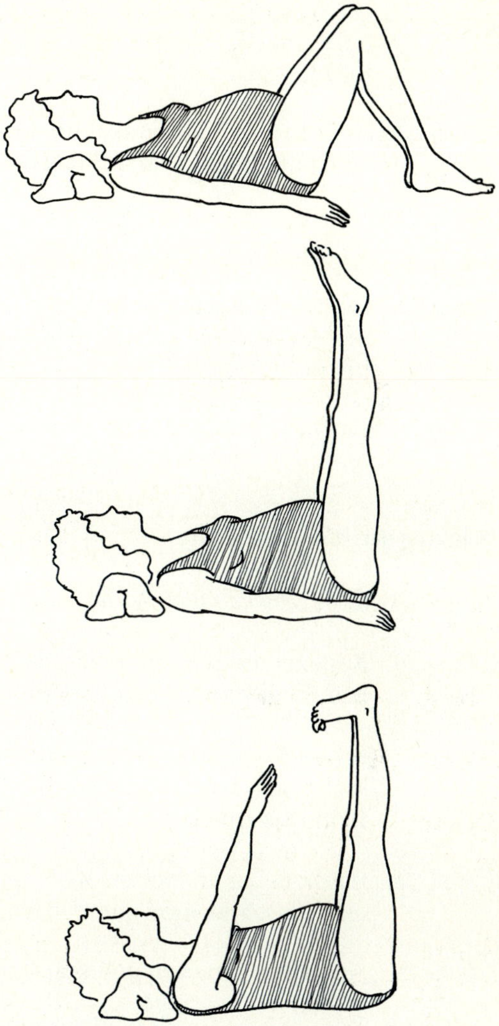

Abb. 51.
Dehnung der Beinrückseite
(Übung 19)

Dehnübungen für die Beinvorderseite

Eine Dehnung der Muskeln und Bänder der Beinvorderseite darf wegen Überdehnungsgefahr im Bauch-Becken-Bereich auf keinen Fall durch Rückschwung oder Rückspreizung der Beine ausgeführt werden. Zur Vergrößerung der Dehnspannung darf auch auf keinen Fall mit Rückbeuge des Rumpfes gearbeitet werden.

Ausgangsstellung: Seitlage

Übung 21: Vor- und Rückführen des gestreckten und gespannten Beines: Fußspitzen strecken; das obere Bein geringfügig nach hinten führen

(Zehenspitzen berühren noch Ferse des unteren Beines); im Bogen Bein anheben und nach vorne über das am Boden liegende Bein führen.

Übung 22: Anfersen: Unterschenkel maximal beugen; Ferse berührt Gesäß; eine Hand drückt Fußrücken fest gegen das Gesäß.

Übung 23: Anheben des gestreckten Beines: Fußspitzen strecken; heben und senken des gestreckten Beines.

Übung 24: Oberes Bein anwinkeln; Knie ist deckenwärts gerichtet; Zehenspitzen im Wechsel vor und hinter dem am Boden liegenden Bein auftippen lassen.

Übung 25: Ein- und Ausrollen des gestreckten Beines bei gestreckten Fußspitzen.

Dehnung der Bein-Innenseite

Ausgangsstellung: Rückenlage; Arme ausbreiten.

Übung 26: Bodengrätschen: im Wechsel Beine maximal grätschen und schließen; Fersen rutschen über den Boden; die Beine bleiben gestreckt.

Übung 27: Brustschwimmbewegung: beide Beine anhocken, grätschen und schließen; beim Anhocken und Grätschen ein-, beim Strecken der Beine ausatmen.

Übung 28: Beide Beine anhocken, Knie auseinanderfallen lassen; in angehockter Grätschposition nachfedern (Abb. 52).

Übung 29: Anhocken, strecken und grätschen eines Beines im Wechsel.

Übung 30: Wie Übung 29: mit beiden Beinen ausführen.

2.3.4 Kräftigungsübungen

Übung 31: Ein Bein fußhoch vom Boden ablösen; im schnellen Wechsel anhocken und strecken eines Beines.

Übung 32: Wie Übung 31: mit beiden Beinen gleich- oder wechselseitig üben.

Übung 33: Radfahren: vor–rückwärts; auf unterschiedlichen Ebenen und mit Tempovariationen.

Übung 34: Beine senkrecht anheben; grätschen und scheren der Beine im Wechsel.

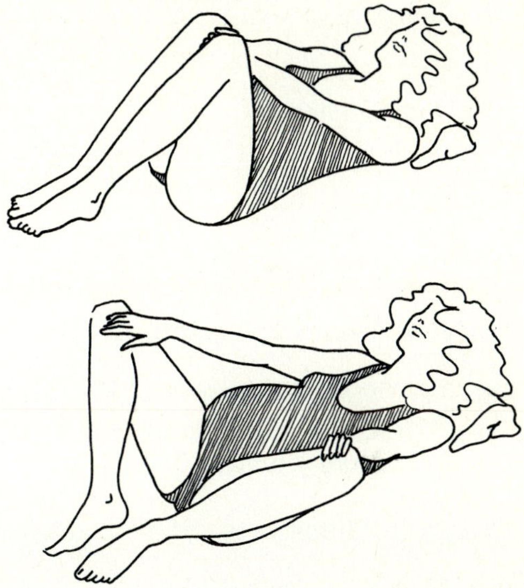

Abb. 52. Dehnung der Adduktoren (Übung 28)

Übung 35: Beinrad: beide Beine anhocken und um die Querachse kreisen.

Partnerübungen

Ausgangsstellung: Rückenlage; die Beine sind angehockt; die Fußsohlen zeigen zueinander.

Übung 36: Lufttreten: Fersen vom Boden lösen; durch verstärkten Fußdruck ein Bein des Partners beugen; das andere Bein arbeitet gegengleich; die Beinbewegungen erfolgen auf einer Ebene (Abb. 51).

Übung 37: Radfahren: langsam, schnell, auf–ab, vor–zurück; nach rechts und links.

Übung 38: Grätschen und schließen der Beine im Wechsel.

(Üb. 36–38 nicht bei ausgeprägter Rektusdiastase)

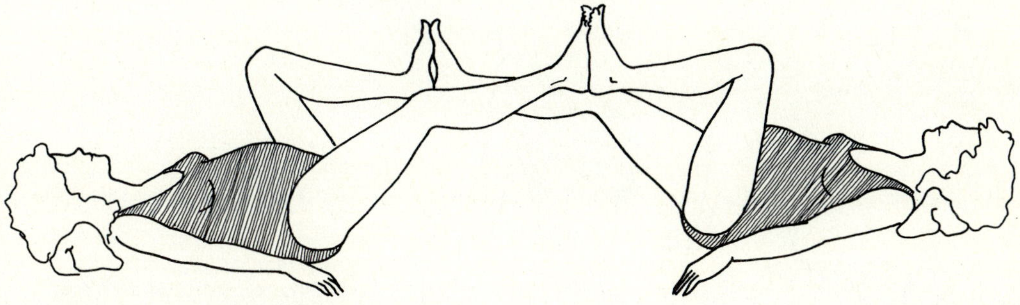

Abb. 53. „Lufttreten" (Übung 36)

2.4 Übungsbeispiele für die Füße

2.4.1 Kräftigungsübungen

Ausgangsstellung: Stand

Übung 39: Gehen auf den Fußspitzen; vor-, rück- und seitwärts.

Übung 40: Kreuzschrittgehen auf den Fußspitzen;

Übung 41: Vor-Überkreuz, Seit-Überkreuz und Rück-Überkreuz im Wechsel auf Zehenspitzen; beim Seit-Kreuzschrittgehen Arme in die Seithalte nehmen.

Übung 42: Fußfederung auf der Stelle und in der Fortbewegung.

Übung 43: Raupengang: Beugen der Zehen ohne die Ballen abzulösen; dann mit Fersen zehenwärts rutschen.

Übung 44: Fersen anheben; beide Fersen im Wechsel rechts/links zur Seite aufsetzen.

Regeln:
– Bei allen Übungen in der Fortbewegung auf eine gute Kopf- und Körperhaltung achten; das Hohlkreuz ausgleichen;
– das Körpergewicht beim Gehen und Federn elastisch in allen Gelenken aufnehmen und nach oben zurückstützen.

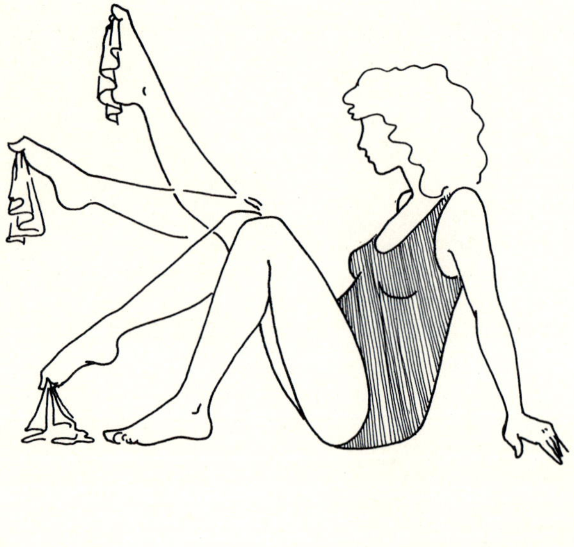

Abb. 54.
Kräftigung der Fußmuskulatur (Übung 47)

Ausgangsstellung: Hocksitz mit Aufstützen der Hände.

Übung 45: Anheben der Füße vom Boden; schnelles lockeres Schlagen der Fußballen auf den Boden; gleich- und wechselseitig.

Übung 46: Fußbeugen und -strecken: im Wechsel Fersen und Zehenspitzen auf den Boden tippen lassen; gleich- und wechselseitig.

Übung 47: Greifen eines Gegenstandes mit den Zehen eines Fußes; Hochwerfen; das gleiche gegengleich.
(geeignete Gegenstände: Tücher, Sandsäckchen, Sprungseile, Gummiringe) (Abb. 54).

Übung 48: Wechselweise Zehen einkrallen und spreizen.

2.4.2 Dehnübungen

Ausgangsstellung: Kniestand; Fußrücken liegt auf dem Boden.

Übung 49: Im Wechsel: Gesäß bodenwärts bis zum Fersensitz führen und wieder aufrichten.

Übung 50: Wie Übung 49; im Wechsel Fußrücken dann Fußspitzen auf den Boden auflegen; Gesäß fersenwärts senken und wieder heben.

Übung 51: Im Wechsel rechts/links neben die Unterschenkel auf den Boden setzen.

Übung 52: Unterschenkel beckenbreit öffnen; Hände vorne aufstützen und mit Gesäß auf- und abwippen.

Übung 53: Hände vorne aufstützen; nacheinander Gesäß, dann Knie hochheben; Fußrücken bleibt auf der Unterlage liegen.

3 Beckenbodengymnastik

3.1 Anatomie und Physiologie des Beckenbodens

Der Beckenboden ist eine dreischichtige, trichterförmige Muskel- und Sehnenplatte. Er schließt das Becken nach unten ab.

Der Beckenboden enthält Öffnungen für den Durchtritt von Harnröhre, Scheide und Mastdarm.

Zu den Beckenbodenmuskeln gehören:

1. M. levator ani:
   er setzt sich aus 2 kräftigen Levatorschenkeln zusammen, die in erster Linie die Tragfähigkeit des Beckenbodens bestimmen.
2. M. sphincter ani externus:
   er bildet die äußere Muskelschleife um den Anus und wirkt als Schließmuskel.
3. M. sphincter ani internus:
   er bildet die innere Muskelschleife um den Anus.
4. Mm. transversi perinei profundi:
   schließen das Muskeldreieck nach unten ab und bilden zusammen mit dem M. sphincter urethrae das Diaphragma urogenitale.
5. M. bulbocavernosus:
   durch ihn wird die innere Muskelschleife um die vaginale Öffnung gebildet.

Der Abschnitt zwischen der vaginalen und analen Öffnung wird durch den Damm (Perineum) gebildet. Der Damm setzt sich aus den Muskeln des Diaphragma urogenitale und den M. sphincter ani externus und M. sphincter urethrae internus zusammen.

Der ventrale Abschnitt des Beckenbodens verläuft zur Symphyse, der laterale zu den Sitzbeinhöckern und der dorsale zum Steißbein.

Die trichterförmige Muskel- und Sehnenplatte schließt den Bauch-Becken-Raum nach unten ab. Der Eingeweideblock der Bauchorgane lastet z. T. auf

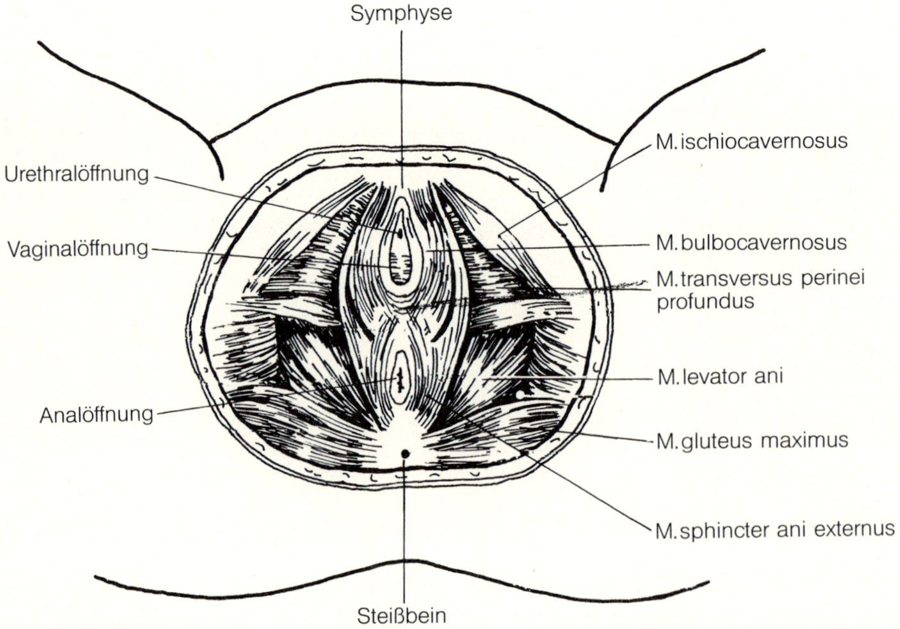

Abb. 55. Muskelverlauf des Beckenbodens

dem Beckenboden. Er muß daher dem permanenten Druck Widerstand entgegensetzen.

Während der Schwangerschaft wird durch den heranwachsenden Feten der Druck erhöht. Nur ein funktionstüchtiger Beckenboden kann die notwendige Abstützung von unten leisten. Ein wenig gekräftigter Beckenboden wird durch die erhöhte Last überdehnt und auf Dauer die notwendige Spannung verlieren.

Bei Sportlerinnen, insbesondere bei Reiterinnen, Leichtathletinnen und Skiläuferinnen ist die Beckenbodenmuskulatur hyperton, so daß sich die Vorbereitung ausschließlich auf Entspannungsübungen für den Beckenboden konzentrieren darf.

Auch bei falscher Beckenhaltung kann es zur Überlastung des Beckenbodens kommen. Bei aufgerichtetem Becken verteilt sich die Last des Eingeweideblocks gleichmäßig auf Beckenboden, Schambeinäste und Symphyse. Wird das Becken jedoch zu steil aufgerichtet, verteilt sich die Last der Bauchorgane einseitig auf den Beckenboden.

Während der Geburt kommt es im Stadium der Austreibung zur maximalen Dehnung des Beckenbodens. Der kindliche Kopf drückt mit jeder Preßwehe solange auf den Beckenboden bis die vaginale Öffnung sich maximal geweitet hat und der Kopf die Öffnung passieren kann. Nach einer Geburt vergehen meist Wochen und Monate, bis der normale Muskeltonus wieder erreicht ist.

3.2 Zielsetzung

Durch das Beckenbodentraining sollen folgende Ziele erreicht werden:
Für das antepartale Stadium soll durch Kräftigung der Beckenbodenmuskulatur
- die Stützfunktion verbessert werden;
- die Schließfunktionen der Ringmuskeln verbessert werden.

Für das peripartale Stadium soll
- die Elastizität des Beckenbodens erhöht werden, um eine größtmögliche Dehnbarkeit zu erreichen.
- die Entspannungsfähigkeit des Beckenbodens verbessert werden, um einen beckenbodenschonenden Austritt des kindlichen Kopfes zu sichern.

Für das postpartale Stadium soll
- eine schnelle Rückbildung des Beckenbodens gewährleistet werden, um Senkungserscheinungen der Bauch-Becken-Organe vorzubeugen.

3.3 Übungsbeispiele

3.3.1 Übungsbeispiele zur Bewußtmachung des Beckenbodens

Da die Beckenbodenmuskulatur zur inneren Muskulatur gehört, ist ein Nachspüren der Spannung und Entspannung erschwert. Es ist sinnvoll, den Schwan-

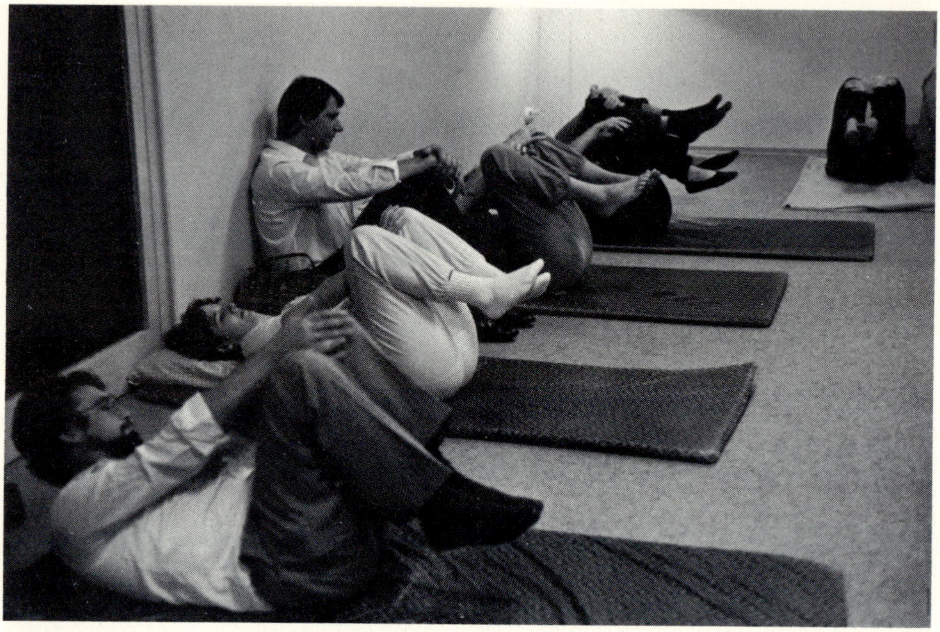

Abb. 56. Kräftigung des Beckenbodens

geren zunächst die Lage und die Bedeutung des Beckenbodens anhand einer schematischen Darstellung zu demonstrieren.

Das Nachfühlen des Beckenbodens wird zu Beginn mit der Kontraktion von Bauch-, Gesäß- und Adduktorenmuskeln geübt, mit denen er synergistisch arbeitet. Im weiteren Übungsverlauf wird das After-Scheiden-Blasengebiet weitgehend isoliert von den oben genannten Muskelgruppen kontrahiert. Gegen Ende des Kursus sollte ein isoliertes Anspannen einzelner Abschnitte des Beckenbodens möglich sein.

Ausgangsstellung: Rückenlage; Kopf und Schulter werden mit Kissen unterstützt; Arme liegen gestreckt neben dem Rumpf; die Handflächen zeigen nach unten; beide Beine sind gestreckt; die Unterschenkel übereinandergeschlagen.

Übung 1: Einatmung (EA) im entspannten Zustand – Ausatmung (AA) mit gleichzeitigem Anspannen von Gesäß-, Bauch- und Adduktorenmuskeln. Dabei werden die Füße dorsalwärts gebeugt; die Wadenmuskulatur wird fest gegen die Unterlage gedrückt.

Übung 2: Wie Übung 1; jedoch Kontraktion von Bauch-, Gesäß- und Adduktoren auf ein Minimum herabsetzen.

Ausgangsstellung: Rückenlage mit leicht angehockt aufgestellten Beinen.

Übung 3: EA: tief in den Bauchraum hineinatmen, so daß sich der Beckenboden leicht vorwölbt; die Wirbelsäule ist leicht lordosiert – mit der

AA Lendenwirbelsäule fest gegen die Unterlage drücken und Beckenboden anspannen; möglichst wenig die Bauch-, Gesäß- und Adduktorenmuskeln mitkontrahieren.

Ausgangsstellung: wie oben; Beine angehockt aufgestellt.

Übung 4: EA: beide Knie fallen locker nach außen; die Fußsohlen zeigen zueinander.
AA: gleichzeitig die Oberschenkel wieder zusammenführen (kein totaler Knieschluß).

Ausgangsstellung: wie oben; beide Beine angehockt in der Luft halten.

Übung 5: Wie Übung 2; das Schließen der Knie erfolgt mit Widerstand; die Unterarme werden überkreuzt gehalten; die Handinnenflächen drücken gegen die Innenseiten der Oberschenkel und erschweren so das Schließen der Beine (Abb. 57).

Ausgangsstellung: wie oben; Beine wieder angehockt aufstellen.

Übung 6: EA: entspannen – AA: mit gleichzeitigem geringfügigem Ablösen des Beckens vom Boden; anspannen des Beckenbodens (Abb. 58).

Übung 7: EA: hohes Ablösen des Beckens von der Unterlage – AA: Becken wieder bodenwärts führen und Wirbelsäule fest gegen die Unterlage drücken; Beckenboden fest anspannen.

Übung 8: Beide Hände an die Innenseite eines Oberschenkels legen; EA: ein Knie locker nach außen fallen lassen – AA: gegen den Handwiderstand das Knie wieder in die Ausgangsstellung bringen. Gegengleich.

Übung 9: Im Wechsel: schnelles Anspannen und Lockerlassen des Anusschließmuskels.

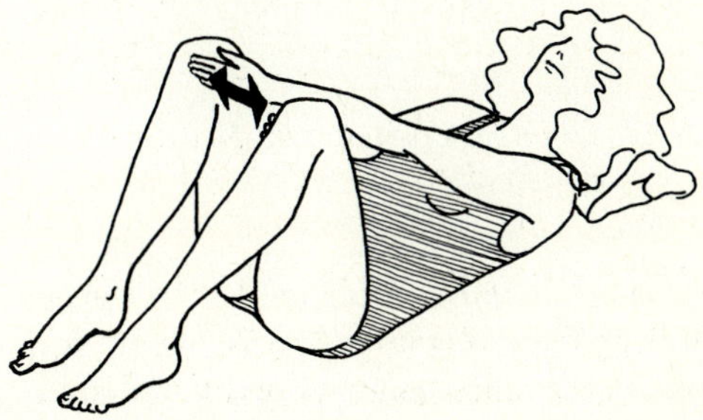

Abb. 57.
Kräftigung des Beckenbodens (Übung 5)

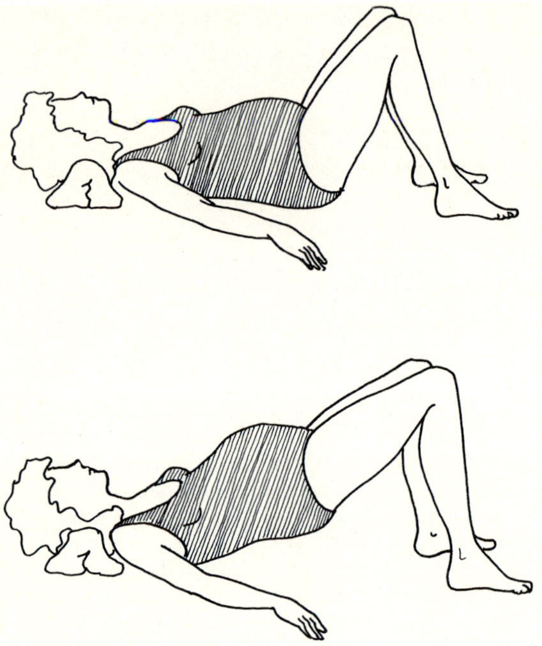

Abb. 58.
Kräftigung des Beckenbodens (Übung 6)

Ausgangsstellung: wie oben; Beine sind gestreckt; die Oberschenkel liegen gekreuzt übereinander.

Übung 10: Im Wechsel: schnelles Anspannen und Lockerlassen der vorderen Schließmuskulatur (beim Anspannen können die Oberschenkel fest zusammengedrückt werden).

Übung 11: Im Wechsel: vorderen und hinteren Schließmuskel an- und entspannen.

Übung für zu Hause:

Übung 12: Bei jedem Toilettengang beim Wasserlassen den Strom verstärkt herauspressen und dann anstoppen. Mehrere Male üben. Durch diese Übung wird der vordere Teil des Beckenbodens intensiv gekräftigt.

3.3.2 Übungsbeispiele zur Kräftigung, Dehnung und Lockerung des Beckenbodens

Ausgangsstellung: Rückenlage; Kopf und Schulter werden mit Kissen unterstützt; Arme liegen gestreckt neben dem Rumpf, die Handflächen zeigen nach unten; beide Beine angehockt aufstellen.

Übung 13: AA: beide Knie gleichzeitig nach außen fallen lassen; mit den Knien bodenwärts nachfedern – EA: Knie wieder zusammenführen.

Übung 14: EA mit gleichzeitigem Fallenlassen der Knie nach außen – AA mit Schließen der Knie und geringfügigem Ablösen des Beckens vom Boden; anspannen der Beckenbodenmuskulatur.

Übung 15: EA: Fersen rutschen schräg nach vorne bis die Beine gegrätscht und gesteckt sind – AA mit gleichzeitigem schnellen Heranhocken der Beine; geringfügiges Ablösen des Beckens und Anspannen der Beckenbodenmuskulatur.

Übung 16: EA: Beine grätschen; die Fersen rutschen dabei über den Boden nach außen – AA: Beine schließen.

Übung 17: EA: Beine anhocken und nach oben strecken – AA: Beine in der Luft grätschen; leicht nachfedern – EA: Beine wieder nach oben zusammenführen.

Übung 18: EA: Beine anhocken und nach oben strecken – AA: im Wechsel Beine grätschen und scheren; beim Grätschen mit den Beinen nachfedern; beim Scheren Beckenbodenmuskulatur anspannen.

Übung 19: EA: ein gestrecktes Bein aufschwingen – AA: im Wechsel: gestrecktes Bein seitlich abschwingen bzw. über das gestreckt am Boden liegende Bein abschwingen.

Übung 20: EA: beide Beine anhocken, grätschen und strecken – AA: Beine wieder schließen; (Rückenschwimmbewegung) Beckenbodenmuskulatur kontrahieren.

Ausgangsstellung: Langsitz mit aufgestützten Unterarmen oder Händen.

Diese Ausgangsposition ermöglicht den Übenden einen guten Blickkontakt mit dem Übungsleiter. Darüber hinaus wird in dieser Position die Bauchmuskulatur weniger intensiv mitbeansprucht wie im Liegen und der Bauch wird wenig eingeengt.

Übung 21: EA: beide Beine anhocken – AA: Knie nach außen fallen lassen und leicht nachfedern.

Übung 22: EA: Beine anhocken – AA: Anspannen der Beckenbodenmuskulatur.

Übung 23: Unterschenkel überkreuzen; EA: Gesäß fest gegen die Unterlage drücken und Becken verstärkt vorkippen – AA: Beckenbodenmuskulatur anspannen, Becken aufrichten und nach oben drücken (Abb. 59).

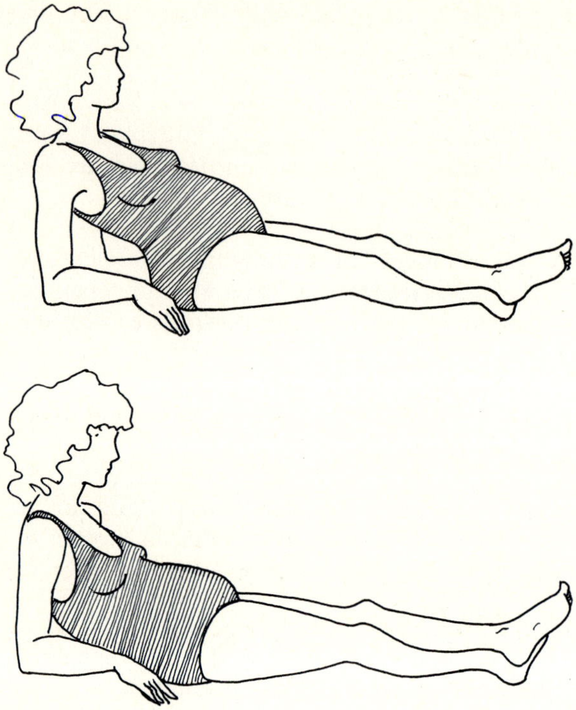

Abb. 59.
Kräftigung des Beckenbodens (Übung 23)

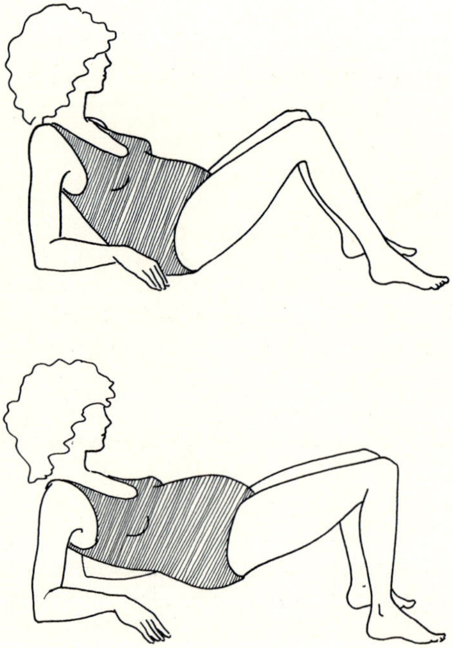

Abb. 60.
Kräftigung des Beckenbodens (Übung 24)

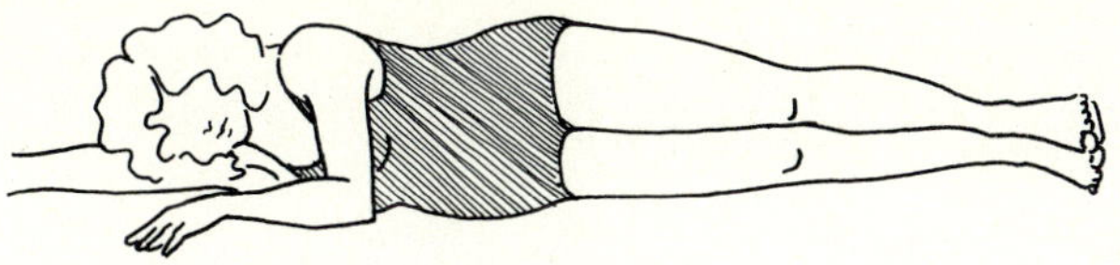

Abb. 61. Ausgangsposition: Seitlage

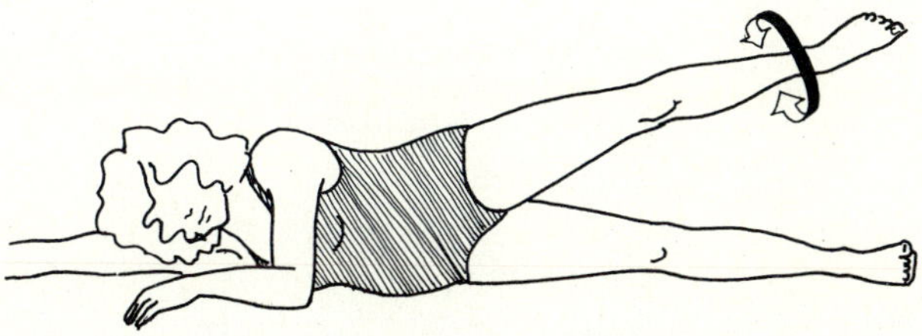

Abb. 62. Vordehnung des Beckenbodens (Übung 26)

Übung 24: EA: entspannen – AA: anspannen der o. g. Muskelgruppen und langsames Abheben des Beckens, so daß eine kleine Brücke entsteht; Brücke langsam senken ohne die Spannung zu lösen (Abb. 60).

Ausgangsposition: Seitlage; Kopf und evtl. Brust unterpolstern; der untere Arm ist nach oben gestreckt; der Kopf liegt auf diesem Arm; der obere Arm ist leicht gebeugt; die Hand liegt in Augenhöhe auf dem Boden (Abb. 61).

Übung 25: EA: oberes Bein gestreckt aufschwingen – AA: Bein abschwingen und Oberschenkel fest aufeinanderdrücken und Beckenboden kontrahieren.

Übung 26: Beinkreisen um die Längsachse (Abb. 62).

Übung 27: Beinkreisen um die Querachse.

Übung 28: Oberes Bein senkrecht nach oben führen – Bein nach vorne unten führen ohne Beckenverschiebung; Fußspitze berührt den Boden – Beckenboden ist kontrahiert. Beine wieder in die Senkrechte führen.

Übung 29: EA: oberes Bein anhocken und grätschen – AA: gestrecktes Bein nach unten führen; Oberschenkel fest gegeneinanderpressen; Beckenbodenmuskulatur anspannen (Rückenschwimmbewegung).

Ausgangsstellung: Bankstellung; Hände, Knie und Füße gegen den Boden stützen; die Wirbelsäule befindet sich in horizontaler Lage; der Kopf wird in Verlängerung der Wirbelsäule gehalten (Abb. 63).

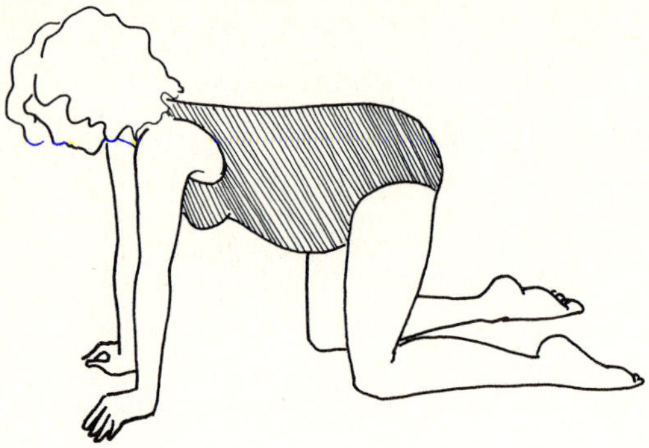

Abb. 63. Ausgangsposition: Bankstellung

Übung 30: EA mit verstärkter Lordosierung der Lendenwirbelsäule – AA mit verstärkter Kyphosierung des Rückens und intensiven Kontrahierens des Beckenbodens.

Übung 31: EA mit verstärkter Beckenkippung; ein Bein lang nach hinten herausstrecken – AA mit Aufrichtung des Beckens und Anhocken eines Beines.

Übung 32: EA mit Herausführen eines Beines seitwärts – AA: Bein in Ausgangsstellung zurückführen und Anspannen des Beckenbodens.

Übung 33: Im schnellen Wechsel: rechtes/linkes Bein zur Seite herausführen; das Bein ist gestreckt – Bein sofort wieder zurückführen.

Übung 34: Ein Bein gestreckt zur Seite herausführen – mit der AA Gewicht des Rumpfes in die Mitte verlagern und nach unten nachfedern (Abb. 64).

Ausgangsstellung: Sitz auf dem Hocker oder auf dem Stuhl.

Das Gesäß ruht auf dem vorderen Drittel des Hockers; das Becken wird im Sitzen geringfügig gekippt; Rumpf und Kopf aufrecht halten; die Hände umfassen die Hockerkante; Oberschenkel und Unterschenkel bilden einen rechten Winkel; die Füße stehen parallel auf dem Boden; Zehen, Ballen und Fersen sind voll auf den Boden aufgestützt (Abb. 65).

Übung 35: EA: Knie entspannt nach außen fallen lassen – AA: spannen der Beckenboden-, Gesäß- und Bauchmuskeln; Oberschenkel zusammenführen und fest aneinander pressen.

Übung 36: Wie Übung 35; durch Handwiderstand wird das Schließen der Knie erschwert.

Übung 37: EA: entspannen – AA: anspannen des Beckenbodens; das Becken wird verstärkt aufgerichtet und abgehoben.

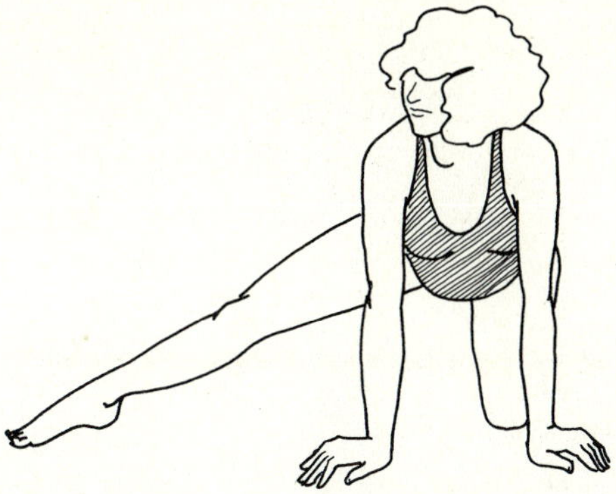

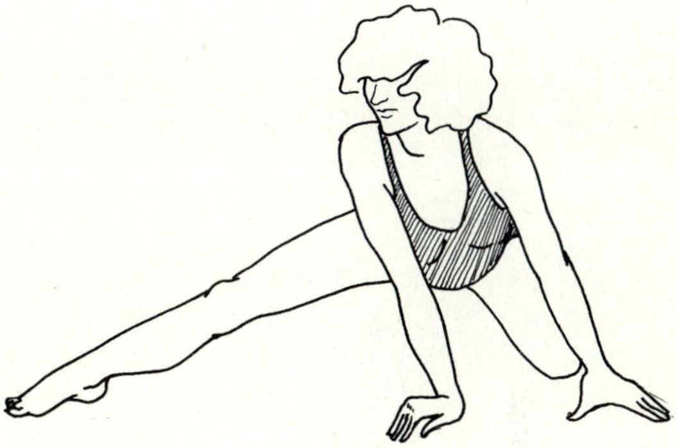

Abb. 64.
Vordehnung des Beckenbodens
(Übung 34)

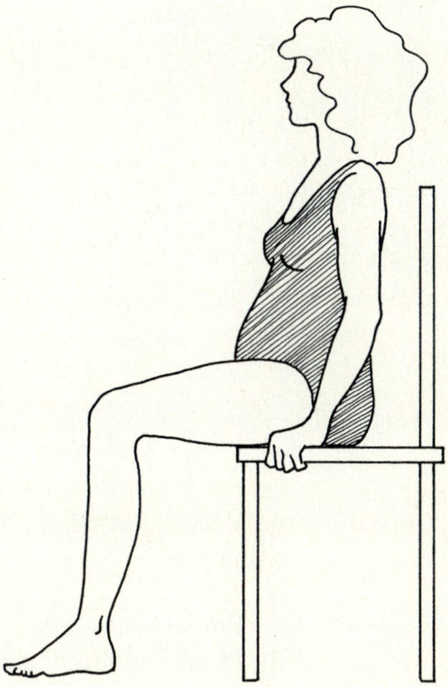

Abb. 65.
Ausgangsstellung: Sitz auf dem Stuhl

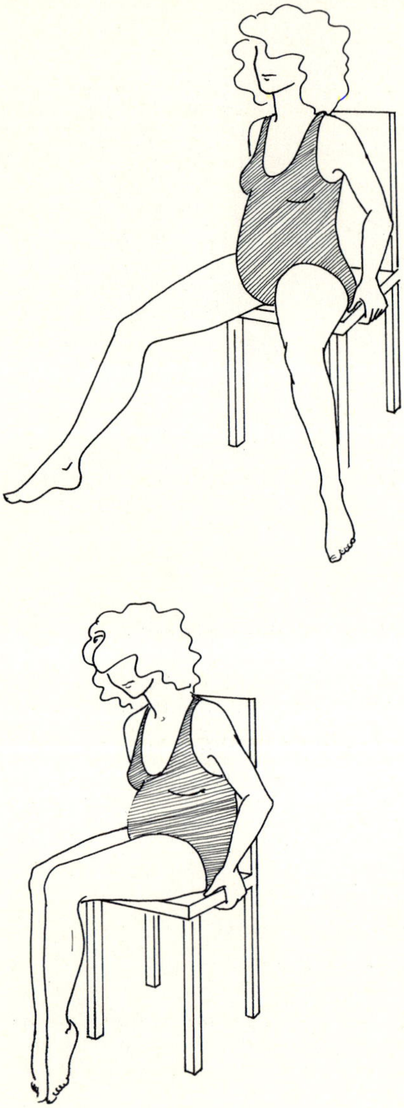

Abb. 66. Beckenbodenvordehnung und -kräftigung (Übung 38)

Übung 38: EA: Beine grätschen – AA: Beine gebeugt schließen und Beckenboden anspannen (Abb. 66).

Übung 39: Im Wechsel: anspannen des vorderen und hinteren Teils des Beckenbodens.

Übung 40: EA: Beine sind locker und entspannt – AA: Knie weit nach außen führen und nachfedern.

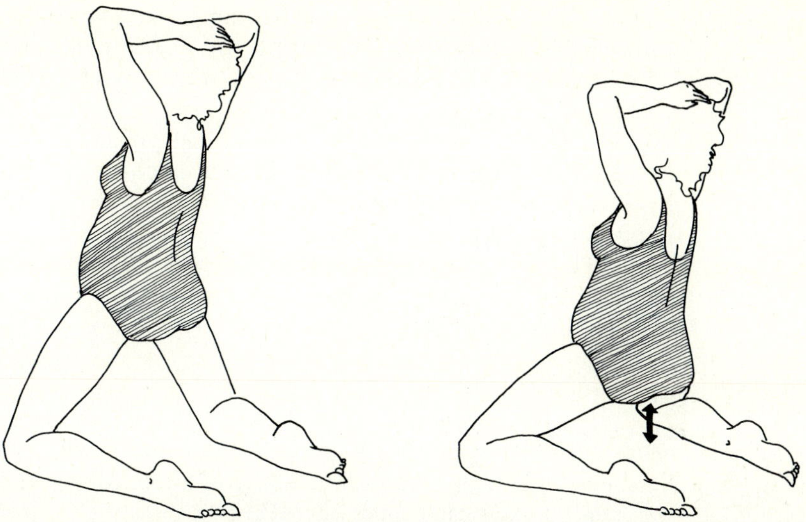

Abb. 67. Beckenbodenvordehnung und -kräftigung (Übung 44)

Ausgangsstellung: Kniestand; die Unterschenkel liegen parallel nebeneinander auf der Unterlage; der Rumpf ist gut aufgerichtet.

Übung 41: EA: entspannen; geringfügig Nachgeben im Hüftgelenk – AA: Streckung im Hüftgelenk; Beckenbodenmuskel anspannen.

Übung 42: EA: entspannen – AA: rechts/links im Wechsel neben die Unterschenkel setzen; EA: aufrichten zum Kniestand mit oder ohne Unterstützung der Hände.

Übung 43: AA: zum Fersensitz herunterkommen; Beckenboden anspannen – EA: aufrichten zum Kniestand und entspannen.

Übung 44: Knie weit öffnen: mit der AA Becken leicht nach unten federn (Vordehnung des Beckenbodens) (Abb. 64).

Übung 45: Im Wechsel: anspannen des oberen und unteren Beckenbodenabschnitts.

Ausgangsstellung: Stand mit geschlossenen Füßen; zum besseren Gleichgewicht: Hände an der Wand abstützen, oder am Partner festhalten.

Übung 46: EA mit Beckenkippen und Nachgeben in den Knie- und Hüftgelenken – AA: aufrichten des Beckens und anspannen des Beckenbodens.

Übung 47: Wie Übung 46; bei Ausatmung und Anspannung langsames Strekken der Beingelenke.

Übung 48: Kleine Grätschstellung: EA: entspannen – AA: Herunterführen des Beckens bei aufgerichtetem Rumpf; die Fußsohlen bleiben fest auf dem Boden, die Fußspitzen zeigen schräg nach außen; leichtes Nachfedern.

Übung 49: EA: Becken bei leicht gebeugten Beinen nach vorne kippen – AA: Becken aufrichten; Beckenboden anspannen; während der Anspannung Becken nach vorne federn.

Übung 50: Große Grätschstellung: Becken senken bis zum Grätsch-Hocksitz (mit Hilfe des Partners).

Beachte:

- Alle Übungen müssen ohne große Anstrengung ausgeführt werden;
- die max. Pulsbelastung beim Üben sollte 100/min nicht überschreiten;
- alle Übungen sind im Atemrhythmus auszuführen;
- jede Übung sollte 3- bis 4mal wiederholt werden;
- die Ein- und Ausatmung erfolgt immer durch die Nase;
- bei Übungen mit intensiver Muskelkontraktion erfolgt die Ausatmung langsam und gleichmäßig durch den leicht geöffneten Mund;
- während der Kontraktion oder der Dehnung wird immer ausgeatmet.

3.3.3 Übungsbeispiele zur Entspannung des Beckenbodens

Entspannungsübungen werden in Körperlagen durchgeführt, bei denen der Beckenboden weitgehend entlastet ist. Alle horizontalen Grundpositionen sind möglich. Folgende Ausgangsstellungen eignen sich in besonderem Maße:

Rückenlage mit hochgelagerten Beinen:
Die Unterschenkel sind leicht gespreizt und liegen auf der Sitzfläche eines Hokkers auf. Variation: die Fußsohlen werden in 20 cm Höhe gegen die Wand gestützt; die Beine befinden sich in einer leichten Beugestellung (Abb. 68).

Ellbogen-Unterschenkelstütz:
Die Unterschenkel liegen auf der Unterlage auf; die Knie sind weit geöffnet; die Fußspitzen berühren sich; das Gesäß ruht auf den Fersen; die Ellenbogen werden in Schulterbreite auf den Boden aufgestützt; Stirn oder Hand liegen in den Handflächen. Variation: die Unterarme werden parallel auf den Boden gestützt; der Kopf ruht auf den Unterarmen (Abb. 69).

Übung 51: Augen schließen; ruhig und gleichmäßig atmen; Konzentration auf den Beckenboden lenken; mehrere Male Beckenboden kräftig mit der Ausatmung anspannen; dann bewußt mit der Einatmung die Beckenbodenmuskulatur entspannen; mit jedem Atemzug den Bekkenboden immer lockerer und entspannter halten.

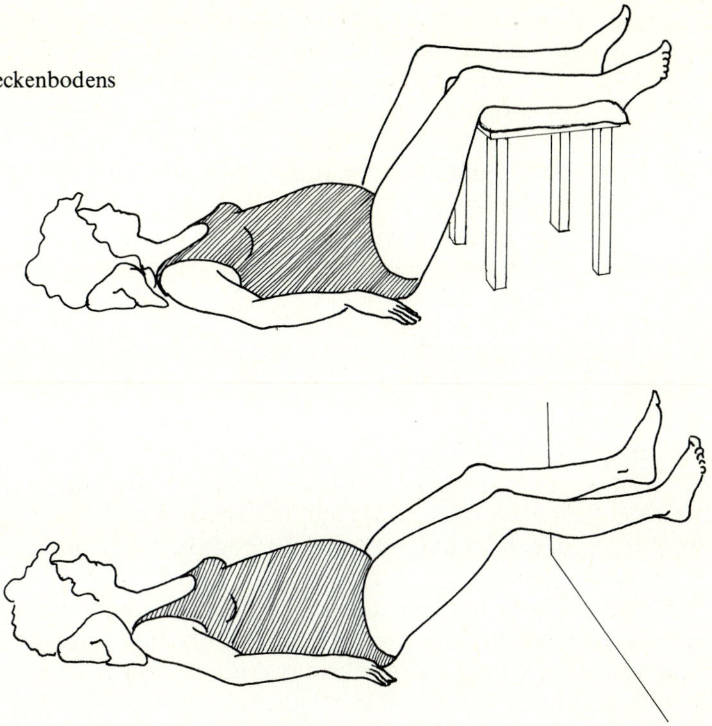

Abb. 68.
Ausgangsstellungen
zur Entspannung des Beckenbodens

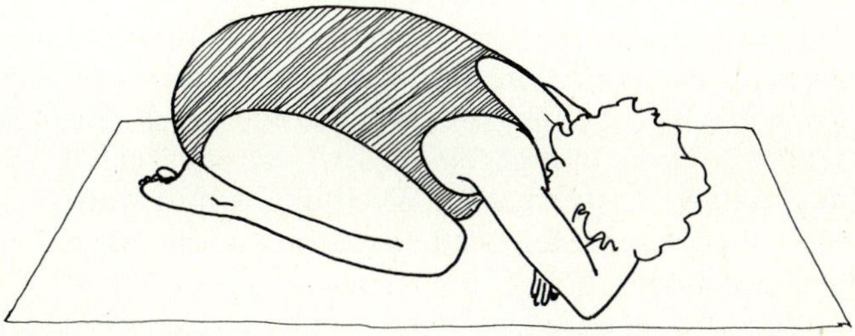

Abb. 69.
Ellbogen-Unterschenkelstütz

Übung 52: Augen schließen; mit der Ausatmung bewußt die Bauchdecke einziehen und den Beckenboden in die Bauchhöhle hinein-„saugen"; Bauch- und Beckenbodenspannung während der Atempause anhalten; mit der Einatmung Bauch- und Beckenbodenmuskulatur bewußt entspannen.

Übung 53: Mit der Ausatmung Schließmuskel um die Analöffnung, dann um die Vaginalöffnung langsam und sanft anspannen; mit der Einatmung alle Muskelspannungen des Beckenbodens wieder lösen und über mehrere Atemzüge den entspannten Zustand des Beckenbodens nachspüren.

Übung 54: Hände auf den Bauch legen; AA mit Anspannung der Bauch- und Beckenbodenmuskulatur – EA: Spannung im Beckenboden lösen; Bauchmuskeln aber angespannt lassen (für Preßakt in der Austreibungsphase).

4 Gymnastik zur Mobilisation des Beckens

4.1 Bewegungsmöglichkeiten des Beckens

Im Zusammenspiel mit der Wirbelsäule weist der Beckengürtel eine Reihe von Bewegungsmöglichkeiten auf.

In der Ruhehaltung ist das Becken nach vorne gekippt, d.h., die Beckenkämme sind bodenwärts gerichtet. Die Lendenlordose und die Brustkyphose sind verstärkt. Brust- und Rückenmuskulatur zeigen einen mehr oder weniger schlaffen Zustand. Gerade diese Ruhehaltung wird von den Schwangeren häufig eingenommen, da das erhöhte Körpergewicht, bzw. die Vorderlastigkeit und die Auflockerung des Band- und Muskelapparates die physiologische Beckenaufrichtung erschwert (vgl. S. 5). Wird die Ruhehaltung über einen längeren Zeitraum eingehalten, geht allmählich die Spannkraft im Körper verloren. Negative Begleiterscheinungen wie Kopfschmerzen, Kreuzschmerzen, schnelle Atemnot, Durchblutungsstörungen können sich einstellen.

Zur Vorbeugung gegen diesen Haltungszerfall sollte u.a. das Aufrichten und Kippen des Beckens im Wechsel geschult werden. Beim Aufrichten kommt es zur Abflachung der Lendenlordose und der Brustkyphose. Bauch- und Rükkenmuskulatur erhöhen ihren Tonus.

Das wechselweise Aufrichten und Kippen des Beckens vermittelt bald das Gefühl für die richtige Beckenhaltung. Darüber hinaus werden Kreislauf und Stoffwechsel angeregt, da die Bewegungen pumpend auf die großen Beckengefäße wirken. Muskelspannungen im Beckenbereich werden gelöst, die Mobilisation des Beckens erhöht. Außer dem wechselseitigen Aufrichten und Kippen des Beckens werden im Zusammenspiel mit Hüft- und Beingelenken folgende Bewegungen geschult:
- Kreisen des Beckens um die Quer- und Längsachse;
- Heben und Senken einer Beckenseite;
- Vor- und Rückschieben einer Beckenseite;
- Herausschieben einer Beckenseite in die linke oder rechte Seite.

Werden die Bewegungen klein und rhythmisch ausgeführt, wirken sie lokkernd auf die Beckenmuskeln. Größere Bewegungen, die mit Kraft- und Haltearbeit verbunden sind, erhöhen dagegen die Spannkraft.

4.2 Zielsetzung

Zusammenfassend sollen folgende Ziele verwirklicht werden:
- Verbesserung der Beckenaufrichtung für eine gute Körperhaltung;
- Stärkung der Beckengürtelmuskulatur;
- Lösung von Muskelspannungen im Beckenbereich;
- Anregung von Kreislauf und Stoffwechsel;
- Erhöhung der Beckenmobilisation;
- Prävention gegen Kreuzbeschwerden.

4.3 Übungsbeispiele

Ausgangsstellung: Rückenlage; Kopf und Schultern werden mit Kissen unterstützt; Arme liegen gestreckt neben dem Rumpf, die Handflächen zeigen nach unten; beide Beine sind gestreckt.

Übung 1: EA mit verstärktem Kippen des Beckens (verstärkte Lendenwirbelsäulenlordose) – AA: Lendenwirbelsäule fest gegen die Unterlage drücken.

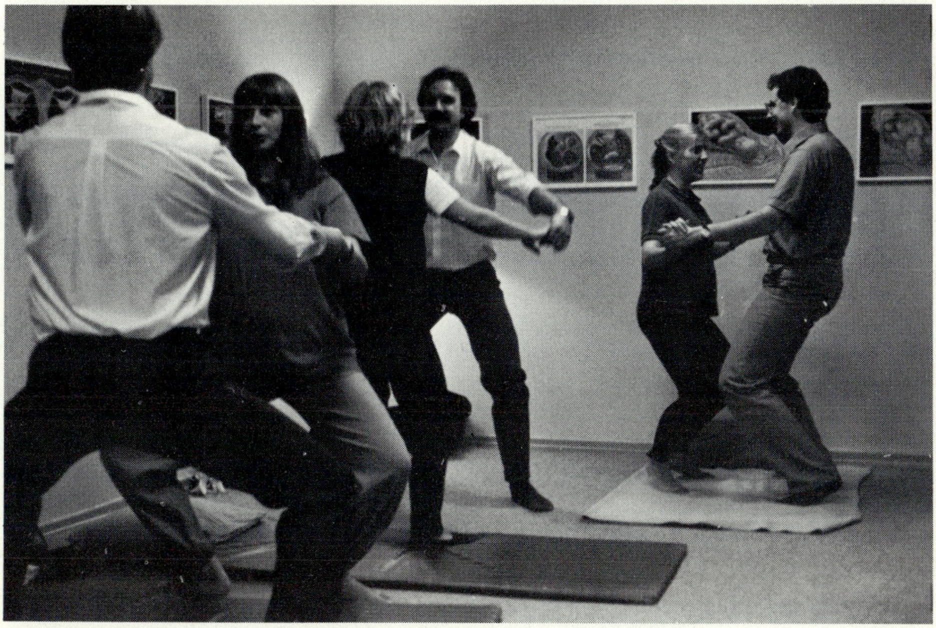

Abb. 70. Mobilisation des Beckens

Übung 2: Wie Übung 1; bei der AA Beine anhocken; Knie von außen mit Händen umfassen und zum Körper heranziehen (Abb. 71).

Übung 3: Beide Beine angehockt aufstellen; EA mit Abheben des Beckens; Schulter, Kopf und Füße berühren als Stützpunkte den Boden (Brücke) – AA mit Beckensenken; Wirbelsäule fest gegen die Unterlage pressen.

Übung 4: Wie Übung 3; während der Brücke Becken drehen und eine Beckenseite zum Boden senken.

Übung 5: EA: eine Beckenseite nach oben ziehen, so daß sich Beckenkamm und Rippen nähern – AA: ein Bein lang aus der Hüfte herausziehen, so daß sich die Hüfte fußwärts verschiebt.

Übung 6: Ein Bein gestreckt, eins angehockt halten; Arme liegen in der Seithalte am Boden; das angehockte Bein weit über das gestreckte Bein legen bis das Knie etwa in Hüfthöhe den Boden berührt; wieder zurückführen in die Ausgangsstellung; schnell und rhythmisch ausführen.

Übung 7: Beide Beine strecken, Arme in Seithalte; beide Beine und Becken um die Längsachse des Körpers nach rechts/links drehen. Oberkörper und Arme bleiben fest auf dem Boden. Hüftbewegungen schnell und rhythmisch ausführen.

Übung 8: Beine angehockt aufstellen; Becken abheben und um die Längsachse kreisen.

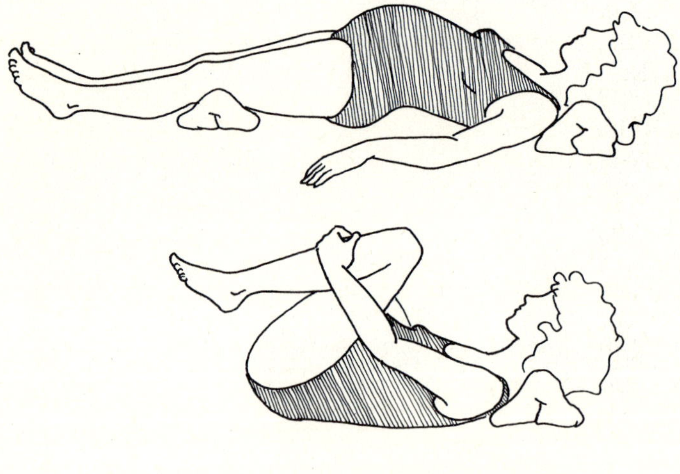

Abb. 71.
Mobilisation des Beckens (Übung 2)

Ausgangsstellung: Seitlage; Kopf und evtl. Brust unterpolstern; der untere Arm ist nach oben gestreckt; der Kopf liegt auf diesem Arm; der obere Arm ist gebeugt; die Hand liegt in Augenhöhe auf dem Boden; Hüft- und Beingelenke sind in kleiner Beugestellung.

Übung 9: Wie Übung 1.

Übung 10: Obere Beckenseite nach vorne bodenwärts bewegen; die untere Beckenseite behält den Bodenkontakt – Beckenseite wieder aufwärts bewegen in die Ausgangsstellung; weiter nach hinten bodenwärts bewegen, bis beide Gesäßhälften den Boden berühren.

Übung 11: EA: obere Beckenseite heraufziehen – AA: gestrecktes Bein aus der Hüfte herausziehen (wie Übung 5).

Ausgangsstellung: Langsitz mit aufgestützten Unterarmen; die Beine sind angehockt aufgestellt.

Übung 12: EA mit verstärkter Lordosierung der Lendenwirbelsäule – AA mit starker Kyphosierung der Wirbelsäule; schnelle und rhythmische Bewegungen.

Übung 13: Beine anhocken; beide Knie im Wechsel nach rechts/links fallen lassen.

Übung 14: Im Wechsel die rechte/linke Beckenseite nach oben anheben.

Übung 15: Im Wechsel rechtes/linkes Bein aus der Hüfte herausschieben und sich dabei vorwärtsbewegen (Beckengehen); Unterarme vom Boden lösen.

Übung 16: Wie Übung 15; im Wechsel rechtes/linkes Bein gestreckt in die Hüfte hineinschieben und sich dabei rückwärts bewegen (Beckengehen rückwärts).

Ausgangsstellung: Bankhaltung; Hände, Knie und Füße bilden die Bodenstützpunkte; die Wirbelsäule befindet sich in horizontaler Lage; der Kopf wird in Verlängerung der Wirbelsäule gehalten.

Übung 17: EA: Lendenwirbelsäule verstärkt lordosieren, Kopf in den Nacken nehmen – AA: Wirbelsäule insgesamt stark kyphosieren; Kinn auf Brustbein legen; mit den Armen verstärkt Druck gegen den Boden nach hinten geben (Katzenbuckel).

Übung 18: Beckenkreisen um die Querachse des Körpers; vor- und rückwärts.

Übung 19: EA: Druck von den Füßen geben; der Rumpf wird nach vorne geschoben; die Wirbelsäule ist lordosiert – AA: Becken wird aufgerichtet; durch Druck der Hände gegen den Boden wird der Rumpf nach hinten bewegt; der Kopf wird entspannt zwischen den Armen gehalten.

Übung 20: Beckenkreisen rechts/links um die Längsachse des Körpers.

Übung 21: Seitliches Verschieben des Beckens; einseitig und wechselseitig; eine Hüftseite nähert sich dem Rippenbogen; mit nachfedern.

Übung 22: Rechte Beckenhälfte zur Seite bewegen; rechte Schulter ebenfalls seitlich bewegen, so daß sich Schulter und Becken entgegenkommen; der Kopf wird in Bewegungsrichtung genommen; Blickrichtung: am rechten Arm vorbei zum Becken (Schwanzwedeln) (Abb. 72).

Übung 23: EA: Ein Bein lang nach hinten herausstrecken, in Verlängerung der Wirbelsäule – AA: gestrecktes Bein anbeugen unter Rumpf; Wirbelsäule stark kyphosieren.

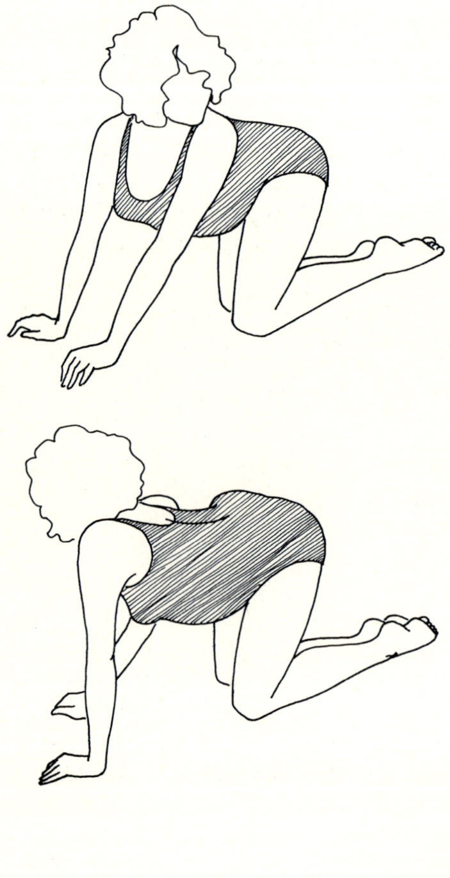

Abb. 72.
Mobilisation des Beckens
(Übung 22 „Schwanzwedeln“)

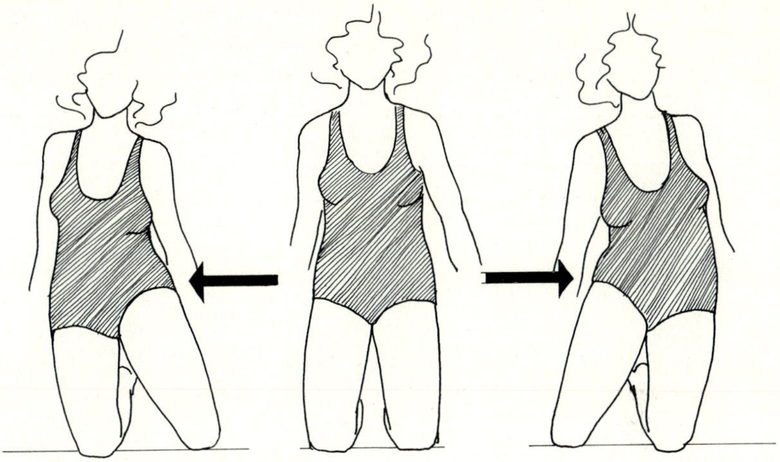

Abb. 73. Mobilisation des Beckens (Übung 29)

Ausgangsstellung: Kniestand.

Übung 24: EA: Becken geringfügig kippen und nach hinten bis zum Fersensitz führen – AA: Beckenaufrichten und zum Kniestand kommen.

Übung 25: Im Wechsel rechte und linke Beckenseite nach vorne drehen.

Übung 26: Im Hüftgelenk minimal beugen; eine Becken- und Brustkorbseite nach vorne bewegen; Becken bodenwärts senken und zum Sitz auf dem Boden neben den Unterschenkeln kommen; gegengleich; aufrichten evtl. mit Unterstützung der Arme; gegengleich. Die Bewegung erfolgt langsam und wird von der Hüfte aus angeführt.

Übung 27: Beckenkippen und Beckenaufrichten im schnellen Wechsel und unter Einbeziehung der gesamten Wirbelsäule.

Übung 28: Beckenkreisen rechts/links um die Längsachse der Körpers.

Übung 29: Eine Beckenhälfte seitlich herausschieben und nachfedern; Schulter gegengleich nach unten senken, so daß eine Körperseite kontrahiert, die andere gedehnt ist (Abb. 73).

Ausgangsstellung: Stand; kleine Grätschstellung.

Übung 30: EA: mit verstärktem Kippen des Beckens und Beugen in den Beingelenken – AA: Aufrichten des Beckens mit Strecken der Gelenke.

Übung 31: EA: Kippen des Beckens mit geringfügigem Vorbeugen des gestreckten Rumpfes; Beingelenke bleiben in Streckstellung – AA:

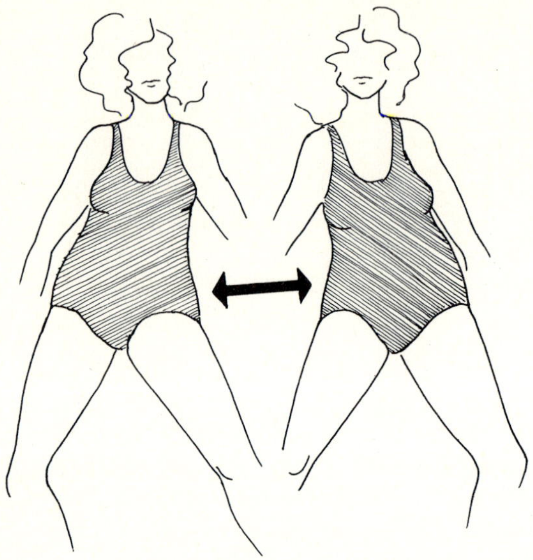

Abb. 74. Mobilisation des Beckens (Übung 32)

Vorschieben des Beckens bei gestrecktem Hüftgelenk; im Kniegelenk stark beugen; nachfedern.

Übung 32: Eine Beckenhälfte zur rechten Seite bewegen; Körpergewicht wird auf das rechte Bein verlagert; im Kniegelenk geringfügig beugen; gegengleich (Abb. 74).

Übung 33: Beckenkreisen um die Längsachse des Körpers.

Übung 34: Beckenkreisen um die Querachse des Körpers bei aufgerichtetem Rumpf.

Übung 35: Beckendrehungen mit Gewichtsverlagerungen: eine Beckenseite nach vorne drehen; Körpergewicht auf die entsprechende Seite des Beines verlagern; nachgeben in den Gelenken; gegengleich.

Ausgangsstellung: Hockersitz.

Übung 36: EA mit Beckenkippen, lordosieren der Lendenwirbelsäule – AA mit Beckenaufrichten und Kontraktion der Bauchmuskeln; die Bekkenbewegung erfolgt gegen den weitgehend ruhig gehaltenen Brustkorb.

Übung 37: Wie Übung 36; mit Handwiderstand am Beckenkamm.

Übung 38: Wie Übung 37; mit Armbewegung: bei der EA Arme bis in Schulterhöhe seitlich ausbreiten – AA: Arme vor dem Körper kreuzen (Abb. 75).

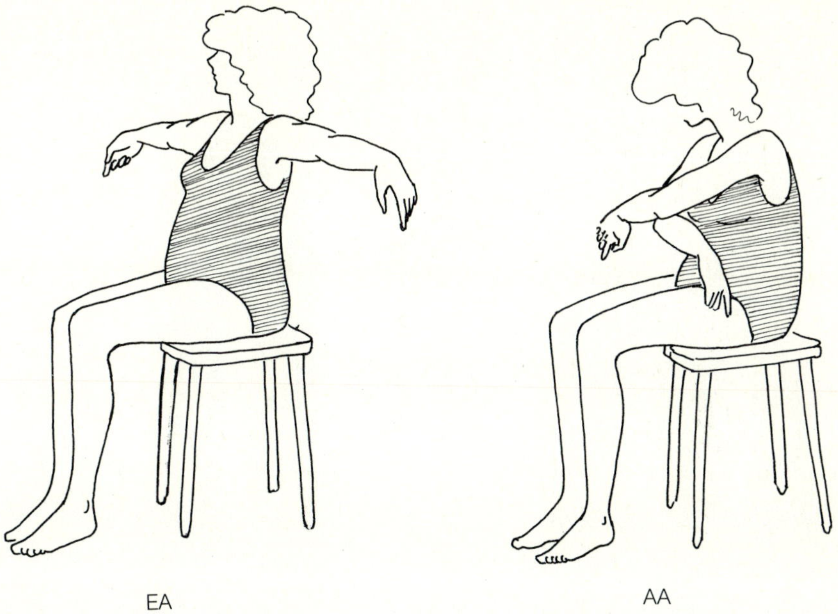

Abb. 75. Mobilisation des Beckens (Übung 38)

Übung 39: Wie Übung 37; mit Armschwüngen: EA: Rückschwung der Arme mit Beckenkippen – AA: Vor-/Hochschwung der Arme mit Aufrichten des Beckens.

Übung 40: Durchkreisen der Arme mit Beckenkippen und -aufrichten.

Übung 41: Vor-/Rückschwung gegengleich seitlich neben dem Körper; dabei Becken im Wechsel kippen und aufrichten.

Übung 42: Beide Arme schwingen an der rechten Körperseite gegengleich: EA mit Aufschwung und Beckenkippen; AA mit Abschwung und Bekkenaufrichten.

Übung 43: Armschwung aus der Seithalte: AA mit Kreuzschwung der Arme frontal und mit Beckenaufrichten und Nachgeben in der Brustwirbelsäule – EA mit Kippen und Aufschwung der Arme in die Seithalte.

Übung 44: Beckengehen; wechselseitiges Vorschieben der rechten/linken Bekkenseite bis zur Hockerkante; vor- und rückwärts; Hände umfassen Hockerkante.

Übung 45: Ablösen und bogiges Nachhintensetzen einer Beckenhälfte. Zurück in die Ausgangsstellung.

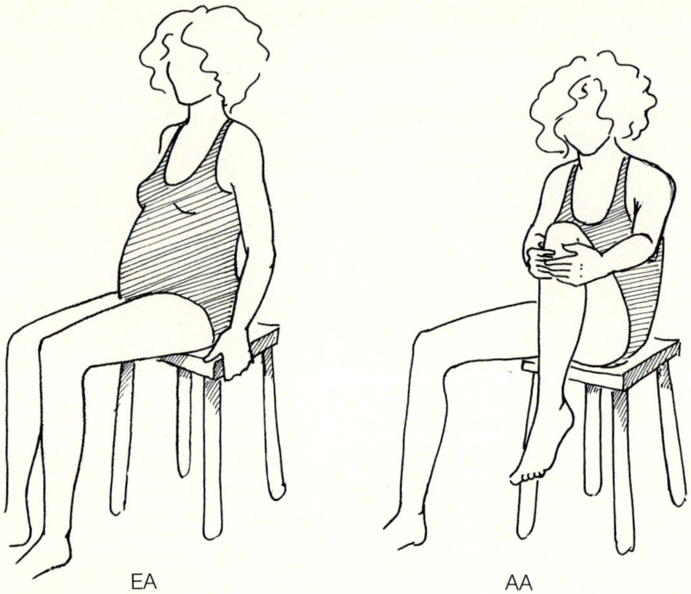

Abb. 76. Mobilisation des Beckens (Übung 48)

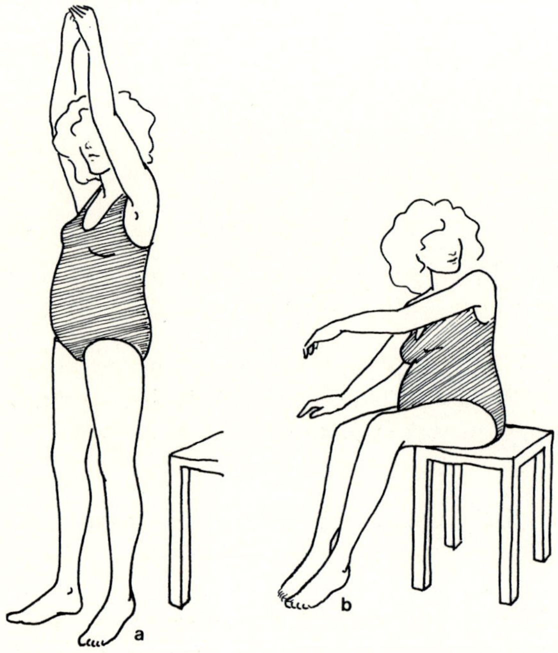

Abb. 77. Mobilisation des Beckens (Übung 49)

Übung 46: Wie Übung 45; eine Beckenseite wird weit nach vorne herausgesetzt.

Übung 47: Wechselseitig rechte/linke Beckenseite anheben und wieder aufsetzen (Beckenwiege).

Übung 48: EA: Becken kippen – AA: Becken aufrichten und linkes/rechtes Bein gebeugt anheben und zum Körper heranziehen; Hände umfassen das Knie (Abb. 76).

Übung 49: EA: beide Arme schwingen vor-/aufwärts, Beckenkippen; Gesäß vom Hocker lösen; bis zum Stand aufrichten – AA mit Rückschwung der Arme, Becken aufrichten und Hinsetzen (Abb. 77).

Übung 50: Seitlich neben dem Hocker stehen; Beckendrehung zum Hocker und hinsetzen; mit Armschwung wieder zum Stand kommen.

Beachte:

- Alle Bewegungen sollen langsam und fließend ausgeführt werden; es dürfen keine ruckartigen Bewegungen entstehen;
- alle Übungen sollen gleichmäßig rechts und links ausgeführt werden;
- zu den Beckenübungen, die mit Armschwüngen ausgeführt werden, können Bälle, Stäbe, Keulen etc. hinzugenommen werden;
- die Atmung ist – wenn nicht genau angegeben – immer fließend. Es ist darauf zu achten, daß die Frequenz nicht über 20 Züge/min steigt.

5 Bauchgymnastik

5.1 Anatomie des Bauchmuskelsystems

Das Bauchmuskelsystem bedeckt den gesamten vorderen und seitlichen unteren Abschnitt des Rumpfes. Einzelne Muskelanteile sind kreuzweise verspannt, wodurch eine verstärkte Widerstandsfähigkeit erreicht wird.

Die Gesamtwirkung aller Muskeln trägt

- zur Erhaltung der aufrechten Körperhaltung (als Antagonist zur Rückenmuskulatur),
- zur Bewegung des Rumpfes (Beugung, Neigung, Rotation),
- zur Erhöhung des intraabdominellen Druckes mittels Kontraktion (z. B. bei der Entleerung des Darms, der Harnblase und bei der Austreibung des Kindes),

– zum Zurückhalten der Bauchorgane und
– zum Schutz der Bauchorgane bei.

Das Bauchmuskelsystem setzt sich aus folgenden Einzelmuskeln zusammen:

– *Gerader Bauchmuskel (M. rectus abdominis);* er besteht aus 2 Muskelsträngen, die durch eine sehnige Hülle (Rektusscheide) verlaufen. Der M. rectus abdominis ist 40 cm lang und 7 cm breit; Ursprung: Rippen und Schwertfortsatz; Ansatz: Schambeine; Funktion: Neigung des Rumpfes nach vorne, Antagonist zur tiefen, langen und kurzen Rückenmuskulatur.
– *Äußerer schräger Bauchmuskel (M. obliquus externus abdominis):* er ist der größte, dickste und oberflächlichste Bauchmuskel. Ursprung: 5.–12. Rippe; Ansatz: Darmbeinkamm; Funktion: Beugung des Rumpfes nach vorne bei Kontraktion des linken und rechten Muskelabschnitts und bei Fixierung des Beckens.
– *Innerer schräger Bauchmuskel (M. obliquus internus abdominis):* er ist ein kleiner, dicker und fächerförmig verlaufender seitlicher Bauchmuskel; Ursprung: Lendenrückenbinde, Darmbeinkamm und Leistenband; Ansatz: 10.–12. Rippe; Funktion: Seitneigung des Rumpfes bei einseitiger Kontraktion, Senken der Rippen ventralwärts bei gleichzeitiger Kontraktion.

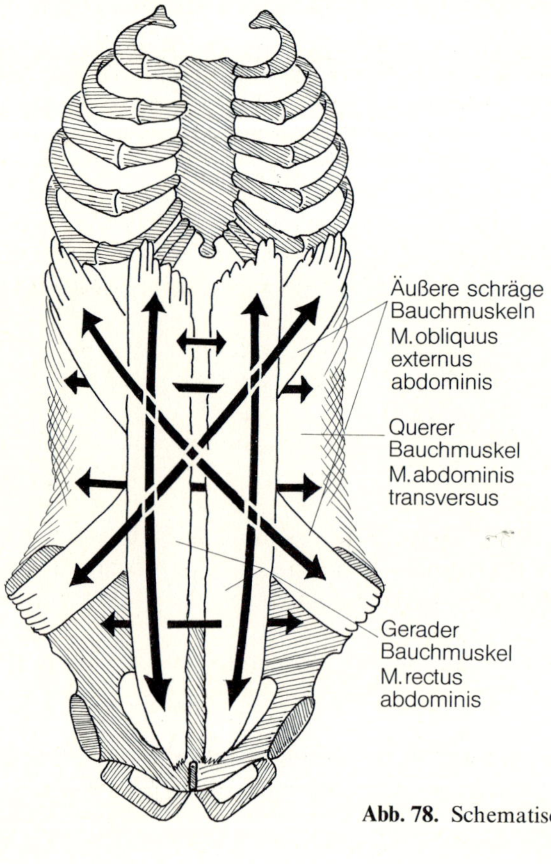

Abb. 78. Schematische Darstellung der Bauchmuskulatur

- *Querer Bauchmuskel (M. transversus abdominis):* er spannt sich wie eine Bauchbinde um die Taille herum und bestimmt deren Ausprägung; Ursprung: Rippen, Lendenrückenbinde, Darmbeinkamm; Ansatz: Aponeurose der Bauchmuskeln; Funktion: Einengung der Bauchhöhle, Drehbewegung des Rumpfes.
- *Pyramidenmuskel (M. pyramidalis):* er liegt in der Rektusscheide und ist dem geraden Bauchmuskel vorgelagert; beim Menschen ist er bedeutungslos, bei Beuteltieren ist er noch stark ausgeprägt.
- *Viereckiger Lendenmuskel (M. quadratus lumborum):* er gehört zu den hinteren Bauchmuskeln; Ursprung: Darmbeinkamm; Ansatz: 12. Rippe, Querfortsätze der Lendenwirbelsäule; Funktion: Herabziehen der 12. Rippe zur Sicherung der Lendenlordose; Seitwärtsneigung des Rumpfes bei einseitiger Kontraktion.

5.2 Veränderungen des Bauchmuskelsystems während der Schwangerschaft

Wie bereits auf S. 28 beschrieben, kommt es insbesondere in der Spätschwangerschaft durch die Größenzunahme des Kindes zur starken Dehnspannung der Bauchmuskulatur. Darüber hinaus belastet die intensivere Ausprägung der Lendenlordose das Bauchmuskelsystem zusätzlich. Die geraden Bauchmuskelstränge verlängern sich auf etwa 15 cm. Während im nichtschwangeren Zustand die geraden Bauchmuskeln dicht nebeneinander von den Rippen zu den Schambeinästen verlaufen, weichen sie jetzt, besonders in der Spätschwangerschaft, auseinander, so daß eine physiologische Rektusdiastase entsteht.

Das Ausmaß der Dehnung wird von verschiedenen Faktoren bestimmt:
- vom Befund der Bauchmuskulatur vor Eintritt der Schwangerschaft (trainierte oder untrainierte Bauchmuskeln),
- von den Trainingsreizen der Bauchmuskeln während der Schwangerschaft,
- von der Dehnungsintensität (Größe des Kindes, Fruchtwassermenge, Mehrlingsschwangerschaft u. a.).

Um das Bauchmuskelsystem intakt zu halten, ist ein kontinuierliches Bauchmuskeltraining erforderlich. Zur Erhaltung der Elastizität tragen das synergistische Anspannen der Bauchmuskeln und Kräftigungsübungen für die quere und schräge Bauchmuskulatur bei. Kräftigungsübungen für die gerade Bauchmuskulatur sollten nur im ersten und zweiten Trimenon der Schwangerschaft ausgeführt werden. In der Spätschwangerschaft käme es bei Belastung der geraden Bauchmuskeln zur Verstärkung der Rektusdiastase.

Bei allen Übungen ist zu beachten, daß
- die Atmung immer fließend bleibt,
- die Anspannung immer mit der Ausatmung koordiniert wird,
- der Bauch-Becken-Raum durch den Bewegungsablauf nicht eingeengt wird,
- es nicht zum Austreten der Bruchpforte kommt (nur mit breiter Leinenbandage arbeiten).

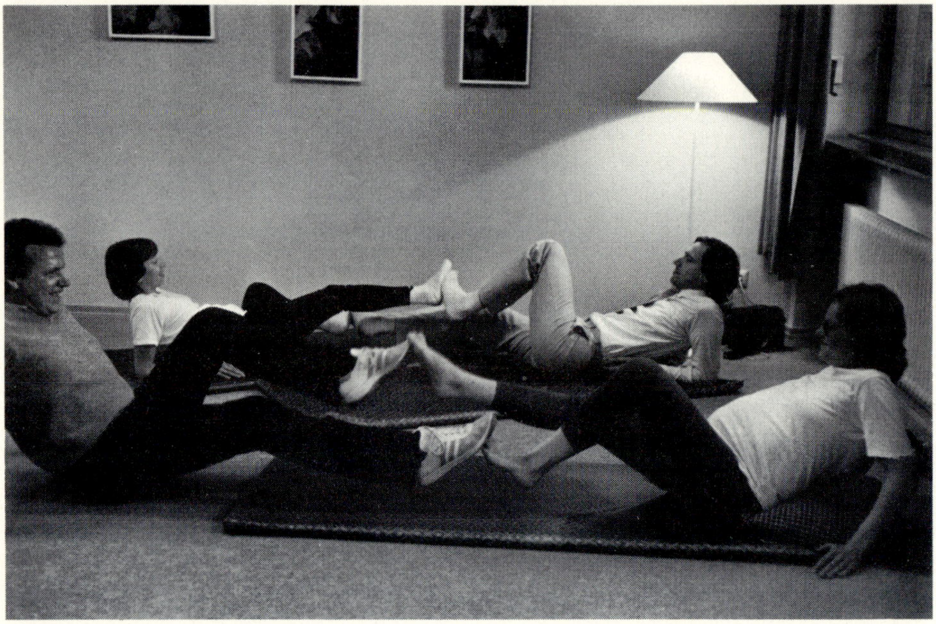

Abb. 79. Bauchmuskelkräftigung

5.3 Zielsetzung

Mit dem Bauchmuskeltraining sollten folgende Ziele erreicht werden:
- Erhaltung einer guten Rumpfaufrichtung mit Ausgleich der Lendenlordose,
- Erhaltung der Rumpfbeweglichkeit,
- Erhaltung der Bauchdeckenelastizität und -spannung zur Grenzsicherung der Bauchorgane und des Fetus, sowie zum Schutz derselben,
- Vermeidung von Kreuzschmerzen, (verspannte Rückenmuskeln als Folge der antagonistischen Mitarbeit),
- Vermeidung bzw. Linderung bei Dehnspannungsschmerzen im Bauchbereich,
- Erhaltung der intensiven Kontraktionsfähigkeit für die Darm- und Harnblasenentleerung und für die Austreibung des Kindes.

5.4 Übungsbeispiele

5.4.1 Synergistische Bauchmuskelanspannung

Hier werden alle Muskelabschnitte des Bauches gleichzeitig innerviert. Die Bauchdecke wird eingezogen. Die Übung kann in verschiedenen Ausgangsstellungen ausgeführt werden und ist in den Alltag der Schwangeren mühelos zu integrieren.

Ausgangsstellung: Rückenlage mit angehockt aufgestellten Beinen; Handflächen liegen auf dem Bauch.

Übung 1: EA: Bauchdecke entspannen – AA: Bauchdecke anspannen bei gleichzeitigem Aufrichten des Beckens; Bauch aktiv von den Händen wegziehen; die Lendenwirbelsäule fest auf die Unterlage drükken, ohne jedoch die Rückenmuskulatur anzuspannen.

Ausgangsstellung: Bankstellung

Übung 2: EA: Bauchdecke entspannen bei leicht gekipptem Becken – AA: Bauchdecke entspannen bei gleichzeitigem Aufrichten des Beckens (Abb. 80).

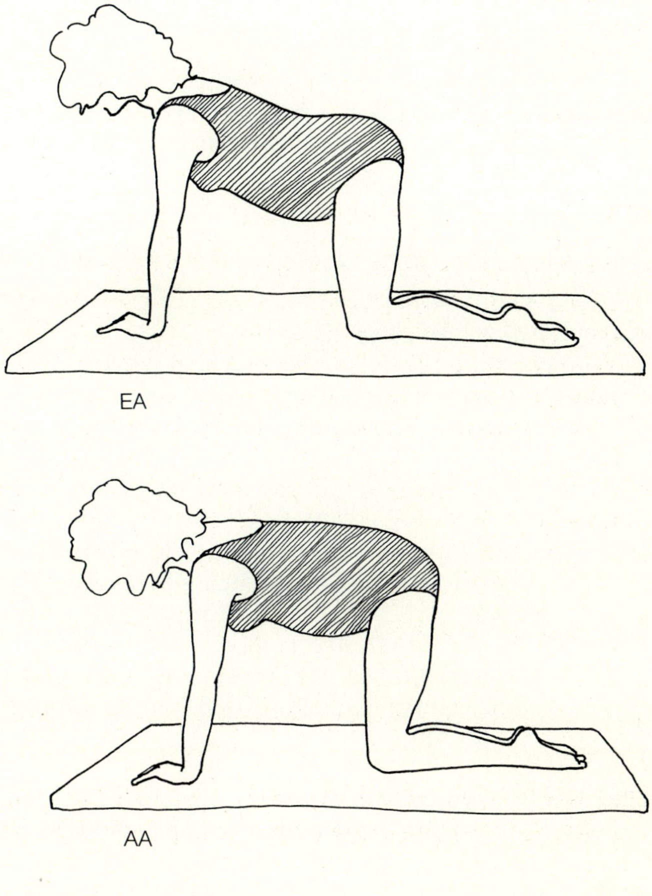

Abb. 80. Synergistische Bauchmuskelanspannung (Übung 2)

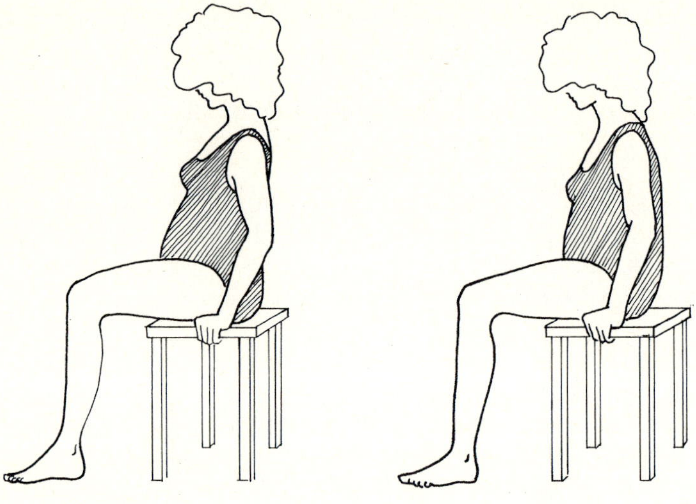

Abb. 81. Synergistische Bauchmuskelanspannung (Übung 3)

Ausgangsstellung: Sitz auf dem Stuhl

Übung 3: EA: Bauchdecke bei leicht gekipptem Becken entspannen – AA: Bauchdecke anspannen bei gleichzeitigem Aufrichten des Beckens (Abb. 1).

5.4.2 Übungsbeispiele zur Kräftigung der schrägen Bauchmuskulatur

Ausgangsstellung: Rückenlage

Übung 4: Wechselseitiges Hochziehen einer Hüfte; das gestreckte Bein wird in die Hüfte hineingestoßen.

Übung 5: Wie Übung 4; mit Anheben des gestreckten Beines.

Übung 6: Ein Fuß wird auf den Fußrücken des anderen Fußes gelegt: wie Übung 4; beim Hochziehen gibt der aufgelegte Fuß Widerstand.

Übung 7: Beide Hände liegen hinter dem Kopf; die Beine sind angehockt aufgestellt. Mit der Ausatmung Kopf und Schulter vom Boden lösen; Rumpf drehen, so daß eine Ellenbogenspitze nach oben zeigt (Abb. 82).

Übung 8: Einatmen und Weiten des Brustkorbes; Ausatmen; dabei Kopf und Brustkorb vom Boden lösen und seitwärts neigen.

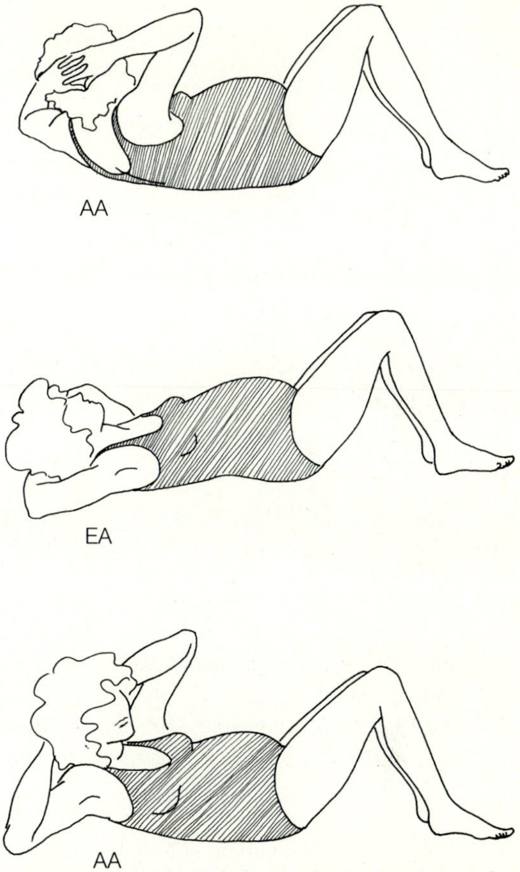

Abb. 82.
Kräftigung der schrägen Bauchmuskeln (Übung 7)

Übung 9: Beide Beine sind gestreckt: wie Übung 8; während der Seitbeuge die gleichseitige Hüfte hochziehen.

Übung 10: Beide Beine angehockt aufstellen, kleine Grätschstellung; mit der Ausatmung gleichzeitiges Ablösen einer Ellenbogen-Schulter-Brustkorbseite und des gegengleichen Beines; Ellenbogenspitze und Kniespitze nähern sich in Bauchnabelhöhe (Abb. 83).

Übung 11: Beide Beine anhocken; beide Knie rechts/links zum Boden führen.

Übung 12: Radfahren halbhoch nach links und rechts in die Schrägen.

Übung 13: Ein Bein gestreckt anheben und gleichzeitig gegengleiche Arm-Schulter-Brustkorbregion vom Boden lösen; Fuß- und Fingerspitzen kommen sich entgegen.

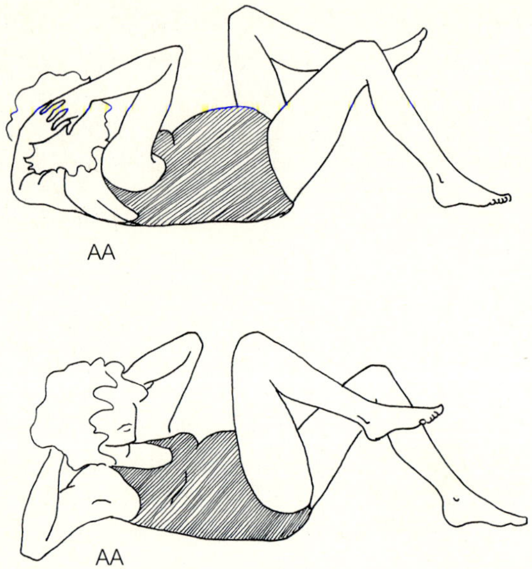

AA

AA

Abb. 83. Kräftigung der schrägen Bauchmuskeln (Übung 10)

Ausgangsstellung: Langsitz mit aufgestützten Unterarmen.

Übung 14: Ein Bein gestreckt aufschwingen–abschwingen über das auf dem Boden liegende Bein – aufschwingen–abschwingen in die Ausgangsposition. Gegengleich.

Übung 15: Trichterkreisen (Kreisen um die Längsachse des Beines) nach rechts und links in die Schräge.

Übung 16: Beidbeiniges Achterkreisen: mit beiden Beinen eine liegende Acht beschreiben.

5.4.3 Übungsbeispiele zur Kräftigung der geraden Bauchmuskulatur

Alle Übungen nur max. bis zum 6. Schwangerschaftsmonat und nur bei intakter Bauchmuskulatur ausführen lassen.

Ausgangsstellung: Rückenlage, Beine gestreckt, Arme lang neben dem Rumpf.

Übung 17: Beugen–strecken: EA mit Anhocken – AA mit Strecken der Beine (ein-, beid- oder wechselseitig ausführen).

Übung 18: Heben–senken: EA mit Strecken beider Beine in die Senkrechte; AA mit wechselseitigem Senken der gestreckten Beine bodenwärts; Beine sofort wieder anhocken und entspannen.

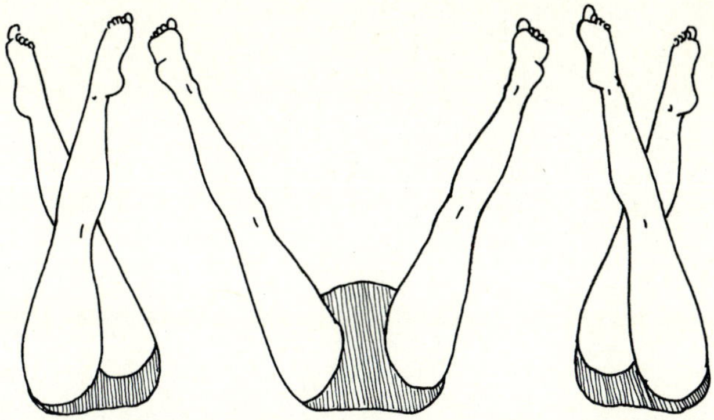

Abb. 84. Kräftigung der geraden Bauchmuskeln (Übung 20)

Übung 19: Radfahren: ein Bein strecken; ein Bein anhocken; Radfahren auf verschiedenen Ebenen, mit Richtungsänderungen und Tempovariationen.

Übung 20: Scheren und grätschen: Beine in der Senkrechten grätschen und scheren im Wechsel (Abb. 84).

Übung 21: Beinrad: kreisen der Beine um die Querachse.

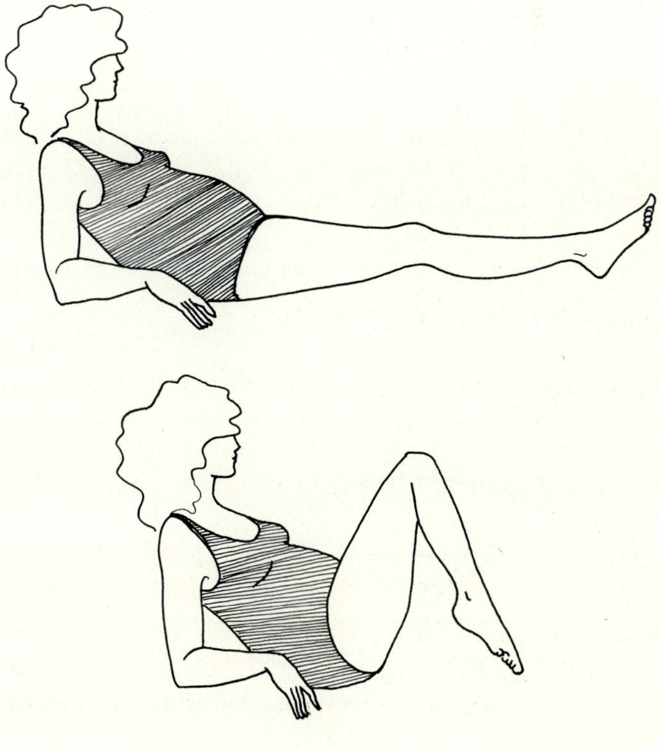

Abb. 85. Kräftigung der geraden Bauchmuskeln (Übung 24)

Ausgangsstellung: Langsitz mit aufgestützten Unterarmen.

Übung 22: Beine anhocken; Füße von der Unterlage lösen; Beine strecken und anhocken im Wechsel.

Übung 23: Gestreckte Beine im Wechsel auf- und abschwingen.

Übung 24: Anhocken der Beine; Fußspitzen berühren dicht am Körper die Unterlage – strecken der Beine; Fersen berühren den Boden (Abb. 85).

Übung 25: Scheren der Beine im Wechsel rechts über links und links über rechts.

Übung 26: Anhocken und grätschen der Beine.

5.4.4 Übungsbeispiele zur Kräftigung der queren Bauchmuskulatur

Ausgangsstellung: Rückenlage, Arme seitlich ausbreiten

Übung 27: Beine angehockt aufstellen; im Wechsel beide Knie nach rechts und links fallen lassen (Abb. 86).

Übung 28: Beide Beine in die Senkrechte strecken; rechtes Bein nach rechts bodenwärts senken; linkes Bein ebenfalls nach rechts senken; linkes Bein anheben zur Senkrechten und dann nach links bodenwärts senken; rechts Bein über die Senkrechte nach links hinunterführen. Gegengleich.

Übung 29: Beine angehockt aufstellen; beide Arme auf die rechte Seite führen; Kopf und linke Schulter vom Boden lösen; Arme mit Schwung zur anderen Seite bringen. Gegengleich.

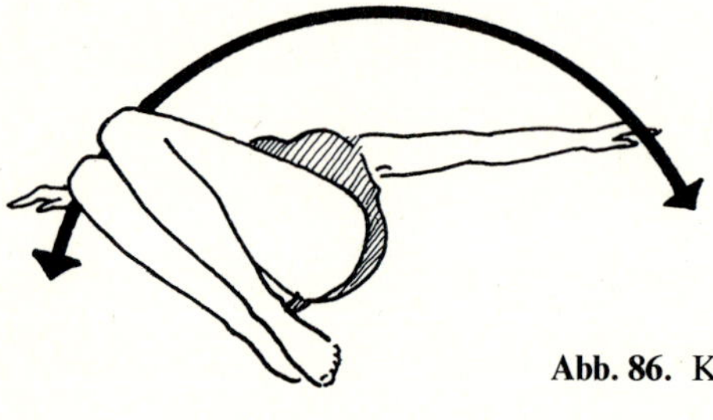

Abb. 86. Kräftigung der queren Bauchmuskeln (Übung 27)

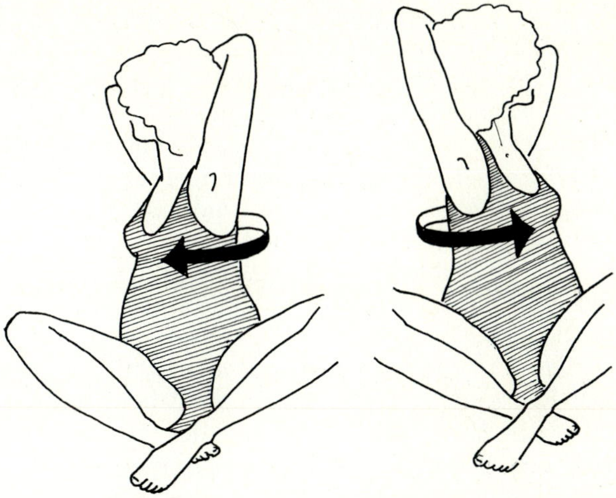

Abb. 87.
Kräftigung der queren Bauchmuskeln (Übung 30)

Ausgangsstellung: Schneidersitz

Übung 30: Arme im Nacken verschränken; Rumpfdrehung (Abb. 87).

Übung 31: Arme in der Seithalte; Rumpfdrehbeuge.

6 Gymnastik für die Brust

6.1 Anatomie der Brust und des Brustmuskels

Die weibliche Brust, die sich zu Beginn der Pubertät verstärkt entfaltet, besteht aus einem Fettpolster, das von Bindegewebe und in geringem Maße auch von Muskelgewebe durchsetzt ist. Das Fettpolster umhüllt die 15–20 Drüsengänge, die alle zur Brustwarze münden. Die Brustwarze sitzt etwas unterhalb der Mitte der Brust und wird umgeben von dem stark pigmentierten Warzenhof.

Die Brust wird gehalten durch den großen Brustmuskel (M. pectoralis major), mit dem sie durch feste Muskelstränge verbunden ist. Erschlafft der Brustmuskel, beginnt sich die Brust zu senken. Eine kräftige Brustmuskulatur ist also Voraussetzung, um dem unliebsamen „Hängebusen" vorzubeugen.

Die Form der Brust wird weitgehend durch den Tonus der Busenhaut bestimmt. Für eine gut duchblutete Haut muß man gerade im Alter durch sanfte Bürsten- und Handmassagen, durch Wechselduschen und Einreibungen von Ölen Sorge tragen.

Die Größe der Brust ist von dem Fettpolster abhängig, der sich durch hormonellen Einfluß in der Pubertät entfaltet.

Während der Schwangerschaft vergrößert sich der Busen wiederum durch hormonellen Einfluß. Die Drüsenkörper und -gänge vergrößern sich. Die Brust bereitet sich auf ihre spätere Aufgabe der Milchproduktion vor. Auch das Fettgewebe vermehrt sich und die Blutgefäße vergrößern sich. Die Brust nimmt bis zum Ende der Schwangerschaft um ca. 600 g zu. Der Brustmuskel hat so mehr zu halten und muß deshalb in der Schwangerschaft verstärkt innerviert werden.

Der M. pectoralis major ist eine kräftige, etwa 3 cm dicke Muskelplatte, die fächerförmig die vordere Brustkorbwand bedeckt. Mit seinem oberen Muskelbündel bildet er die vordere Achselfalte.

Die Ursprungspunkte sind Schlüsselbein, Brustbein, 2–7. Rippenknorpel und Rektusscheide. Der Hauptanteil jedoch kommt vom Brustbein. Der Ansatzpunkt ist das proximale Ende des Oberarms. Bedingt durch die Überkreuzung der Faserzüge setzt der Muskelstrang, der von der Rektusscheide kommt, am obersten Punkt der Großhöckerleiste an.

Die Innervierung des Brustmuskels geschieht durch ein Nach-Vorn- und Nach-Innen-Bringen des Armes, sowie durch das Adduzieren des Armes. Bei fixierten Armen, z.B. beim Klimmzug, Klettern oder Lastentragen wird unter

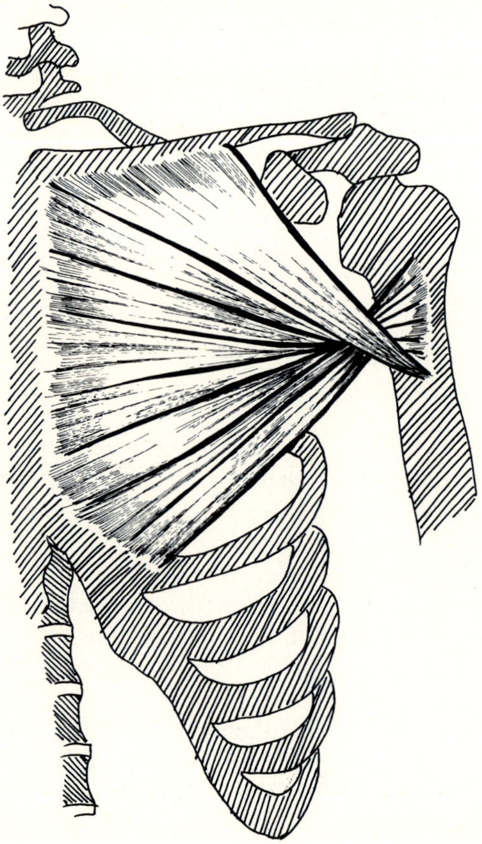

Abb. 88.
M. pectoralis major
bei herunterhängendem Arm

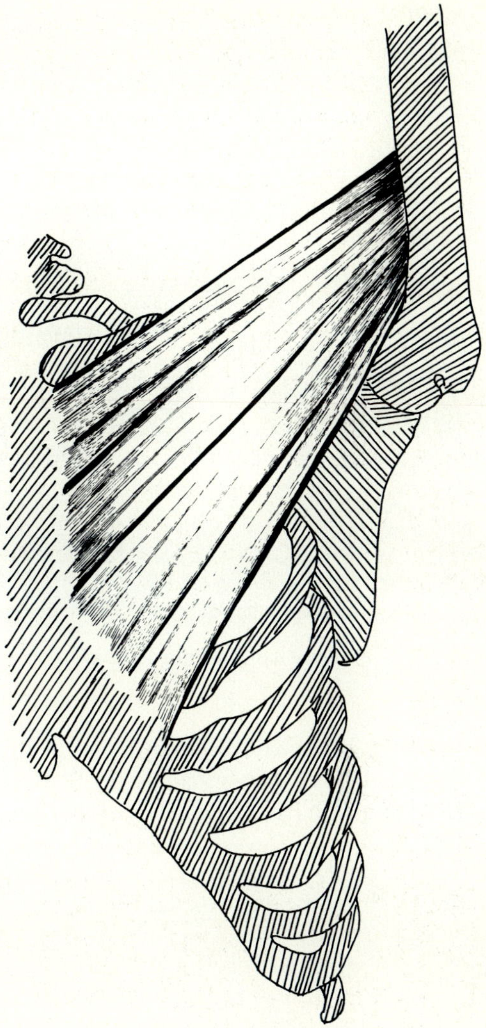

Abb. 89.
M. pectoralis major
bei Armhochhalte

Mithilfe der Rückenmuskeln der Körper nach oben gehoben. Darüber hinaus dient er als Hilfsmuskel bei der Einatmung.

6.2 Zielsetzung

Zusammengefaßt soll das Training des großen Brustmuskels folgende Funktionen erfüllen:

– Lockerung des Brustmuskels zur Verbesserung der Bewegungsführung und -empfindung;

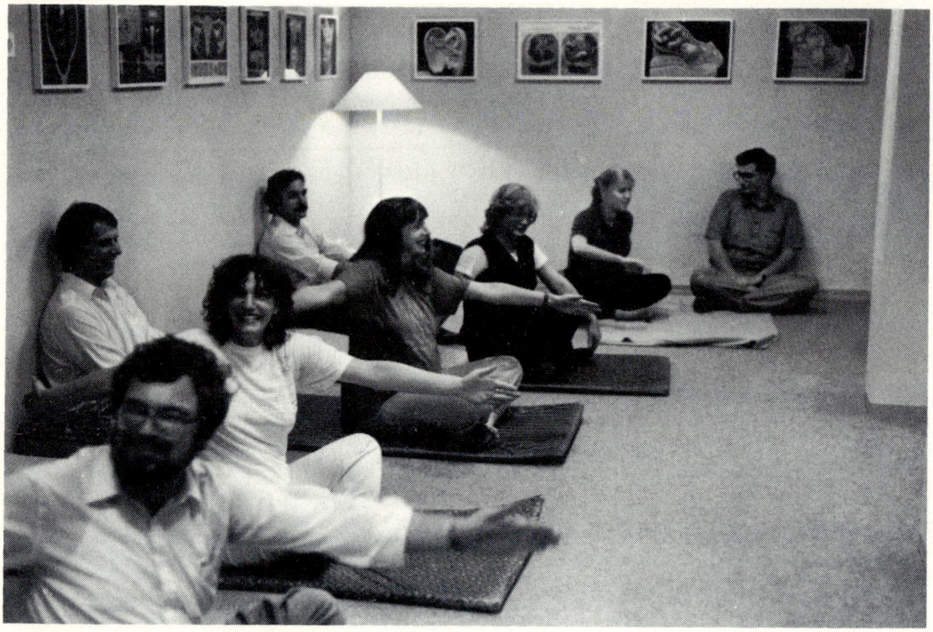

Abb. 90. Kräftigung der Brustmuskulatur

- Beseitigung nervöser Spannungen im Bereich des Brustkorbes;
- Kräftigung des Brustmuskels zur Senkbusenprävention;
- Dehnung des Brustmuskels zur Erhaltung des normalen Bewegungsumfanges;
- Verbesserung der Körperaufrichtung durch Vermeidung des Anhebens oder des Nach-Vorne-Fallens der Schulter.

6.3 Übungsbeispiele

6.3.1 Übungsbeispiele zur Entspannung des großen Brustmuskels

Die folgenden Übungen wirken nicht nur auf den M. pectoralis major, sondern auf die gesamte Schultergürtel- und Oberarmmuskulatur entspannend.

Ausgangsstellung: Hockersitz

Übung 1: Fallenlassen der Arme aus der Hochhalte: EA mit Anheben der Arme in die Hochhalte – AA: Arme entspannt in sich zusammenfallen lassen; neben dem Körper auspendeln (Abb. 91).

Übung 2: Wie Übung 1; Arme anheben in der Reihenfolge: Oberarm, Unterarm, Hand, Fallenlassen in umgekehrter Reihenfolge.

Übung 3: Wie Übung 1; Anheben der Arme mit bewußtem Anspannen in der Hochhalte.

Übung 4: Anheben der Schulter im raschem Wechsel (ein-, beid- und wechselseitig).

Übung 5: Vor- und Zurückführen der Schulter im raschen Wechsel.

Übung 6: Ausschütteln der Schulter in der Rumpfvorbeuge.

Übung 7: Schulterkreisen vor- und rückwärts (ein-, beid- und wechselseitig).

Übung 8: Ausschütteln der Arme.

Übung 9: Fallenlassen der Arme aus der Vor- bzw. Rückhalte: EA: ein Arm in die Vorhalte, den anderen in die Rückhalte führen; Rumpfaufrichtung – Arme entspannt fallen lassen und neben dem Körper auspendeln lassen.

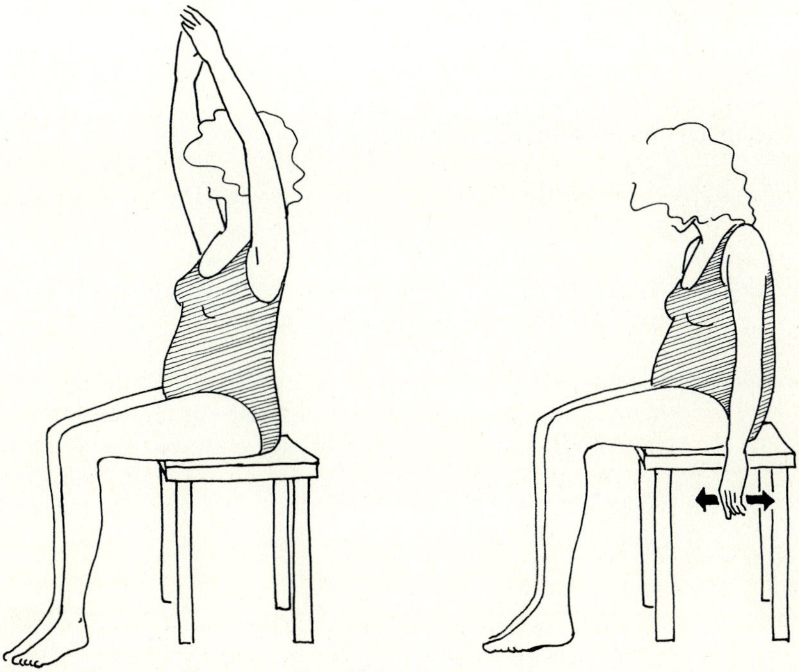

Abb. 91. Entspannung des großen Brustmuskels (Übung 1)

Übung 10: Vor-/Rückpendeln der Arme auf einer Körperseite: EA: ¼-Drehung im Brustkorb mit leichter Rumpfvorbeuge – AA: beide Arme entspannt vor-/rückpendeln lassen. Gegengleich.

6.3.2 Übungsbeispiele zur Lockerung des großen Brustmuskels

Die Lockerungsübungen sind aktive körperliche Bewegungen, mit dem Ziel, eine lockere und damit arbeitsfähige Muskulatur zu schaffen. Das richtige Maß für einen ökonomischen Muskeleinsatz soll gegeben werden, so daß die Bewegungsführung mit dem geringsten Krafteinsatz ausgeführt werden kann. Darüber hinaus werden Fehlspannungen behoben.

Lockerungsübungen lassen sich besonders gut rhythmisch unterstützen und variieren. Die Pendelschwung- und Kreisbewegungen sollten mit unterschiedlicher Betonung ausgeführt werden, wobei der Akzent auf der Rückbewegung liegen sollte.

Alle Übungen sollten im Sitzen auf dem Hocker ausgeführt werden. Ein Üben im Stand mit Übertragung der Schwungbewegung auf die Beingelenke ist eine zu intensive Belastung (Balance, Koordination, Fußgelenkbeanspruchung) für die Schwangere.

Ausgangsstellung: Hockersitz

Übung 11: Paralleler Pendelschwung: Arme in Hochhalte; Vorfallenlassen der Arme; kleiner Pendelschwung vor–rück; Erneuerung des Bewegungsantriebs nach hinten bei jedem 2. oder 4. Pendelschwung.

Übung 12: Wie Übung 11; Arme in die Rückhalte.

Übung 13: Paralleler Kreisschwung seitlings: wie Übung 11; Bewegungsantrieb vergrößern bis zum Kreisschwung von vor-tief nach rück-hoch.

Übung 14: Wie Übung 12; Bewegungsantrieb vergrößern bis zum Kreisschwung; von vor-hoch nach rück-tief.

Übung 15: Wechselseitiger Pendelschwung seitlings: Arme gespannt in Hochhalte, Fallenlassen eines Armes nach vorne, des anderen nach hinten; Pendelschwung durch Bewegungsantrieb wieder erneuern.

Übung 16: Gegengleicher Kreisschwung seitlings: wie Übung 15; Intensivierung des Antriebs bis zum Durchschwung.

Übung 17: Pendelschwung vorlings: Seithalte der Arme; Fallenlassen und frontal vor dem Körper pendeln lassen mit ständiger Erneuerung des Bewegungsantriebs; vor dem Brustkorb werden die Arme überkreuzt.

Übung 18: Kreisschwung vorlings: Frontalschwung vergrößern bis zum Durchschwung der Arme frontal vor dem Körper.

Übung 19: Pendelschwung vorlings mit Überkreuzen der Arme über dem Kopf und vor dem Brustkorb: Arme in Seithalte; Kreuzschwung vor dem Brustkorb; Aufschwingen der Arme über die Seite; Kreuzschwung über dem Kopf.

Übung 20: Mühlenkreisen seitlings: ein Arm aus der Hochhalte rück-tief führen, den anderen aus der Tiefhalte gleichzeitig vor-hoch führen; durch Verstärkung des Bewegungsantriebs zum Schwung kommen (Abb. 92).

Übung 21: Achterschwung mit paralleler Armführung: Arme in Hochhalte; beide Arme zu einer Körperseite abschwingen mit kleiner Rumpfvorbeuge; aufschwingen über rück-auf mit Aufrichtung des Rumpfes; gegengleich.

Übung 22: Pendelschwung beider Arme auf einer Körperseite: Hochhalte der Arme; kleine Brustkorbdrehung, Fallenlassen der Arme; beide Arme seitlings vor–rückpendeln lassen mit Erneuerung des Bewegungsantriebs.

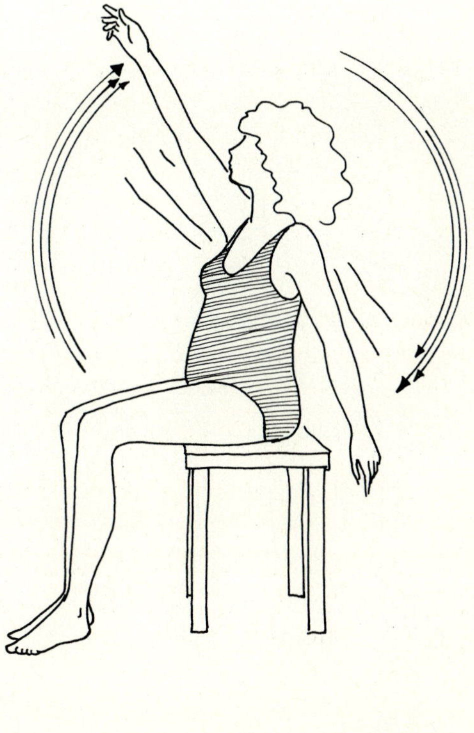

Abb. 92. Lockerung des großen Brustmuskels (Übung 20)

6.3.3 Übungsbeispiele zur Dehnung des großen Brustmuskels

Dehnungsübungen sollten immer erst dann erfolgen, wenn die Muskulatur durch Entspannungs- oder Lockerungsübungen erwärmt worden ist. Das Ausmaß der Dehnung sollte grundsätzlich von der Frau selbst bestimmt und langsam vergrößert werden. Die Dehnung erfolgt immer mit der Ausatmung.

Übung 23: Kreisen der Ellenbogen seitlings: Fingerspitzen liegen auf den Schultern; beide Ellenbogen vor-/aufwärts führen bis in die Hochhalte; langsam nach rück-/abwärts führen.

Übung 24: Wie Übung 23; gegengleich.

Übung 25: Zusammenführen der Schulterblätter: gleiche Armhaltung: Ellenbogen vor dem Rumpf zusammenführen; langsam über die Seite zurückführen und leicht nach hinten nachfedern.

Übung 26: Zusammenführen der Schulterblätter: Arme in Tiefhalte; vorführen der Schultern, Rückführen der Schultern.

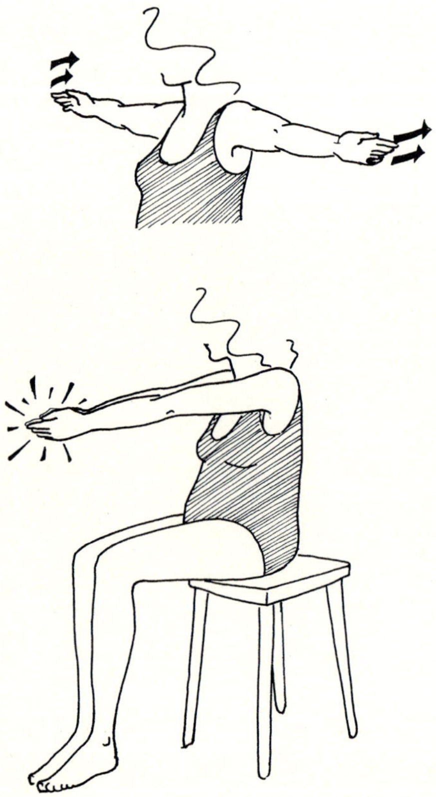

Abb. 93.
Dehnung des großen Brustmuskels (Übung 30)

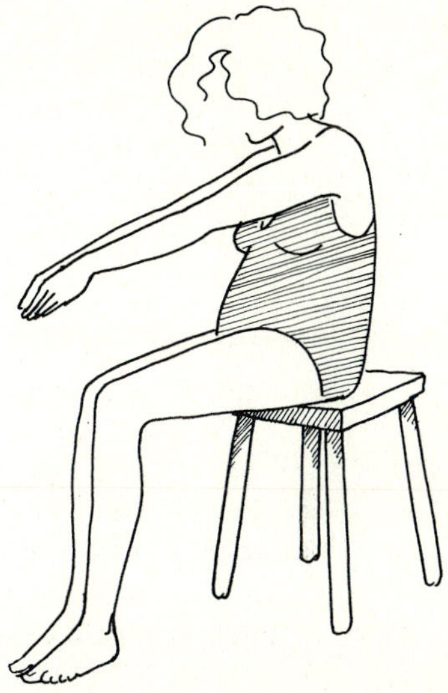

Abb. 94. Isometrische Kräftigung (Übung 31)

Übung 27: Kreisen der Schulter: EA mit Vor-Aufwärtsführen der Schulter – AA: langsam Rück-Abwärtsführen der Schulter.

Übung 28: Vor-Rückführen der Schultern; gegengleich.

Übung 29: Waagerechtes Armkreuzfedern: Arme in Seithalte; kreuzen vor dem Brustkorb; Arme gestreckt in die Seithalte führen und nach hinten nachfedern.

Übung 30: Waagerechter Armschwung vor- und rücklings; Arme in Seithalte; Handflächen zeigen nach vorne; Vorschwingen der Arme auf einer Ebene und in die Hände klatschen; zurückschwingen der Arme und angewinkelt rücklingsschwingen, Handflächen hinter dem Rücken zusammenführen (Abb. 93).

6.3.4 Isometrische Kräftigungsübungen

Da sich während der Schwangerschaft Kraftübungen, insbesondere Schnellkraftübungen nicht eignen, sollte die Kräftigung des Brustmuskels vorwiegend durch isometrische Übungen erfolgen. Hierbei kommt es ohne jede Bewegung zur Kontraktion des Muskels. Als Ausgangsposition eignet sich der Hockersitz oder der Schneidersitz auf dem Boden.

Übung 31: Handflächenübung: Handflächen in Brustbeinhöhe gegeneinander legen; Ellbogen anheben – AA: Handflächen fest gegeneinanderdrücken bis ein Zug in der Brustmuskulatur zu spüren ist; Kontraktion während der Atempause anhalten.

Übung 32: Unterarmübung: Unterarme übereinanderlegen, Hände umklammern den Oberarm, Anheben der Unterarme in Schulterhöhe; mit der AA versuchen, die Oberarme auseinanderzudrücken durch den Handeinsatz.

Übung 33: Handschlußübung: Hände umfassen sich in Augenhöhe. Ellenbogen anheben in Schulterhöhe; AA: Hände fest gegeneinander drükken.

Übung 34: Armübung: Arme in Vorhalte strecken; Hände umfassen sich; AA: gestreckten Arme weitgehend zusammendrücken.

Übung 35: Oberschenkelübung: beide Unterarme übereinanderschlagen und auf das distale Ende des Oberschenkels legen; AA: Knie aufwärts heben durch Druckgeben der Fußballen gegen den Boden; die Arme geben fest Widerstand.

6.3.5 Übungsbeispiele mit Gerät

Gymnastikball

Ausgangsstellung: Hockersitz

Übung 36: Arme vorm Brustkorb anwinkeln; Ball liegt auf einer Hand; ausbreiten der Arme in die Seithalte – anwinkeln der Arme und Ball in die andere Hand übergeben; gegengleich.

Übung 37: Waagerechtes Kreisen des Balles in der Horizontalebene: Ball auf einer Hand; beide Arme in die Seithalte; gestreckte Arme nach vorne zusammenführen und Ball in die andere Hand übergeben; Arme gestreckt zurückführen und Ball hinter dem Rumpf übergeben.

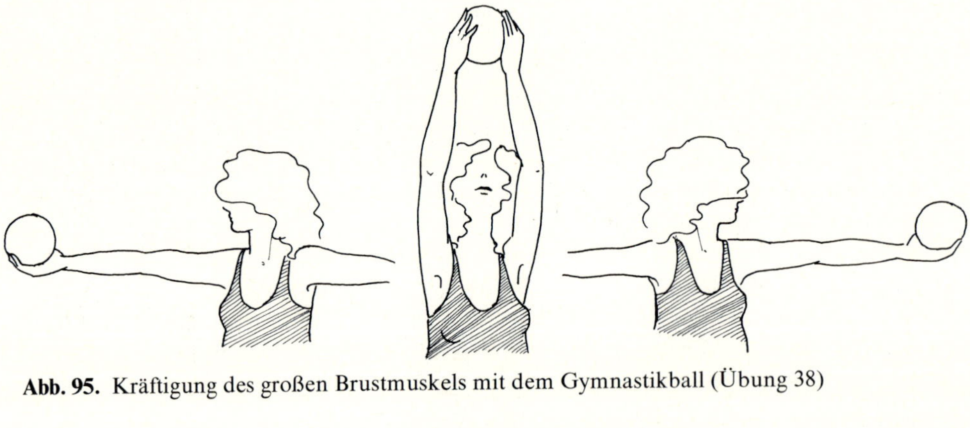

Abb. 95. Kräftigung des großen Brustmuskels mit dem Gymnastikball (Übung 38)

Übung 38: Ball auf einer Hand; beide Arme in die Seithalte; Ball über dem Kopf übergeben und wieder in die Seithalte führen (Abb. 95).

Übung 39: Parallelschwung der Arme seitlings mit Übergeben des Balles vor-/rücklings: beide Arme in Vorhalte, Ball liegt auf einer Hand, Rück-vor-rück-vor-rück-Schwung der Arme und übergeben des Balles rücklings über 2 Zeiten.

Stab

Übung 40: Frontalkreise: Stab waagerecht in Brusthöhe fassen; große Frontalkreise vor dem Rumpf ausführen; die Wirbelsäule nimmt die Bewegungen elastisch mit auf.

Übung 41: Führen des Stabes über den Kopf: waagerechte Stabhaltung; Fassung an Enden; Arme gestreckt in Schulterhöhe; im Bogen Stab über die Hochhalte hinter dem Kopf abwärts bei angewinkelten Armen führen.

Übung 42: Kreisen des Stabes hinter dem Kopf: vertikale Stabhaltung, Stab wird in der Mitte gefaßt und hinter dem Kopf gehalten; kreisen des Stabes um die Längsachse; Ellbogen so weit wie möglich in die Seite herausführen (Abb. 96).

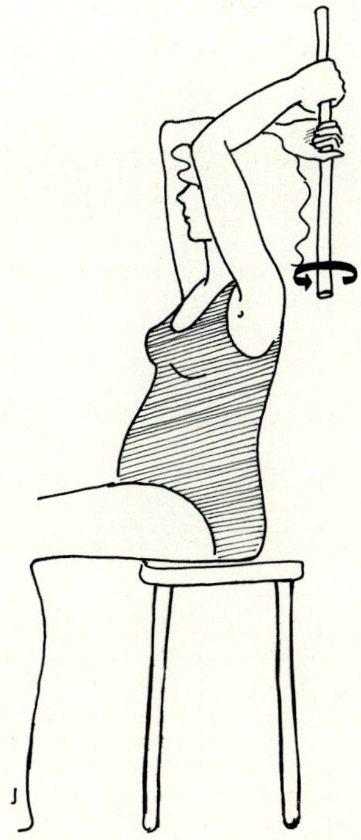

Abb. 96. Kräftigung des großen Brustmuskels mit dem Gymnastikstab (Übung 42)

Übung 43: Überwurf des Stabes: Stab senkrecht halten; Fassung in der Mitte, in Schulterhöhe. Arme aus der Seithalte in die Vorhalte mit gestreckten Armen führen; Stab loslassen und mit der anderen Hand aufnehmen; gegengleich.

Keulen

Übung 44: Gleichseitiger Kreisschwung seitlings: Keulen an den Köpfen mit 2 Fingern; vor-rück-Schwung mit Vergrößerung des Bewegungsantriebs bis zum Durchkreisen. Gegenrichtung.

Übung 45: Aufschwingen mit Gegenschlag: Keulen über die Seithalte aufschwingen bis in die Hochhalte; über dem Kopf Keulen gegeneinanderschlagen; Abschwung: Keulen seitlings auspendeln lassen.

Übung 46: Mühlenkreisen nach hinten abwärts.

Übung 47: Vor- und Rückschwingen der Keulen mit Gegenschlag; Arme in Seithalte; Keulen werden in Verlängerung der Arme gehalten; gestreckte Arme vorführen mit Keulengegenschlag; zurückschwingen

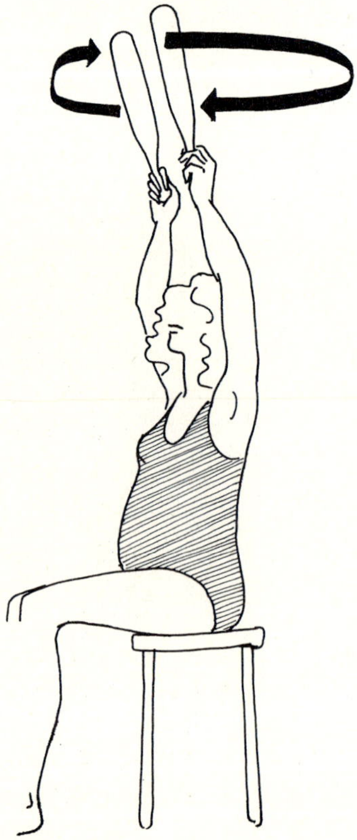

Abb. 97. Kräftigung des großen Brustmuskels mit Gymnastikkeulen (Übung 48)

der Arme auf einer Ebene mit Keulengegenschlag hinter dem Rükken mit kleiner Rumpfvorbeuge.

Übung 48: Horizontaler Kreisschwung über dem Kopf: beide Arme in die Schräghochhalte; gleichseitiger Arm-Kreis-Schwung mit leichtem Rumpfkreisen. Gegenrichtung.

Übung 49: Armkreuzschwung: Arme in Seithalte führen, Arme gestreckt und auf einer Ebene nach vorne schwingen und frontal überkreuzen; Arme zurückschwingen in die Seit-Hochhalte bei gleichzeitigem Vorneigen des Rumpfes; nachfedern.

7 Gymnastik für die Hals-, Schultergürtel- und Rückenregion

7.1 Die Belastung der Hals-, Schultergürtel- und Rückenregion während der Schwangerschaft

Die natürliche Anpassung des Körpers an die Erfordernisse der Schwangerschaft ist mit Überschreiten der 20. Schwangerschaftswoche erschwert. Die Aufweichung der Trag- und Haltebänder des Rumpfes und die Zunahme des Gewichtes, das vorwiegend nach vorne lastet, führen zu einem immer stärkeren Nachgeben der Lendenlordose. Bänder und Muskeln sind nicht mehr ausreichend in der Lage, den Ausgleich vorzunehmen. Häufiges Einnehmen und Bewegen in dieser Fehlhaltung führen nicht selten zu Kreuzschmerzen, Verspannungen im Schulter- und Nackenbereich oder auch zu einer bleibenden Haltungsschwäche.

Als ausgleichende und präventive Maßnahmen sind ständige Haltungskontrollen, Massagen und Gymnastikübungen angezeigt, die eine kräftigende und entspannende Wirkung auf die 3 Regionen haben.

Die Übungen zielen auf die Beweglichkeit des Rumpfes ab, die weitgehend bestimmt wird von der Beweglichkeit der Wirbelsäule, dem Muskeltonus und der Stärke und Elastizität der Bänder, die entlang der Wirbelsäule verlaufen. Die Beweglichkeit der einzelnen Wirbelsäulenabschnitte ist unterschiedlich. Tabelle 2 soll die Bewegungsmöglichkeiten der Wirbelsäule in den einzelnen Abschnitten verdeutlichen:

Tabelle 2. Grundbewegungen der Wirbelsäule

	Halswirbelsäule	Brustwirbelsäule	Lendenwirbelsäule
Flexion	◎	☺	⬭
Extension	◎	⬭	◎
Lateroflexion	◎	◎	☺
Rotation	◎	◎	⬬

◎ Sehr gute Beweglichkeit ⬭ Geringe Beweglichkeit

☺ Gute Beweglichkeit ⬬ Keine Beweglichkeit

7.2 Zielsetzung

Zusammengefaßt sollen folgende Ziele angestrebt bzw. erreicht werden:

- Erhaltung einer guten, aufrechten Körperhaltung bis zum Ende der Schwangerschaft;
- Vermeidung von Kreuz-, Rücken- und Nackenbeschwerden;
- Erhaltung der Wirbelsäulenelastizität während der Schwangerschaft;
- Beseitigung nervöser Verspannungen, insbesondere in der Nackenregion.

7.3 Übungsbeispiele

7.3.1 Übungsbeispiele zur Mobilisation der Wirbelsäule

Ausgangsstellung: Hockersitz; Beine hüftbreit geöffnet; ganze Fußsohle aufgesetzt; Arme entspannt hängen lassen.

Übung 1: Rumpfvorbeuge: beginnend im Halswirbelbereich; beugen im Brustwirbelsäulenabschnitt, dann im Lendenwirbelsäulenabschnitt mit Beckenaufrichtung; fließend und gleichmäßig beugen während der Ausatmung; mit der Einatmung aufrichten; beginnend mit der Lendenwirbelsäule bei gleichzeitigem Beckenkippen.

Übung 2: Im Wechsel; Rumpfvorbeuge und Aufrichten: mit der AA gleichzeitig in allen Wirbelsäulenabschnitten beugen (Katzenbuckel) mit Beckenaufrichtung und Kontraktion der Bauchmuskulatur – EA mit schneller und intensiver Aufrichtung der Wirbelsäule.

Übung 3: Rumpfwippe: mit gestrecktem Rumpf vorwippen; mit kleiner Rumpfbeuge nach hinten wippen.

Übung 4: Rumpfseitbeuge: rechte Hand umfaßt Hockerkante; Rumpf mit Nachfederung nach rechts neigen; linker Arm schwingt über den Kopf mit. Gegengleich.

Übung 5: Rumpfkreisen um die Querachse: Arme entspannt neben dem Rumpf hängen lassen; Kreisbewegungen mit dem Kopf beginnen.

Übung 6: Rumpfbeuge mit Anheben eines Knies: mit der AA Rumpf vorbeugen und gleichzeitig Knie stirnwärts anheben; beide Hände umfassen kurz das Knie.

Übung 7: Rumpfdrehungen um die Längsachse: Hände im Nacken verschränken; mit AA Drehung zur Seite bis eine Ellbogenspitze nach vorne zeigt; mit EA in Ausgangsstellung zurückdrehen; gegengleich.

Übung 8: Wie Übung 7; Arme in Seithalte; mitschwingen der Arme bei jeder Drehbewegung.

Ausgangsstellung: Bankstellung

Übung 9: Mit AA Rücken runden; Kopf weit zwischen die Arme nehmen; Kinn auf Brustbein legen; mit den Händen nach schräg hinten abdrücken; mit der EA Kopf in den Nacken legen; Becken kippen; Lendenlordose ist verstärkt.

Übung 10: Wie Übung 9; beim Runden des Rückens ein Knie vom Boden lösen und angehockt stirnwärts bewegen.

Übung 11: Rumpfdrehung: mit EA einen Arm vom Boden lösen und nach oben strecken; mit der AA in die Ausgangsstellung zurückgehen.

Übung 12: Kniewaage: ein Knie vom Boden ablösen und gestreckt nach hinten führen (Abb. 98).

Übung 13: Rumpfkreisen: mit der AA Rumpf beugen (Katzenbuckel); Abdrücken von den Händen und Oberkörpergewicht nach hinten ver-

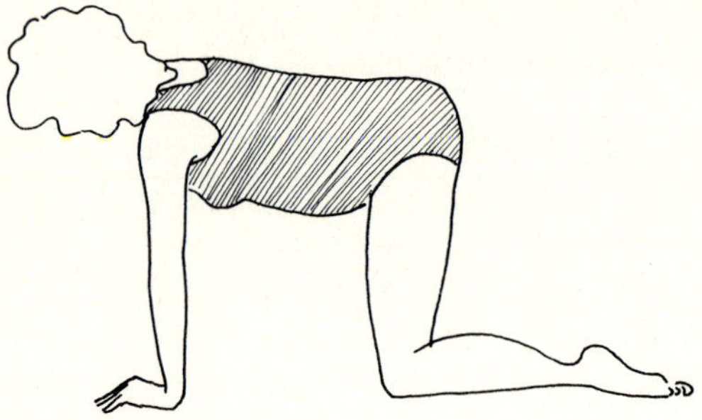

Ausgangsstellung

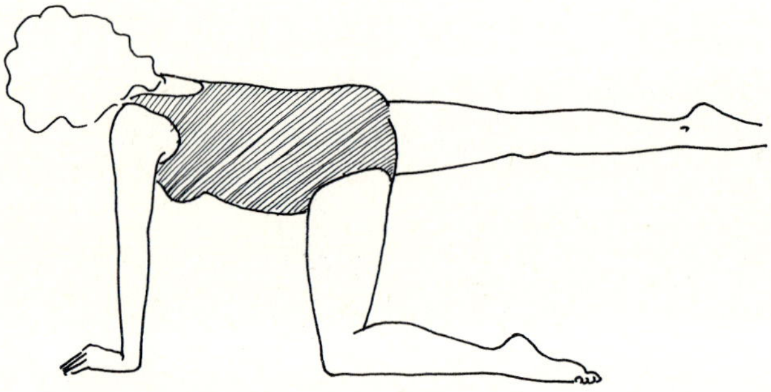

Kniewaage richtig

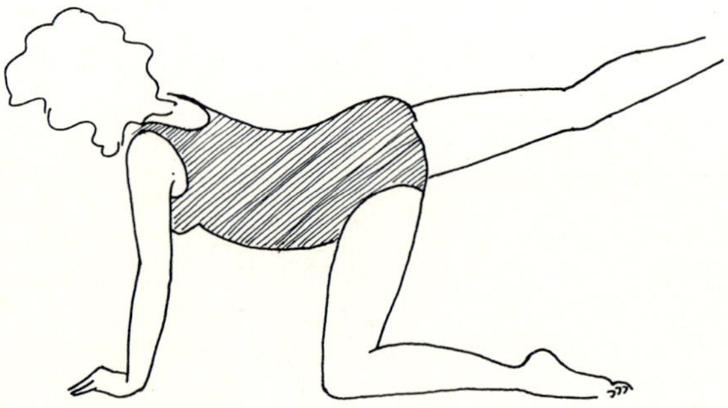

Kniewaage falsch

Abb. 98.
Mobilisation der Wirbelsäule (Übung 12)

lagern; mit der EA Rumpf wieder strecken; Abdrücken von den Füßen und gestreckten Rumpf nach vorne bringen; Kopf wird dicht über dem Boden geführt mit AA Rumpf wieder in Ausgangsstellung bringen und Rücken wieder runden.

Beachte:

– Rumpfrückbeugen dürfen in der Schwangerschaft nicht ausgeführt werden (Überdehnungsgefahr);

- Intensive Streckübungen zur Dehnung der Rückenstreckmuskulatur und zur Entlastung der Bandscheiben sollten ebenfalls unterbleiben (Überdehnungsgefahr);
- alle Übungen sollten rhythmisch und fließend ausgeführt werden;
- Dehnungen und Kontraktionen sollten immer mit der Ausatmung ausgeführt werden;
- als weitere günstige Ausgangsstellungen bieten sich die Rückenlage, der Langsitz, der Schneidersitz und der Kniestütz an;
- geeignete Handgeräte: Stab, Tuch, Keule und Seil.

7.3.2 Übungsbeispiele zur Kräftigung der Rückenstreckmuskulatur

Ausgangsstellung: Rückenlage mit angehockt aufgestellten Beinen.

Übung 14: Mit AA LWS verstärkt lordosieren, mit der EA Kreuz fest gegen die Unterlage drücken.

Übung 15: Kopf-Fuß-Brücke: Arme seitlich ausbreiten; Becken vom Boden lösen und mit AA soweit wie möglich nach oben führen; mit EA Becken senken.

Übung 16: Wie Übung 15; im schnellen Wechsel Becken heben und senken; beim Heben Hände unter dem Rücken zusammenklatschen.

Übung 17: Wie Übung 15; Beckenkreisen.

Übung 18: Sitz-Rolle: Füße vom Boden lösen; Hände umfassen Knie; mit Schwung zum Sitz heraufkommen; wieder zurückrollen mit angehockten Beinen.

7.3.3 Übungsbeispiele zur Lockerung der Schultergürtelmuskulatur

Ausgangsstellung: Hockersitz

Übung 19: Heben und Senken der Schultern; ein-, beid- und wechselseitig.

Übung 20: Schulternschütteln: schnelles und rhythmisches Schulterheben und -senken.

Übung 21: Vor- und Rückschieben der Schultern: mit AA Schultern vorschieben und in BWS stark kyphosieren; mit EA strecken der Wirbelsäule und nach hinten führen der Schultern, so daß sich Schulterblattspitzen berühren.

Übung 22: Schulterkreisen mit Tempovariationen.

Übung 23: Arme in die Seithalte; Arme im schnellen Wechsel ein- und ausrollen; Wirbelsäule und Schultern nehmen Bewegung elastisch mit auf.

Mit Keulen

Übung 24: Pendelschwünge neben dem Rumpf.

Übung 25: Kleine Kreisschwünge neben dem Rumpf.

Übung 26: Große geführte Kreisschwünge neben dem Rumpf.

Übung 27: Mühlenkreisen.

Übung 28: Seitenschwung über dem Kopf; Arme in Seithalte; Keulen in Verlängerung der Arme; über den Kopf schwingen und Keulenbäuche kurz aneinandertippen lassen; Rückschwung in die Seithalte; in der Schwungbewegung ein- oder mehrmals nachfedern (Abb. 99).

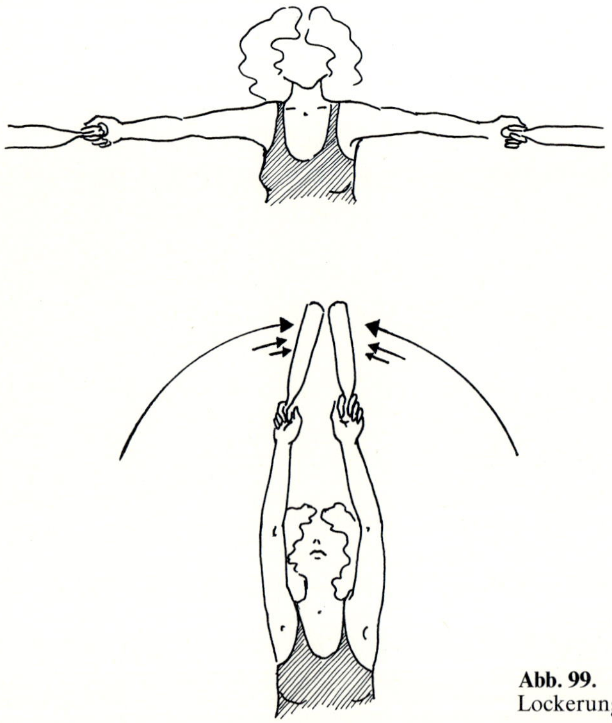

Abb. 99.
Lockerung des Schultergürtels (Übung 28)

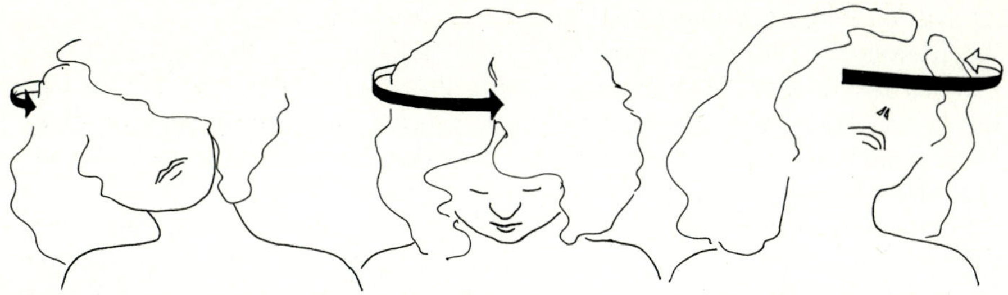

Abb. 100. Dehnung der Nackenmuskulatur (Übung 33)

7.3.4 Übungsbeispiele zur Dehnung der Nackenmuskulatur

Ausgangsstellung: Schneidersitz

Übung 29: Vor- und Rückbeugung in der HWS bei aufgerichtetem Rumpf.

Übung 30: Seitbeuge des Kopfes ohne Mitbewegung der Schultern.

Übung 31: Drehbewegung in der HWS ohne Mitbewegung in der BWS.

Übung 32: Kreisen des Kopfes mit Tempovariation.

Übung 33: Kopfdrehung zur Seite; Halbkreisschwünge nach rechts und links ausführen (Abb. 100).

8 Atemschulung

8.1 Anatomie des Atmungssystems

Das Atmungssystem wird eingeteilt in:

1. Obere Luftwege:	Nase
	Rachen (Pharynx)
2. Untere Luftwege:	Kehlkopf (Larynx)
	Luftröhre (Trachea)
3. Atmungsorgan:	Lungen (Pulmones) mit den
	Bronchien
	Bronchiolen und
	Lungenbläschen (Alveolen)

Die Nase als Leitungsorgan enthält 2 Nasenhöhlen, die durch die Nasenscheidewand (Septum) getrennt sind. Die Nasenhöhlen sind mit Schleimhautgewebe ausgekleidet. Die Nasenöffnung zum Rachen hin wird Choanen genannt. Der Rachen ist ein muskulöser Schlauch, der Öffnungen zur Nase, zum Mund und zum Kehlkopf aufweist. Er stellt den Verbindungsteil zu den unteren Luftwegen her.

Der aus Knorpelgewebe bestehende Kehlkopf liegt vor der Speiseröhre und sitzt der Luftröhre auf. Der Kehlkopfdeckel kann sich öffnen, so daß Luft in die Luftröhre einströmen kann.

Die Luftröhre reicht vom Kehlkopf bis zur Gabelungsstelle des Bronchialstammes in Höhe des 5. Brustwirbels. Die Wandung besteht aus Knorpelspangen, die durch elastisches Binde- und Muskelgewebe zusammengehalten werden. Nach innen ist sie mit Flimmerepithelien ausgekleidet.

Die Lungen liegen im Brustraum und grenzen nach unten an das Zwerchfell. Seitlich werden sie durch die Rippen geschützt. Die obere Grenze bildet die 1. Rippe beim Schlüsselbein.

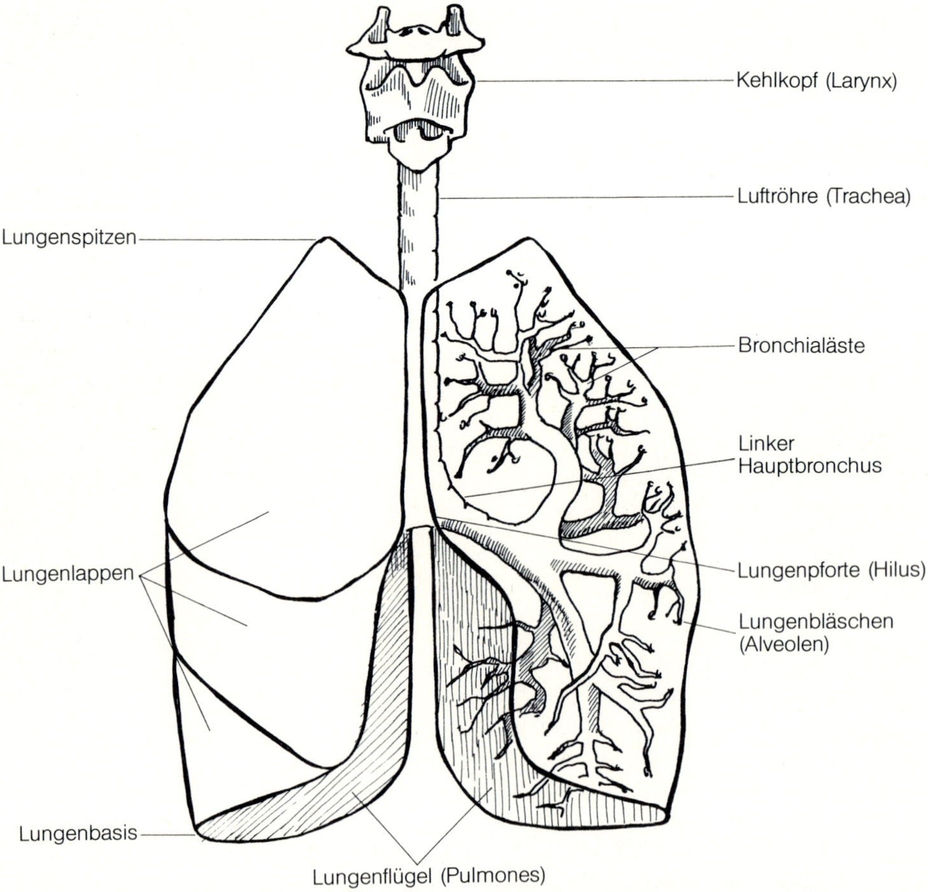

Abb. 101. Schematische Darstellung der unteren Luftwege und des Atmungsorgans

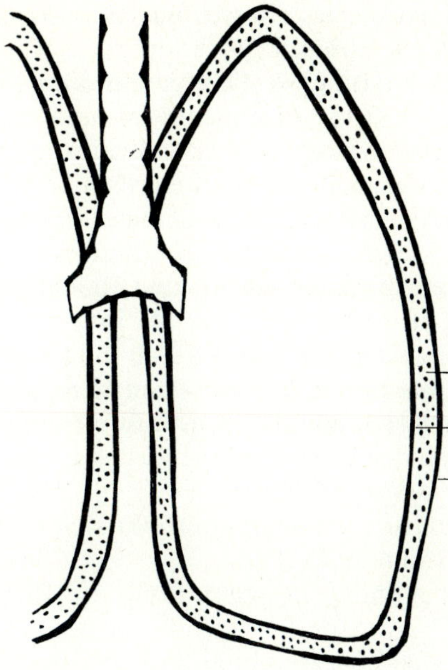

Abb. 102. Pleurasack

Die Lungen bestehen aus 2 Lungenflügeln. Der rechte Lungenflügel ist in 3, der linke Lungenflügel in 2 Lappen eingeteilt. Das Lungengewebe wird nach innen durch das Lungenfell umschlossen. Eine zweite Wandung wird durch das Rippenfell gebildet. Zwischen Rippenfell und Lungenfell befindet sich ein luftdichter Hohlraum, der Pleuraspalt.

Die Bronchien befinden sich in der Lunge. Sie beginnen an der Lungenpforte mit dem linken und rechten Hauptbronchus und verästeln sich zunehmend. Die kleinsten Bronchien werden Bronchiolen genannt. Sie enden in den Lungenbläschen (Alveolen).

Die Alveolen sind halbkugelige Verdickungen der Bronchialspitzen. Sie bestehen aus einer feinen Membranschicht, in der feinste Haargefäße und ein Gerüst von elastischen Fasern liegen.

8.2 Physiologie des Atmungssystems

Das Atmungssystem dient dem Gasaustausch: sauerstoffreiche Luft wird aus der Atmosphäre aufgenommen und kohlendioxidhaltige Luft wird an die Atmosphäre abgegeben.

Die Einatmung kommt durch Kontraktion der Atemmuskulatur zustande:

- Die Kontraktion der äußeren Zwischenrippenmuskulatur bewirkt eine Aufwärtsbewegung der Rippen und eine Erweiterung des oberen Brustkorbabschnittes nach vorne und des unteren Brustkorbabschnittes zur Seite.

– Die Kontraktion des Zwerchfells bewirkt ein Absinken des Zwerchfells in den Bauchinnenraum.

Durch die Weitung des Thorax und durch Tiefwölbung des Zwerchfells vergrößert sich der Brustkorbinnenraum, und die Druckverhältnisse ändern sich. Durch den entstandenen Unterdruck wird jetzt die Einatmungsluft eingesogen. Die Leitungsorgane (Nase, Rachen, Kehlkopf und Luftröhre) nehmen die Luft auf und leiten sie weiter zu den beiden Lungenflügeln. Die Luft wird auf ihrem Weg zu den Lungen angewärmt und angefeuchtet, nachdem die Nase die Luft auf ihren Geruch hin überprüft und Bakterien oder Fremdkörper abgefangen hat. Ist die Luft in den etwa 300 Millionen Alveolen angekommen, weiten sich diese und geben den Sauerstoff durch die feine Membran an die Blutbahn ab.

Bei der Ausatmung kommt es zur Erschlaffung der Atemmuskulatur. Die Rippen senken sich und der Brustkorb verengt sich. Das Zwerchfell geht – unterstützt durch den erhöhten Innendruck im Bauchinnenraum – wieder in seine Ausgangsstellung zurück.

Der Innendruck im Thorax erhöht sich und die mit Kohlendioxid angereicherte Luft strömt aus.

Wird zur Atmung in erster Linie die Zwischenrippenmuskulatur benutzt, spricht man von einer Brust(korb)atmung. Werden bei der Ein- und Ausatmung hauptsächlich Zwerchfell und Bauchmuskeln innerviert, spricht man von einer Bauch(raum)atmung. Die Kombination der beiden Atmungstypen – die Basis- oder Normalatmung – stellt bei geringer körperlicher Belastung die sinnvollste Art des Atmens dar.

Die Luftmenge, die bei körperlicher Ruhe pro Minute eingeatmet wird (Atemvolumen) beträgt 500 ml. Bei körperlicher Anstrengung kann sie sich um ein Vielfaches erhöhen.

Die Häufigkeit der Atemzüge liegt im Ruhezustand bei 12–16 Atemzüge in der Minute. Bei körperlicher Leistung kann die Atemfrequenz auf 30–40 Atemzüge pro Minute ansteigen.

Das Atemminutenvolumen (Ventilationsgröße) ist die Luftmenge, die in einer Minute hin und her bewegt wird. Bei körperlicher Ruhe beträgt sie 8 l/min (Atemfrequenz · Atemvolumen).

Die Vitalkapazität setzt sich aus der Luftmenge zusammen, die bei stärkster Ein- und Ausatmung hin und her bewegt wird. Sie beträgt durchschnittlich 3,5 l. Mit einem Spirometer kann die Vitalkapazität festgestellt werden.

8.3 Zielsetzung

Zur Erhöhung des allgemeinen Wohlbefindens in der Schwangerschaft ist eine gute Basisatmung unerläßlich. Neben einer optimalen Sauerstoffversorgung des kindlichen Organismus und dem Ausgleich des Atemvolumendefizits – bedingt durch die Zwerchfellhöherstellung in der Schwangerschaft – werden die vegetativen Leistungen der Mutter erhalten bzw. ggf. erhöht. Der Sauerstofftransport wird verbessert, und es kommt zu einer besseren Ausnutzung des Sauerstoffangebots.

Im perinatalem Stadium wird während der Eröffnungsphase durch eine ruhige und rhythmische Atmung das durch die Kontraktionen und die allmähliche Verkleinerung der Plazentahaftfläche bedingte Sauerstoffdefizit beim Kind ausgeglichen.

Die Uterusmuskulatur bekommt als Hauptenergieverbraucher den für die Verbrennung notwendigen Sauerstoff zugeführt. Ruhiges und rhythmisches Atmen ist darüber hinaus die Voraussetzung, sich selbst zur Ruhe zu bringen und entspannen zu können. Die Gebärende behält ihren Körper in Kontrolle.

Nicht zuletzt wird sie durch die Konzentration auf die verschiedenen Atemtechniken vom Kontraktionsschmerz abgelenkt.

Während der Austreibungsphase wird sie durch die Preß- oder Schiebeatmung die eigentliche Geburt des Kindes sinnvoll unterstützen, so daß das Kind schneller und schmerzärmer geboren werden kann.

Folgende Teilziele werden zugrunde gelegt:

- Verbesserung des Atemmuskeleinsatzes zur Erhöhung des Atemvolumens,
- Reduzierung der Atemfrequenz auf 12 Atemzüge pro Minute,
- Verbesserung des dreiphasigen Atemrhythmus (Einatmung – Ausatmung – Pause),
- Erlernung bzw. Verbesserung einer optimalen Bauch- und Brustkorbatmung,
- Erlernung verschiedener Atemtechniken für die einzelnen Abschnitte der Eröffnungsphase zur Verarbeitung des Kontraktionsdruckes und zur optimalen Sauerstoffversorgung von Uterus und Kind,
- Erlernung der Preß- oder Schiebeatmung zur schnellen Austreibung des Kindes,
- Erlernung der Hechelatmung zur sanften und dammschonenden Geburt des kindlichen Kopfes.

8.4 Übungsbeispiele zur Verbesserung der Basisatmung

8.4.1 Bewußtmachen des Atemvorganges

Ausgangsstellung: Rückenlage, Beine angehockt aufgestellt; Arme liegen entspannt neben dem Rumpf; der Kopf ruht auf einem Kissen; die Augen werden geschlossen (Abb. 103).

Bereitet sich der Vater auf die Geburt mit vor, ist folgende Ausgangsstellung einzunehmen: der Vater sitzt mit gegrätschten und angehockten Beinen mit dem Rücken an die Wand gelehnt. Die Frau legt sich in Rückenlage zwischen die Beine des Mannes, so daß der Kopf auf seinem Bauch ruhen kann. Werden ihm keine besonderen Aufgaben zugeteilt, macht er die gleichen Übungen wie die Frau (Abb. 104).

Übung 1: Beide konzentrieren sich auf die Atmung als selbsttätiger Vorgang im Organismus. Beobachten des ruhigen, rhythmischen Atmungsgeschehens („es atmet“).

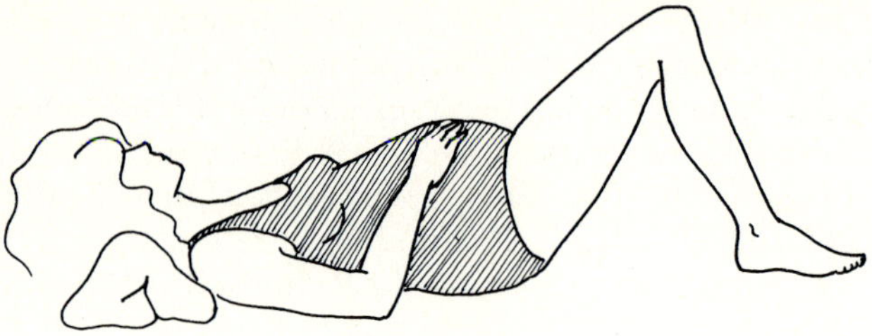

Abb. 103.
Ausgangsstellung I

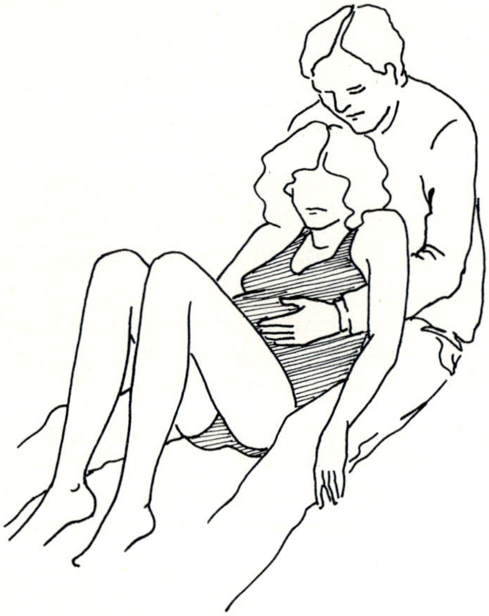

Abb. 104.
Ausgangsstellung II

Übung 2: Vorstellen, wie die Einatmungsluft bzw. Ausatmungsluft durch den Körper fließt (Nase → Rachen → Luftröhre → rechter und linker Bronchus → Bronchiolen → Alveolen).

Übung 3: Wahrnehmen der Atembewegungen (Heben und Senken der Bauchdecke; Weiten und Verengen des ventralen und lateralen Brustkorbabschnittes)

Übung 4: Hände als Richtungshilfe auf den Bauch in Höhe des Bauchnabels legen; nachspüren des Handgewichts; nachspüren, ob die Hände leicht oder schwer, warm oder kalt sind; nachspüren, wie sich die Bauchdecke unter der Hand bewegt, ohne die Bauchmuskeln willkürlich zu betätigen.

Beachte:

– Ein- und Ausatmung dürfen nicht bewußt forciert werden. Die Atmung wird als passiver Vorgang wahrgenommen;

- die Körpermuskulatur einschließlich der Bauchdecke ist entspannt;
- Ein- und Ausatmung erfolgen fließend;
- die Basaltexte des Übungsleiters sollen ruhig und deutlich gesprochen werden; die Stimme darf aber nicht monoton und einschläfernd klingen.

8.4.2 Kontrolle der Atemfrequenz

Ausgangsstellung: wie vorher

Übung 5: Nachspüren der Atmung, ohne diese bewußt zu steuern; Schwangere bzw. Partner zählen die Atemzüge, die in 1 Minute gemacht werden. Frequenz der Ruheatmung: 10–15/min.

Übung 6: Bei erhöhter Frequenz atmen mit Verlängerung der Ausatmungsphase und bewußtes Einlegen der Atempause; die Ausatmungsluft wird gleichmäßig durch den Mund auf ein Geräusch (z.B. „sch") ausgeblasen.

8.4.3 Verbesserung des Atemmuskeleinsatzes

Ausgangsstellung: wie vorher; die Handflächen der Schwangeren bzw. des Partners liegen auf den unteren Rippen; die Fingerspitzen berühren sich.

Übung 7: Bewußtes Ein- und Ausatmen durch die Nase mit Konzentration auf die Bewegungen im vorderen Brustkorbbereich: Heben des Brustkorbes in ventraler Richtung bei der Einatmung; senken bei der Ausatmung.

Ausgangsstellung: wie vorher; Handflächen liegen seitlich am Brustkorb.

Übung 8: Bewußtes Ein- und Ausatmen mit Konzentration auf die Bewegungen im seitlichen Brustkorbbereich: Weiten des Brustkorbs in lateraler Richtung bei der Einatmung und Senken bei der Ausatmung.

Ausgangsstellung: wie vorher; Handflächen schieben sich unter den Rücken im Bereich der Brust-/Lendenwirbelsäule.

Übung 9: Bewußtes Ein- und Ausatmen mit Konzentration auf die Bewegungen im Rückenbereich: Weiten des Brust-Lendenwirbelsäulenbereichs in dorsaler Richtung bei der Einatmung; zusammenziehen bei der Ausatmung.

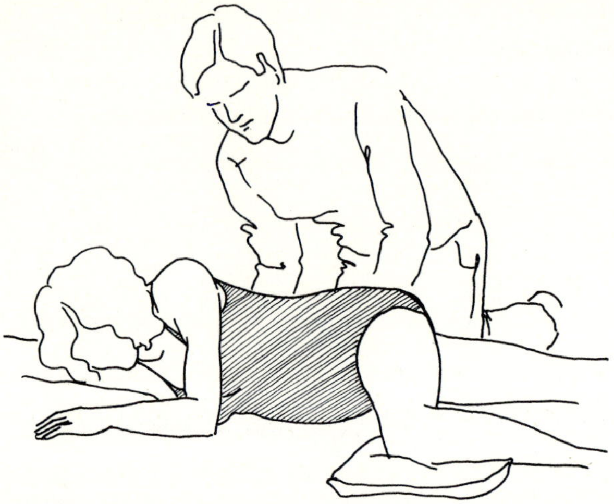

Abb. 105. Ausgangsstellung III

Ausgangsstellung: entspannte Seitlage; das untere Bein ist gestreckt, das obere liegt angewinkelt auf einem Kissen; der untere Arm ist nach oben gestreckt; der obere Arm ist angewinkelt, die Hand liegt in Augenhöhe auf der Unterlage. Die Hand des Partners bzw. des Übungsleiters liegt auf dem dorsalen Abschnitt des Brustkorbes (Abb. 105).

Übung 10: Bewußtes Atmen in den Lenden-Brustwirbelbereich gegen den Druck der Hand des Übungsleiters bzw. des Ehemannes.

Ausgangsstellung: Schneidersitz: die Handinnenkanten werden entlang des Zwerchfells gelegt (Abb. 106).

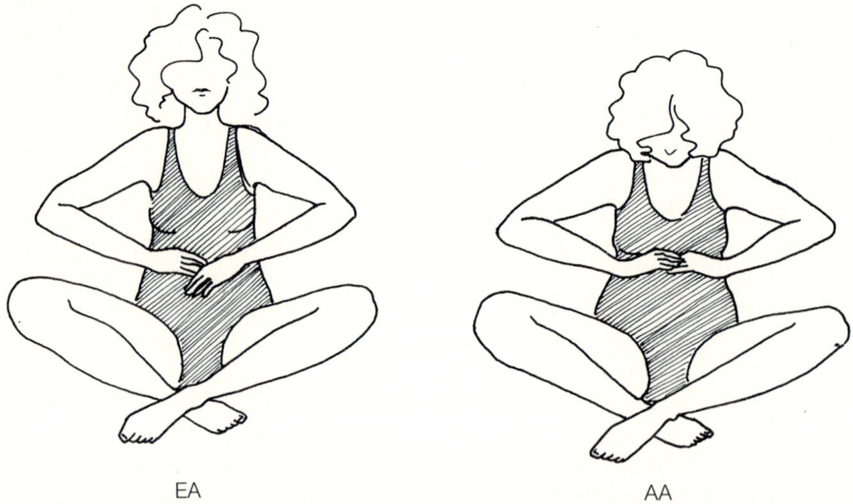

Abb. 106. Simulierung der Zwerchfellbewegung

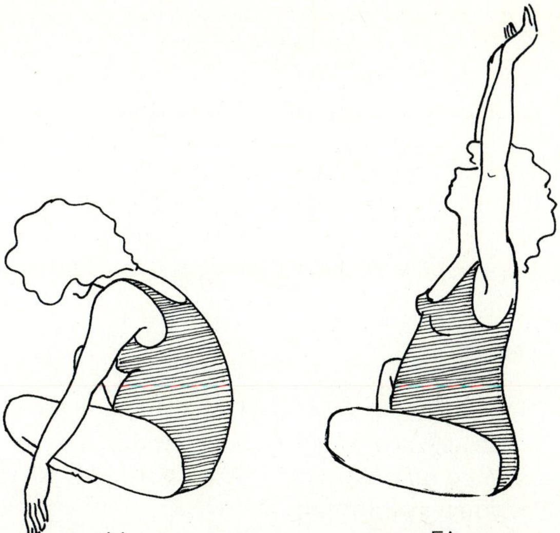

Abb. 107. Atemübung

Übung 11: Die Hände simulieren die Bewegungen des Zwerchfells bei der Ein- bzw. Ausatmung. Bei der Einatmung zeigen die Fingerkuppen nach unten und deuten die Kontraktion und die Nachuntenwölbung der Zwerchfellkuppel an. Bei der Ausatmung zeigen die Fingerspitzen nach oben und deuten somit die Erschlaffung und die Nachobenwölbung der Zwerchfellkuppel an. Nachspüren, wie sich bei der Einatmung die Bauchmuskulatur geringfügig dehnt und bei der Ausatmung kontrahiert.

Ausgangsstellung: wie vorher; Rumpf leicht gebeugt; Kinn brustwärts gerichtet; Arme entspannt rechts und links neben dem Körper; Fingerspitzen berühren den Boden (Abb. 107).

Übung 12: Ausatmen. Mit der Einatmung Arme über die Seite in Hochhalte; Rumpf und Kopf aufrichten, so daß der Thorax sich nach allen Seiten gut weiten kann. Mit der Ausatmung Arme senken und Wirbelsäule beugen.

8.4.4 Verbesserung des 3phasigen Atemrhythmus

Ausgangsstellung: Grätschstand in Schulterbreite

Übung 13: Ausatmen, dabei Arme in Schulterbreite frontal vor dem Körper auspendeln lassen; Hals- und Brustwirbelsäule leicht beugen; elastisches Nachgeben in Hüft-, Knie- und Fußgelenk. Pause. Mit der Einatmung Arme in Schulterhöhe anheben, Rumpf aufrichten und zum Ballenstand kommen.

Die Ausatmungsluft bewußt langsam und gleichmäßig durch die Nase ausströmen lassen.

Ausgangsstellung: Stand; Schrittstellung.

Übung 14: Ausatmen. Einatmen durch die Nase mit Anheben der Arme. Ausatmen durch den Mund auf „sch“ und dabei zügig vorwärtsgehen und Arme locker gegengleich mitschwingen. Während der Atmungspause kurze Zeit am Platz in der Schrittstellung verweilen.

Beachte:

- Der Atemrhythmus darf nicht vorgegeben werden; jede Teilnehmerin muß ihren eigenen Atemrhythmus finden;
- Tempo und Weglänge beim Vor- und Rückwärtsgehen werden vom Atemrhythmus bestimmt;
- die Atemluft nicht gewaltsam einziehen;
- bei der Ausatmung nicht mit den Bauchmuskeln nachdrücken;
- beim Tiefsetzen der Atmung für das notwendige Atembedürfnis sorgen.

8.5 Atemschulung für die Eröffnungsphase

8.5.1 Atemschulung in Anlehnung an Dick-Read

Dick-Read sieht für die Eröffnungsphase 2 Atemtechniken vor: die Bauch- und Brustatmung. Beide Atemformen dienen in erster Linie der Veratmung des Kontraktionsschmerzes. Zu Beginn der Kontraktion wird tief in den Bauchraum hineingeatmet. Nehmen die Kontraktionen an Intensität und Dauer zu, wird vermehrt Sauerstoff gebraucht. Der Körper stellt sich dann auf eine schnellere und somit oberflächigere Atmung um: auf die Brustatmung. Bei dieser Atemform wird das Zwerchfell weniger innerviert.

Übungsbeispiele: Erlernen der Bauchatmung

Ausgangsstellung: Rückenlage; Arme liegen seitlich neben dem Körper; die Beine sind angehockt aufgestellt, so daß die Wirbelsäule voll auf dem Boden aufliegt.

- Augen schließen; Gesichts- und Rumpfmuskeln entspannen; Reaktionen des Kindes abwarten (meist wird es unruhig und muß sich auf die neue Körperlage der Mutter einstellen).
- Die Frau legt die Handflächen auf den Bauch in Nabelhöhe. Konzentration auf die Atembewegungen, insbesondere auf die Bewegungen der Bauchdecke: mit der Einatmung wölbt sich die Bauchdecke ein wenig vor, mit der

Ausatmung flacht der Bauch wieder ab (Basisatmung). Der Atemrhythmus ist ruhig, die Atmung wenig tief. Nachspüren des wellenförmigen Atemgeschehens.

Die Bauchatmung für die Geburt:

- Tief einatmen und kräftig ausatmen (Erfrischungsatemzug); eventuell 1mal wiederholen; dann entspannt und gleichmäßig tief in den Bauchraum hineinatmen; Ein- und Ausatmungen erfolgen durch die Nase; erst bei stärkeren Kontraktionen erfolgt die Ausatmung durch den Mund auf „mmh“ oder „uuh“ (tiefe Laute).

Über ca. 30–40 s tief und entspannt in den Bauch hineinatmen (ca. 6–8 Atemzüge).

Es folgen zum Ende der Kontraktion wieder 1–2 Erfrischungsatemzüge.

Beachte:

- jede Kontraktion beginnt und endet mit mindestens einem Erfrischungsatemzug;
- die Ein- und Ausatmung muß immer fließend und ohne Anstrengung geschehen; es darf während einer Kontraktion nicht zum Anhalten, noch zum schnellen, keuchenden Atmen kommen;
- um die Notwendigkeit der bewußten Atemführung während der Geburt den Schwangeren zu verdeutlichen, sollte folgende Übung („Schmerzübung“) ausgeführt werden: Ausgangsstellung: Rückenlage mit dem Gesäß zur Wand; die Beine werden vertikal gestreckt und gegen die Wand gelegt (Abb. 108).
  - Beine maximal öffnen; beobachten der eigenen Körperreaktionen, wenn der Dehnungsschmerz der Adduktoren stark ist (Beschleunigung der Atmung? Anhalten der Atemluft? Gegenspannen? Stöhnen? etc.);
  - Übungsleiter vergleicht den Dehnungsschmerz der Adduktoren mit dem Dehnungsschmerz des Muttermundes und erklärt die Notwendigkeit einer rhythmischen Atmung während der Eröffnungsperiode (Sauerstoffversorgung von Uterus und Kind, Entspannung);
  - Beine spreizen (Kontraktionsbeginn), Erfrischungsatemzug;
    Beine weiter spreizen (evtl. Nachdehnen durch Partner oder Übungsleiter): tief und ruhig in den Dehnungsschmerz (simulierter Kontraktionsschmerz) hineinatmen und entspannen;
    Beine schließen; Erfrischungsatemzug; entspannende Seitlage einnehmen und normale Basisatmung (simulierte Wehenpause);
- während beim Üben eine gedachte Kontraktion veratmet wird, können folgende Basaltexte gesprochen werden:
  - tief in den Bauchraum atmen...
  - zum Kind hinatmen...
  - in den Schmerz hineinatmen...
  - in die Uteruswand hineinatmen...
  - die Bauchdecke hochatmen...
- die tiefe Bauchatmung für die Eröffnungsphase sollte mit den Schwangeren nur 2- bis 3mal geübt werden, da nicht das notwendige Atembedürfnis zur Zeit vorhanden ist und die Gefahr der Hyperventilation somit gegeben ist.

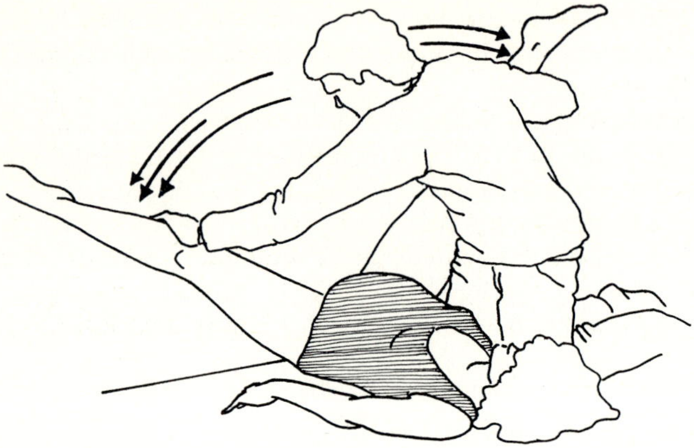

Abb. 108. „Schmerzübung"

Anwendung der Bauchatmung in verschiedenen Ausgangsstellungen

Ausgangsstellung: Bauch-Seitlage (Abb. s. S. 79).

Das untere Bein ist gestreckt; das obere leicht angewinkelt; das Knie berührt den Boden; der untere Arm liegt gestreckt hinter dem Rücken; der obere ist angewinkelt; die Hand liegt in Augenhöhe auf der Unterlage auf; Hüft- und Schultergürtel sind entspannt.

Erfrischungsatemzug – Bauchatmung über ca. 1 min – Erfrischungsatemzug – Basisatmung.

Ausgangsstellung: Rückenlage mit hochgelagerten Beinen (Abb. s. S. 107).

Unterschenkel liegen auf der Sitzfläche eines Stuhles oder Hockers (der Hocker muß dicht an das Gesäß herangestellt werden; die Sitzfläche ist mit einem flachen Kissen abgepolstert); die Beine sind leicht geöffnet; Unter- und Oberschenkel bilden einen rechten Winkel; Unterarme liegen entspannt neben dem Rumpf; der Kopf ist mit einem Kissen unterpolstert.

Erfrischungsatemzug – Bauchatmung über ca. 1 min – Erfrischungsatemzug – Basisatmung.

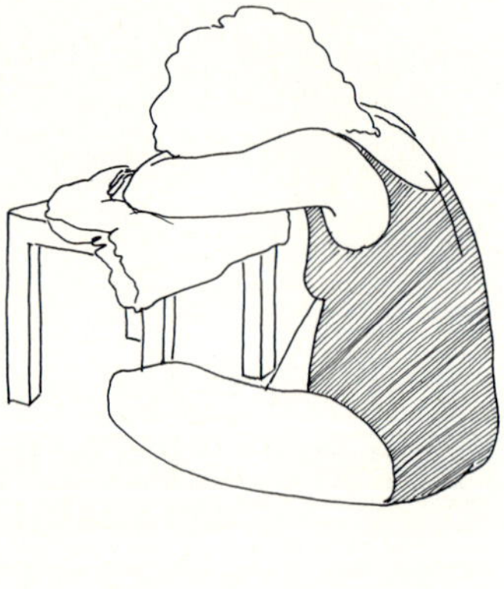

Abb. 109. Ausgangsstellung zur Veratmung der Kontraktion

Ausgangsstellung: Schneidersitz (Abb. 109).

Schneidersitz vor dem Stuhl; die Unterarme werden gekreuzt auf die Stuhlfläche gelegt; der Kopf ruht auf den Armen.

Erfrischungsatemzug – Bauchatmung über ca. 1 min – Erfrischungsatemzug – Basisatmung.

Ausgangsstellung: Sitz rittlings auf dem Stuhl (Abb. 110).

Front zeigt zur Stuhllehne; über die Stuhllehne wird ein Kissen gelegt; die Unterarme liegen gekreuzt auf dem Kissen; der Kopf ruht auf den Unterarmen.

Erfrischungsatemzug – Bauchatmung über ca. 1 min – Erfrischungsatemzug – Basisatmung.

Ausgangsstellung: Stand hinter dem Stuhl (Abb. 111).

Kleine Grätschstellung; Rumpf nach vorne abbeugen, Unterarme verschränkt auf Stuhllehne legen; Kopf ruht auf den Unterarmen.

Erfrischungsatemzug – Bauchatmung – Erfrischungsatemzug – Basisatmung.

Ausgangsstellung: Ellbogen-Unterschenkel-Stütz (Abb. s. S. 107).

Sitz auf den Unterschenkeln; die Knie sind weit geöffnet; die Füße berühren sich; die Ellbogen werden auf die Unterlage gestützt; die Stirn in die geöffneten Hände gelegt. Abwandlung: die Unterarme werden verschränkt auf die Unterlage gelegt; der Kopf ruht auf den Unterarmen.

Erfrischungsatemzug – Bauchatmung über 1 min – Erfrischungsatemzug – Basisatmung.

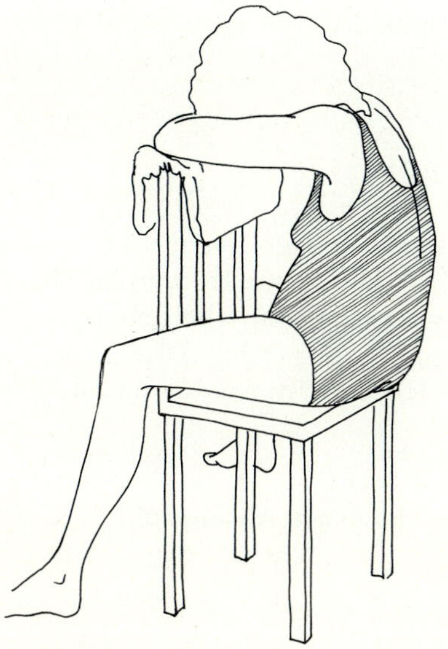

Abb. 110. Ausgangsstellung zur Veratmung der Kontraktion

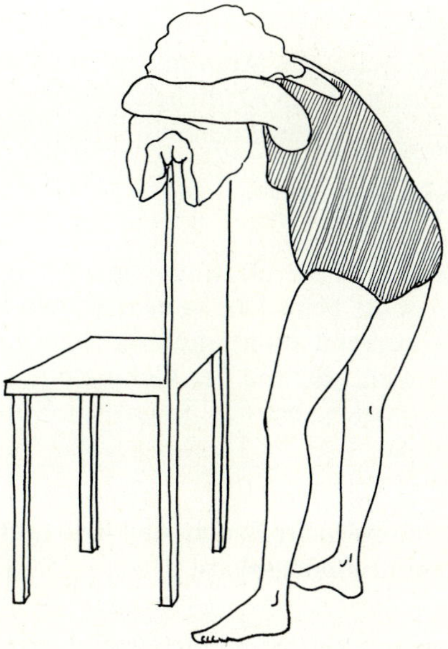

Abb. 111. Ausgangsstellung zur Veratmung der Kontraktion

Beachte:

- Die Bauchatmung soll in möglichst vielen Ausgangsstellungen von der Schwangeren geübt werden, damit sie unter der Geburt in jeder Position die Kontraktion veratmen kann;
- werden die Kontraktionen im Stand veratmet, ist darauf zu achten, daß die Schwangere sich gegen eine Wand, eine Stuhllehne oder gegen den Partner abstützt. Nie freistehend die Wehe veratmen;
- sind die Kontraktionen noch schwach, eignen sich besonders vertikale Körperhaltungen (Schneidersitz, Sitz auf dem Stuhl, Stand etc.);
- sind die Kontraktionen sehr stark, soll die Frau eine horizontale Körperhaltung wählen;
- leidet die Gebärende unter Kreuzschmerzen, sind Körperhaltungen günstig, in denen die Wirbelsäule weitgehend entlastet ist (Bankstellung, Ellbogen-Unterschenkel-Stütz);
- ggf. muß die Gebärende auch damit rechnen, daß ihr die Körperlage von der Hebamme oder dem Arzt vorgeschrieben wird, um evtl. die Lage des Kindes noch zu verändern.

Erlernen der Brustatmung

Ausgangsstellung: Rückenlage, unter die Lendenwirbelsäule wird ein zusammengerolltes Tuch gelegt; die Handflächen liegen auf Höhe des Schlüsselbeines oder des Brustbeines.

1–2 Erfrischungsatemzüge.

Rasches und oberflächiges Ein- und Ausatmen gegen den Druck der Hände; der Thoraxinnenraum muß sich sichtbar weiten; die Einatmung erfolgt durch die Nase, die Ausatmung laut stöhnend und ächzend durch den Mund (Frequenz: 20–25 Atemzüge/min).

Erfrischungsatemzug – Basisatemzug.

Beachte:

- auch die Brustatmung in verschiedenen Ausgangsstellungen üben;
- sollte beim Üben ein Kribbeln in Händen und Füßen verspürt werden (Hyperventilation), muß die Schwangere sofort zur Basisatmung übergehen;
- wird während der Geburt ein Kribbeln verspürt, muß in eine Tüte geatmet werden, bis das Sauerstoff-Kohlendioxyd-Gleichgewicht wieder hergestellt ist.

Anwenden der Bauch- und Brustatmung in den verschiedenen Abschnitten der Eröffnungsphase

Veratmen einer leichteren Kontraktion

Eröffnung des Muttermundes auf ca. 4–5 cm; Dauer der Kontraktion: 30–60 s; Pause: 20–10 min

Ausgangsstellung: Sitz rittlings auf dem Stuhl.

Erfrischungsatemzug – Bauchatmung; Ein- und Ausatmung erfolgen durch die Nase; niedrige Frequenz – Erfrischungsatemzug – Basisatmung; ruhig und entspannt sich bewegen.

Veratmen einer mittelschweren Kontraktion
Eröffnung des Muttermundes auf ca. 5–7 cm; Kontraktionsdauer: 50–60 s; Pause: 10–5 min

Ausgangsstellung: Schneidersitz.

Erfrischungsatemzug – Bauchatmung; Einatmung erfolgt durch die Nase; die Ausatmung erfolgt laut durch den Mund auf „mmh" oder „uuh"; höhere Frequenz – Erfrischungsatemzug – Basisatmung.

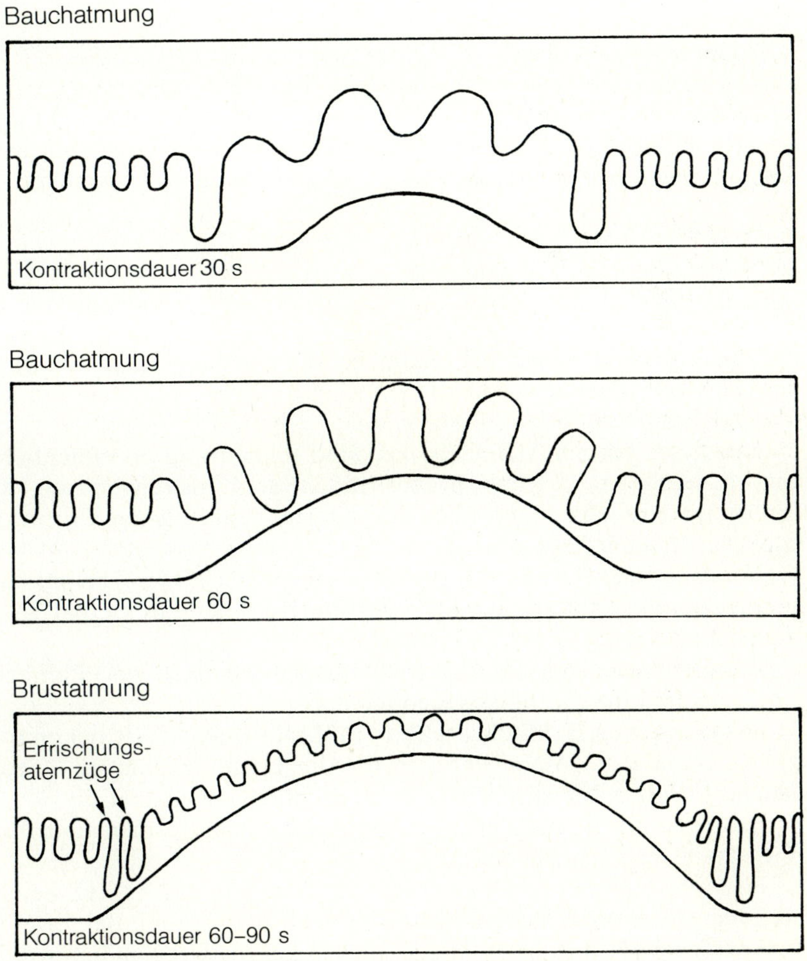

Abb. 112. Graphische Darstellung der Atemtechniken in Anlehnung an Read

Veratmung einer schweren Kontraktion
Eröffnung des Muttermundes auf 7–9 cm; Kontraktionsdauer: 60 s; Pause: 5–3 min

Ausgangsstellung: Ellbogen-Unterschenkel-Stütz.

Erfrischungsatemzug – Bauchatmung zu Kontraktionsbeginn; Übergang zur Brustatmung beim Ansteigen der Kontraktion; die Einatmung erfolgt durch die Nase; die Ausatmung erfolgt ächzend und stöhnend durch den Mund; beim Nachlassen der Kontraktion wieder Übergang zur Bauchatmung; Erfrischungsatemzug – Basisatmung in entspannter Seitlage.

Veratmung schwerer Kontraktionen mit Preßdrang
Eröffnung des Muttermundes: vollständig; Dauer der Kontraktion: 60–90 s; Pause: 3–1 min.

Ausgangsstellung: Seitlage.

Erfrischungsatemzug – Brustatmung; Ein- und Ausatmung erfolgen durch den Mund; die Ausatmung ist laut stöhnend; auf dem Höhepunkt der Kontraktion (Preßdrang) wird gehechelt (Hecheln s. S. 172) Übergang zur schnellen Brustatmung – Erfrischungsatemzug – Basisatmung in Rückenlage.

8.5.2 Atemschulung in Anlehnung an Lamaze

Für die Eröffnungsphase sieht Lamaze verschiedene Atemtechniken vor, die der Gebärenden helfen sollen, die Kontraktionen zu veratmen und schmerzfreier zu erleben.

Die verschiedenen Atemtechniken sind schnell und oberflächlich und nicht einfach zu erlernen. Darüber hinaus sind sie sehr anstrengend und können von den wenigsten Gebärenden über den langen Zeitraum der Eröffnungsperiode durchgehalten werden.

Voraussetzung für ein erfolgreiches Anwenden dieser Techniken ist ein regelmäßiges und häufiges Üben (konditionieren), so daß sie bei Kontraktionsbeginn reflektorisch einsetzen können.

Die Atemtechniken für die Eröffnungsphase nach der Lamaze-Methode werden in der Literatur unterschiedlich dargestellt.

So beschreibt z. B. Mitchell (1971) in ihrem Buch: „Wir bekommen ein Baby“ 4 verschiedene Atemtechniken für die Eröffnungsphase. Dagegen findet man bei Ewy D u. Ewy R (1970) nur 3 Techniken angegeben.

Ferner stimmen Ausführung der einzelnen Atemformen und ihre zeitliche Anwendung nicht ganz überein.

Eine Übereinkunft scheint darüber zu bestehen, daß es sich bei allen Techniken um Brustkorbatmungen handelt. (Nach Lamaze soll das Zwerchfell während der Kontraktionen vom empfindlichen Uterus ferngehalten werden.)

Folgende Übungsbeispiele sind in Anlehnung an Mitchell dargestellt.

Übungsbeispiele: Erlernen der Tief-langsam-Atmung

Anwendung: zu Beginn der Eröffnungsphase; Eröffnung der Zervix: 0,5–4 cm; Kontraktionsdauer: 30–50 s; Pause: 15–5 min

Ausgangsstellung: entspannte Rückenlage, Seitlage, Bauch-Seit-Lage, Sitz oder Stand mit Rücken gegen die Wand.

Erfrischungsatemzug – ruhig tief und gleichmäßig durch die Nase ein- und durch den Mund ausatmen –

Frequenz: 6- bis 8mal pro Kontraktion (30–50 s) – Erfrischungsatemzug

Beachte:

- Die Atmung muß immer rhythmisch und leicht ausgeführt werden;
- 1- bis 2mal wiederholen;
- der Ehemann kann beim Üben die Kontraktionen simulieren, indem er mit den Handflächen Druck gegen den Oberschenkel der Frau ausübt. Er zählt die Atemzüge und kontrolliert die Atemtechnik, ob sie richtig ausgeführt wird.

Erlernen der Kurz-langsam-Atmung

Anwendung: im 2. Teil der Eröffnungsphase, wenn die Tief-langsam-Atmung nicht mehr ausreicht, um die Kontraktionen zu beherrschen. Eröffnung der Zervix: 4–6 cm; Kontraktionsdauer: 60 s; Pause: 5 min

Ausgangsstellung: Rückenlage, Bauchseitlage, Seitlage oder Sitz. Erfrischungsatemzug – schnell und aktiv durch die Nase einatmen (über 1 Zeit), – langsam und ruhig durch den Mund ausatmen (über 2 Zeiten)

Frequenz: 15- bis 20mal pro Kontraktion (60 s) – Erfrischungsatemzug

Beachte:

- Immer rhythmisch und ohne Anstrengung atmen;
- Einatmungsluft auch wieder ausatmen;
- der Ehemann übt die Techniken mit und kontrolliert die richtige Ausführung.

Erlernen der angepaßten Kurz-langsam-Atmung

Anwendung: im vorletzten Abschnitt der Eröffnungsphase; Eröffnung der Zervix: 6–8 cm; Kontraktionsdauer: 60–90 s; Pause: 3–2 min

Ausgangsstellung: Rückenlage, Seitlage oder halb sitzend.

a) Schnelles Kurz-langsam-Atmen über 30 s; Frequenz: 20- bis 30mal;

b) Ruhiges Kurz-langsam-Atmen über 30 s; Frequenz: 10mal;
   - im Anschluß: schnelles Kurz-langsam-Atmen über 30 s; Frequenz: 20mal;
   - dann wieder ruhiges Kurz-langsam-Atmen über 30 s.

c) Üben im Rhythmus der Kontraktion, Kontraktionsdauer: 60 s;
   - Erfrischungsatemzug;
   - ruhige Kurz-langsam-Atmung, Frequenz 5/15 s;
   - schnelle Kurz-langsam-Atmung, Frequenz 20–30/30 s, (Höhepunkt der Kontraktion);
   - ruhige Kurz-langsam-Atmung wie oben;
   - 2 Erfrischungsatemzüge
     (2. Erfrischungsatemzug=Extrasauerstoff für das Kind, da bei den starken Kontraktionen die Blutgefäße der Plazenta z. T. abgeklemmt werden und die Sauerstoffversorgung schlechter wird.)

Beachte:

- aktiv durch die Nase einatmen und passiv doppelt so lange durch den Mund ausatmen;
- trotz der schnellen Atmung muß noch ein Gasaustausch erfolgen;
- die Frequenzangaben sollen nur Orientierungswerte darstellen.

Erlernen der Übergangsatmung

Anwendung: letzter Teil der Eröffnungsphase, in der schon Preßimpulse zu spüren sind; Eröffnung der Zervix: 8–10 cm; Kontraktionsdauer: 60–90 s aber unregelmäßig; Pause: 3–2 min – auch unregelmäßig.

Ausgangsstellung: Rückenlage, Seitlage.

a) Erfrischungsatemzug:
   - 6mal durch den Mund kurz ein- und ausatmen über 5–7 s; wieder kurz und schnell einatmen; Luft kräftig ausblasen; 6- bis 7mal wiederholen;
   - 2 Erfrischungsatemzüge;

b) bei stärkeren Kontraktionen und häufig auftretenden Preßimpulsen:
   - Erfrischungsatemzug;
     4mal kurz durch den Mund ein- und ausatmen, einatmen und Luft kräftig ausblasen (über ca. 3 s), 12- bis 15mal wiederholen;
   - 2 Erfrischungsatemzüge;

c) bei den letzten und stärksten Kontraktionen:
   - Erfrischungsatemzug;
   - 2mal kurz ein- und ausatmen;
   - kurz einatmen und kräftig Luft ausblasen über 2 s;
     15- bis 20mal wiederholen;
   - 2 Erfrischungsatemzüge.

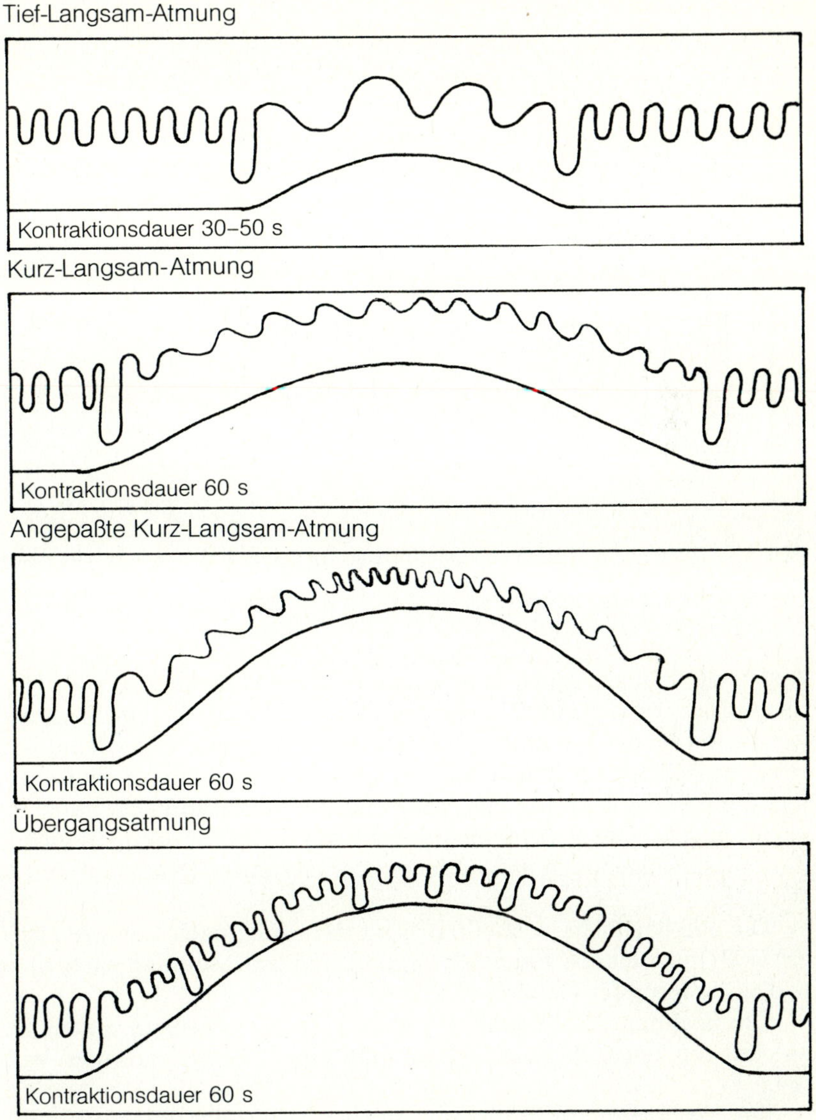

Abb. 113. Graphische Darstellung der Atemtechniken in Anlehnung an Lamaze

Beachte:

- Es muß noch ein Gasaustausch stattfinden;
- die Atmung sollte nicht ins Hecheln abgleiten;
- die Ein- und Ausatmung erfolgt durch den Mund;
- um ein Austrocknen des Mundes zu verhindern, wird die Zungenspitze hinter die Schneidezähne gelegt, damit die Einatmungsluft nicht über die Zunge strömt.

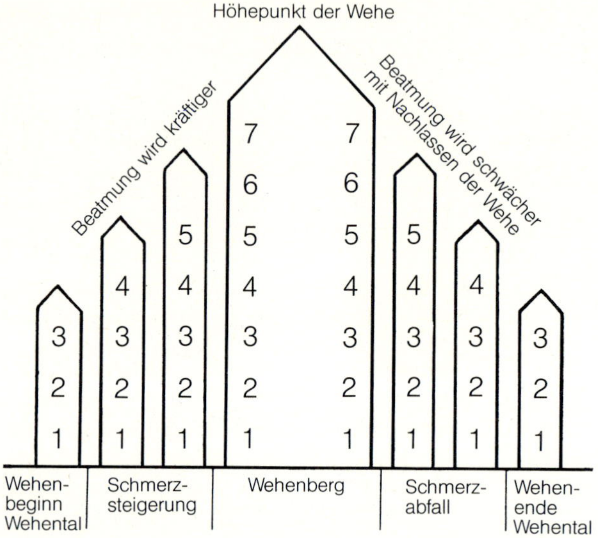

Abb. 114. Wehenverlauf nach von Staehr (Aus von Staehr E u. von Staehr H 1980)

8.5.3 Atemschulung in Anlehnung an von Staehr

Anders als Lamaze sehen von Staehr E u. von Staehr H (1980) für die Eröffnungsphase vorwiegend eine abdominale Atmung vor. Sie soll erlernt und erübt werden, da sie den gesamten Organismus, insbesondere das Kind und den Uterus bestmöglichst mit Sauerstoff versorgt. Darüber hinaus bildet die Bauchatmung die Grundlage für eine gute Entspannungsfähigkeit unter der Geburt. Nicht zuletzt – so von Staehr – wird durch die vertiefte Bauchatmung die Bauchdecke angehoben und dadurch schmerzhafter Druck auf den Uterus vermieden.

Die oberflächliche, schnelle Brustkorbatmung nach Lamaze (1956), Kitzinger (1981) u.a. lehnen von Staehr ab, da sie ihrer Meinung nach zu kompliziert und anstrengend für Gebärende sei.

Die Beatmung einer Kontraktion erfolgt entsprechend einem Zählschema, welches die unterschiedliche Intensität eines Wehenverlaufes widerspiegeln soll.

Ihre Vorbereitungsform baut weitgehend auf Dick-Read auf und ist ergänzt durch die Gedanken von Nikolajev (1953), Lamaze (1956), Leboyer (1981) und Odent (1978). In einer kleinen Broschüre hat sie in einer für Schwangeren leicht verständlichen Art die Atemformen für die Geburt beschrieben. Zusätzlich sind von ihr Übungskassetten erstellt worden, die ein intensives und sicheres Üben auch zu Hause ermöglichen.

Übungsbeispiele: Beatmung einer leichten Kontraktion

Ausgangsstellung: Seitlage; die obere Hand liegt oben auf dem Beckenkamm auf; mit der Einatmung bewegt sich die Hand mit dem Beckenkamm ein Stückchen fußwärts, mit der Ausatmung geht sie wieder zurück in Ruhestellung;

auf
eins-zwei-drei . . . . fußwärts gerichtete Einatmung

auf
aus . . . . erlösende Ausatmung
Einatmung ausdehnen auf
eins-zwei-drei-vier . . . . mit gezielter Atmung in den Schmerz

auf
aus . . . . wieder erlösende Ausatmung

auf
eins-zwei-drei-vier-fünf . . . . dem Kinde zuatmen
auf
aus . . . . wieder ausatmen
eins-zwei-drei-vier-fünf-sechs-sieben . . . in den Höhepunkt atmen

aus . . . .
Höhepunkt der Wehe überschritten, daher Atemerleichterung.
eins-zwei-drei-vier-fünf . . . . Wehe nimmt ab

aus . . . .
eins-zwei-drei-vier . . . .
aus . . . .

eins-zwei-drei . . . .
ausatmen . . . . Wehe schwindet

Erfrischungsatemzug

Beatmung einer schweren Kontraktion

Einatmung auf
eins-zwei-drei . . . . nach unten in den Schmerz atmen, Bauch wird hoch

dann
ausatmen . . . . Bauch wird kleiner
eins-zwei-drei-vier . . . . in die Schmerzen zielen mit dem Atem

ausatmen . . . .
eins-zwei-drei-vier-fünf . . . . sich abstemmen mit Atmen gegen den Schmerz

ausatmen	
eins-zwei-drei-vier-fünf-sechs-sieben	im Höhepunkt intensivste Atmung
ausatmen	
eins-zwei-drei-vier-fünf-sechs-sieben	gegen die Schmerzwand atmen
ausatmen	Höhepunkt vorbei – Schmerz jedoch noch stark
eins-zwei-drei-vier-fünf	in die Schmerzen atmen
ausatmen	
eins-zwei-drei-vier	nach unten atmen
ausatmen	
eins-zwei-drei	kindwärts atmen
ausatmen	beim Schwinden der Wehe

Erfrischungsatemzug

Beatmung einer schwersten Kontraktion

eins-zwei-drei	in die Schmerzen nach unten atmen
ausstöhnen	
eins-zwei-drei-vier	kräftig in die Schmerzen atmen
ausstöhnen	
eins-zwei-drei-vier-fünf	sich abstemmen mit Atmen gegen den Schmerz
ausstöhnen	
eins-zwei-drei-vier-fünf-sechs-sieben	Höhepunkt – dagegen atmen
ausstöhnen	
eins-zwei-drei-vier-fünf-sechs-sieben	in die Schmerzwand atmen
ausstöhnen	
Höhepunkt bleibt geht nicht zurück	die Luft zweimal hoch einreißen
hoch-hoch-	Luft nach oben in den Brustkorb einreißen
ausstöhnen	
hoch-hoch-	Luft einreißen
ausstöhnen	immer noch der starke Schmerz
hoch-hoch-	Luft einreißen
ausstöhnen	...

Erfrischungsatemzug

Beachte:

– Stöhnen bedeutet Entspannung, deshalb Atemluft kräftig ausstöhnen;
– beim Verharren auf dem Schmerzgipfel mit offenem Mund zweimal hintereinander kurz Luft nach oben in den Brustraum einreißen, dann mit geöffnetem Mund diese knappe Luftmenge betont stöhnend ausstoßen;

8.6 Atemschulung für die Austreibungsphase

Die für die Austreibungsphase vorgesehenen Atemtechniken sind bei Read, Lamaze (1956) u.a. weitgehend identisch, so daß sie an dieser Stelle gemeinsam behandelt werden können.

Für diesen Abschnitt der Geburt müssen 2 Atemtechniken erlernt und geübt werden: die Preß- oder Schiebeatmung und das Hecheln. Die Preßatmung unterstützt die Austreibung des Kindes, so daß dieser Vorgang schneller und leichter verlaufen kann. Dabei werden die Lungen mit Luft gefüllt und die Atmung wird angehalten. So bleibt das Zwerchfell nach unten gewölbt und drückt mit auf den Uterus. Auch die Bauchmuskulatur kontrahiert sich reflektorisch mit, so daß es zur Erhöhung des intraabdominellen Drucks kommt. Auf diese Weise wird das Kind aus dem Uterus in den Geburtskanal hinein und dann nach draußen gepreßt.

Eine alternative Atemform für die Austreibungsphase wird von der Schweizer Physiotherapeutin Kuntner vorgeschlagen. Sie kritisiert die Preßatmung, da durch das maximale Einatmen und das Anhalten der Atemluft zu viele Atemmuskeln zum Einsatz kommen, so daß es für viele Schwangere schwierig sei, noch gezielt und ausdauernd zum Beckenboden hinzupressen. Darüber hinaus hält sie die tiefe Einatmung für einen Störfaktoren im normalen Atemmechanismus. Sie schlägt deshalb vor, die tiefe Einatmung zu Beginn der Preßwehe zu unterlassen und stattdessen normal einzuatmen. Anstelle des Luftanhaltens läßt sie die Atemluft gebremst und ohne Krafteinsatz durch die gespitzten Lippen ausblasen. Sie weist auf Geburtspraktiken bei Naturvölkern hin, wo Gebärende mit zugeklemmter Nase oder durch Blasen der Luft in eine Flasche ausatmen.

Das Hecheln ist eine frequente, kurze und oberflächliche Atmung bei entspannter Bauchdecke und Beckenboden. Ein- und Ausatmungsphasen sind gleich kurz, die Atempause entfällt. Es wird zwischen einem Nasen- und Mundhecheln unterschieden. Das Mundhecheln ist einfach auszuführen. Ein schnelles Austrocknen des Mundes erfordert jedoch häufig den Übergang zum Nasenhecheln.

Das Hecheln wird angewandt, wenn es zum Einschneiden des kindlichen Kopfes kommt. Da der kindliche Kopf langsam und vorsichtig geboren werden muß, muß zu diesem Zeitpunkt der Preßdrang durch das Hecheln unterdrückt werden. Während des Hechelns ist der Beckenboden optimal entspannt und kann sich maximal dehnen, so daß der Austritt des Kopfes reguliert und damit auch dammschonend erfolgen kann.

Während des Hechelns liegt die Gebärende flach und entspannt auf dem Rücken. Bei Entbindung auf einem Gebärstuhl legt sie sich entspannt nach hinten gegen die Stuhllehne.

8.6.1 Die Preß- und Schiebeatmung

Erlernen der Preßhaltung

Preßhaltung bei horizontaler Geburtsposition

Ausgangsstellung: Rückenlage; Schultern und Kopf werden mit mehreren Kissen unterpolstert. Auf ein Signal hin:

beide Beine rasch anwinkeln; Hände fassen von außen unter die Kniekehlen (die Handgelenke ruhen in den Kniekehlen); die Knie weitmöglichst öffnen und zum Rumpf heranziehen; die Ellbogen zeigen weit nach außen; der Kopf ist nach vorne geneigt; das Kinn liegt auf dem Brustbein; Augen und Mund sind geschlossen. Eine Minute in der Geburtsposition verharren; Beckenboden entspannen und sich breit und weit öffnen für das austretende Kind. (Abb. 115).

Unterstützung der Geburtsposition durch den Partner:

a) Der Partner kniet seitlich neben der Gebärenden. Auf das Signal hin geht die Gebärende in die Geburtsposition. Der Partner unterstützt die Preßhaltung, indem er mit der einen Hand Kopf und Schulter abstützt, mit der anderen das naheliegende Knie seitlich nach außen drückt. Eine Minute in der Preßposition verharren.

b) Der Partner geht in den Unterschenkelsitz; die Knie sind leicht geöffnet; im Oberschenkel-Bauch-Bereich liegt ein Kissen.
   Die Gebärende liegt auf dem Rücken; Kopf und Schultern ruhen auf dem Kissen.
   Auf das Signal hin nimmt die Frau die Preßhaltung ein. Der Partner geht gleichzeitig hoch in den Kniestand, beugt sich über die Frau und bringt dabei ihren Kopf in die Beugestellung. Gleichzeitig drückt er die Knie seitlich nach außen. In der Geburtsposition eine Minute verweilen.

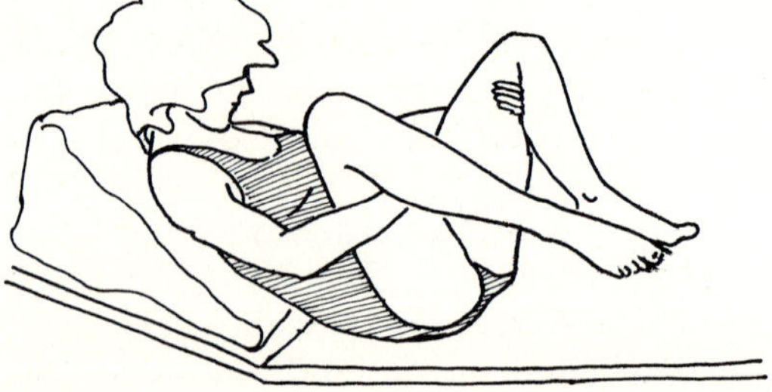

Abb. 115. Horizontale Geburtsposition

Preßhaltung bei vertikaler Geburtsposition

a) *Ausgangsstellung:* Hocksitz.
Die Frau hakt sich bei 2 Helfern ein und geht hinunter zur Hocke. Die Knie sind weit geöffnet. Sie hängt mit ihrem ganzen Gewicht in den Armen der Helfer. Bei Bedarf gehen die Helfer auch hinunter in den Kniestand.

b) *Ausgangsstellung:* Sitz auf einem Stuhl mit Armlehnen (als Vorbereitung für eine Geburt auf dem Gebärstuhl (Abb. 116)).
Sitz auf dem vorderen Teil des Stuhles; die Armlehnen werden von außen umfaßt; die Ellbogen zeigen weit nach außen; die Beine sind weitest geöffnet; die Fußspitzen zeigen nach schräg außen; der Rücken ist rund; das Kinn liegt auf dem Brustbein.
In dieser Geburtsposition eine Minute verharren.

Beachte:

– Beim Üben Preßhaltung immer ohne Preßdruck ausführen lassen (Drucksteigerung im Bauchraum kann zum Blasensprung führen und belastet zu stark Venen- und Lymphsystem);
– während des Einübens der Preßhaltung ruhig, gleichmäßig und ohne Anstrengung atmen lassen;
– die Entspannung des Beckenbodens und das weite und breite Öffnen für das Kind immer wieder betonen;
– darüber informieren, daß das Signal zum Pressen immer von der Hebamme gegeben wird und das sie über Dauer und Intensität des Mitpressens bestimmt.

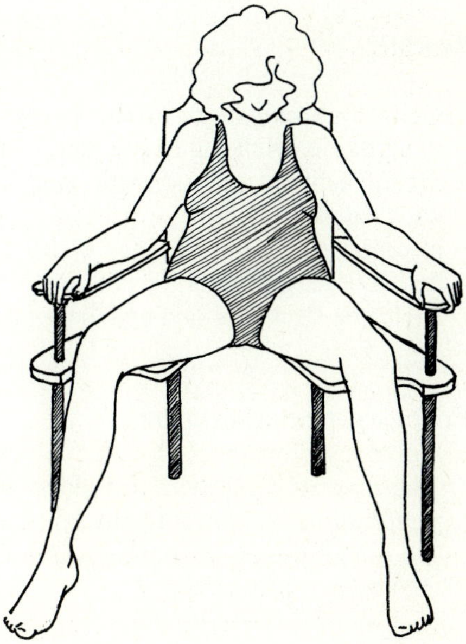

Abb. 116. Vertikale Geburtsposition

– preßt die Frau zu stark in den Kopf hinein (der Kopf wird rot), ist es nach der Einatmung nicht zum Glottisschluß gekommen. Der Glottisschluß (Glottis: der aus beiden Stimmbändern bestehende Stimmapparat bzw. die Stimmritze) wird dann wie folgt gelehrt: einatmen – mit offenem Mund Ausatmung; Ausatmung unterbrechen und Atmung solange wie möglich unterdrücken.

Erlernen der Preßatmung

Grundsätzlich sollte nur die Preßatmung oder die Schiebeatmung geübt werden. Mehrere Atemformen für die aktive Austreibung des Kindes würden nur zur Verwirrung der Gebärenden beitragen. In den meisten bundesdeutschen Krankenhäusern wird die traditionelle Preßatmung (auch „Hebammenatmung" genannt) bevorzugt. Sie sollte auch deshalb in der Regel geübt werden.

Ausgangsstellung: entspannte Rückenlage mit Unterpolsterung von Kopf und Schultern; der Partner kniet neben der Frau.

Bei Kontraktionsbeginn: Ein schneller Erfrischungsatemzug; Preßhaltung mit Unterstützung des Ehemanns einnehmen; gleichzeitig bei gehobenem Kopf Einatmungsluft „einreißen"; schnell Mund schließen und Kopf nach vorne neigen und Kinn auf Brustbein legen; Augen sind geschlossen. Luftanhalten über 15–20 s.

Gasaustausch: Kopf nach hinten; Atemluft schnell herausblasen; neue Atemluft „einreißen", Kopf wieder auf Brustbein legen und über 15–20 s die Luft anhalten. Gasaustausch 2- bis 3mal wiederholen. Erfrischungsatemzug bei Kontraktionsende.

Beachte:

– die Preßatmung auch in Hockpositionen üben lassen, wenn eine Entbindung in vertikaler Stellung bevorzugt werden sollte;
– darauf achten, daß während des Luftanhaltens beim Üben *nie* mitgepreßt wird (Blasensprung!)
– informieren, daß unter der Geburt bei der Austreibung des Kindes kräftig und mit ganzer Energie entsprechend der Aufmunterung der Hebamme in Richtung Beckenboden gedrückt und gepreßt werden muß.

Erlernen der Schiebeatmung

a) *Ausgangsstellung:* Sitz auf dem Stuhl; jede Teilnehmerin bekommt einen Luftballon; sie atmet leicht und natürlich ein; dann setzt sie den Luftballon an die gespitzen Lippen und läßt die Luft gleichmäßig und langsam in den Ballon hineinströmen.
5- bis 6mal wiederholen.

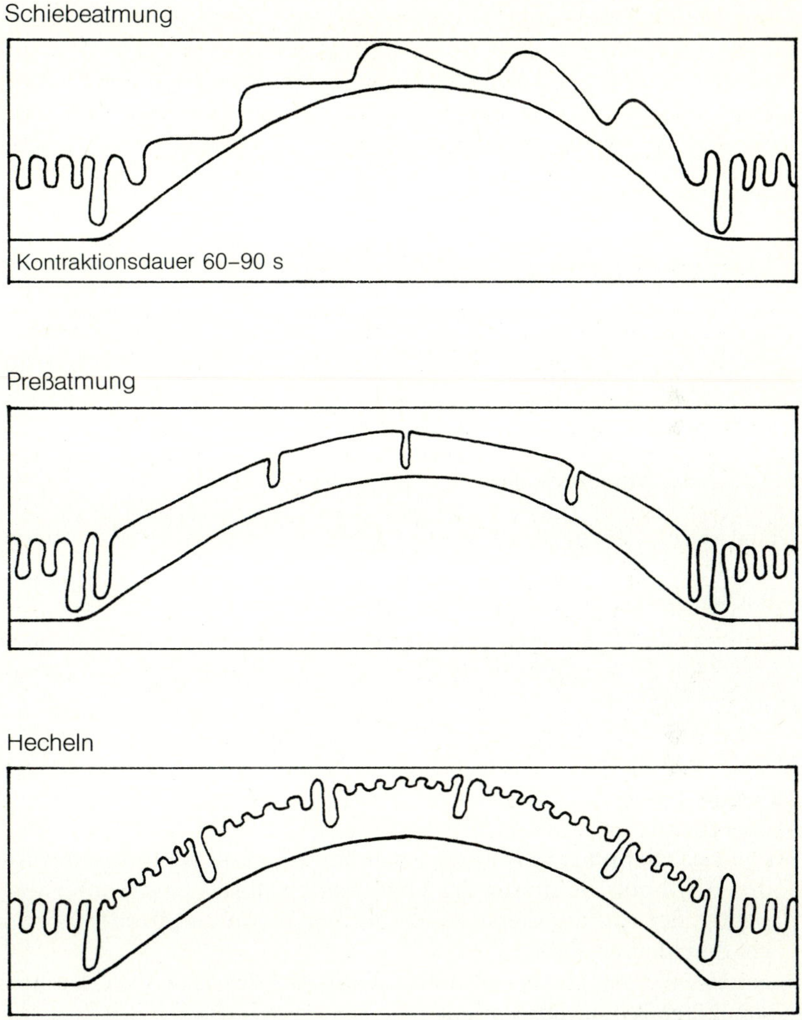

Abb. 117. Graphische Darstellung der Atemtechniken für die Austreibungsphase

b) *Ausgangsstellung:* wie oben; jede Teilnehmerin bekommt eine leere Flasche; die Atemluft wird ohne Anstrengung ruhig und langsam in die Flasche hineingeblasen.

c) *Ausgangsstellung:* wie oben; die Frau hält sich mit einer Hand die Nase zu und läßt die Atemluft durch die gespitzten Lippen langsam und ohne Kraftanstrengung ausströmen.

d) *Ausgangsstellung:* wie oben; leichte Einatmung; dann Kopf nach vorne neigen und die Ausatmungsluft so langsam wie möglich ausblasen; wieder leicht einatmen. Vorgang 5- bis 6mal wiederholen.

8.6.2 Die Hechelatmung

Ausgangsstellung: entspannte Rückenlage; die Beine und der Kopf liegen flach (Abb. 118).

Erlernen des Nasenhechelns

Bei Kontraktionsbeginn oder Signal der Hebamme:
schnellen Erfrischungsatemzug;
durch die Nase schnell und gleichmäßig über 15–20 s hecheln;
1- bis 2mal tief ein- und ausatmen;
Nasenhecheln über 15–20 s;
3- bis 4mal wiederholen; Erfrischungsatemzüge.

Erlernen des Mundhechelns

Mund leicht öffnen, Zungenspitze gegen die Hinterseite der oberen Schneidezähne legen;
schnellen Erfrischungsatemzug;
Mundhecheln über 15–20 s;
1- bis 2mal tief ein- und ausatmen;
Mundhecheln über 15–20 s;
3- bis 4mal wiederholen; Erfrischungsatemzüge.

Beachte:

- Die Hechelatmung muß immer gleichmäßig und rhythmisch erfolgen;
- den Rhythmus bestimmt die Gebärende selbst; es ist immer der Rhythmus richtig, der von der Gebärenden als angenehm empfunden wird und den sie gut durchhalten kann;
- bei Gefahr der Hyperventilation (Störung des O_2-CO_2-Gleichgewichts) die sog. Tütenatmung anwenden;
- die Hechelatmung unbedingt über 1 min (Dauer der Kontraktion) üben lassen, da von den meisten Gebärenden die Dauer von 1 min unterschätzt wird;

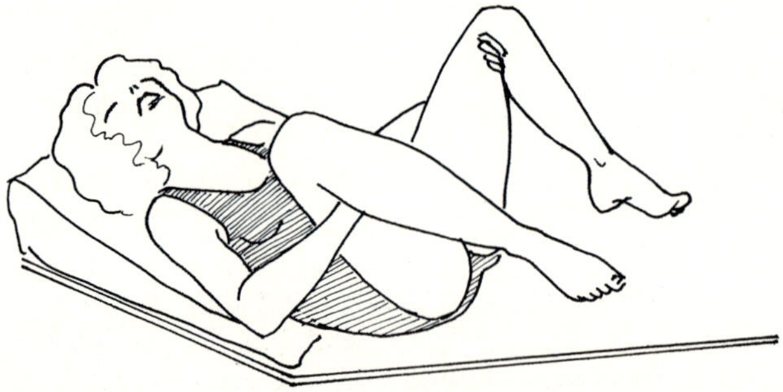

Abb. 118.
Hecheln in Rückenlage

Tabelle 3. Die Atemtechniken in Überblick

Geburtsphasen	Geburtsarbeit	Kontraktionsdauer [s]	Kontraktionspause [min]	Atemtechniken	
				Read	Lamaze
Eröffnung	Retraktion der Zervix	10–30	60–15	Bauchatmung	Normalatmung
	Öffnen des Muttermundes – auf 4 cm	30–50	15– 5	Bauchatmung	Tief-langsam-Atmung
	– auf 6 cm	60	5	Bauchatmung	Kurz-langsam-Atmung
	– auf 8 cm	60–90	3– 2	Brustatmung	angepaßte Kurz-langsam-Atmung
	vollständige	60–90	unregelmäßig	Brustatmung Hechelatmung	Übergangsatmung
Austreibung	bis zum „Einschneiden“	60	2– 1	Preßatmung	Preßatmung
	„Durchschneiden“	60	2– 1	Hechelatmung	Hechelatmung
	Geburt des Körpers	60	2– 1	Preßatmung	Preßatmung
Nachgeburt	Ausstoßen der Plazenta etc.	60	3– 5	Normalatmung	Normalatmung

– das Hecheln im Wechsel von Pressen–Hecheln und Hecheln–Pressen üben, damit die Übergänge von der einen zur anderen Atemtechnik auch sofort klappen;
– bei Entbindung auf dem Gebärstuhl das Hecheln sitzend üben lassen.

9 Entspannungsschulung

9.1 Physisch-psychische Grundlagen der neuromuskulären Erziehung

9.1.1 Die Bedeutung der Entspannung im Alltag

Unter Entspannung versteht man die „Gelöstheit“ des gesamten Bewegungsapparates bei gleichzeitig hoher Konzentration. Das Lockerlassen sämtlicher

Muskelgruppen, das Geschehenlassen und das konzentrierte Beobachten seiner körperlichen Funktionen in aller Ruhe und Stille führen zu einer tiefen, erholsamen Entspannung, die sich nicht nur auf die Physis, sondern auch auf die Psyche auswirkt.

Edmund Jacobson, der Begründer der Muskelentspannung schrieb in seinem 1907 veröffentlichten Buch „Progressive Relaxation" über den Zusammenhang zwischen Empfindungen wie Angst, Ärger und unwillkürlich einsetzender Muskelanspannung. Er stellte weiterhin fest, daß umgekehrt das Erleben positiver Emotionen mit Muskelentspannung einhergeht. Bei seinen Patienten versuchte er folglich die Angst zu verringern und stellte in den meisten Fällen eine merkliche Reduzierung der Muskelspannung fest. Durch die so entstandene Reizerholungspause des Körpers kam es nicht nur zum Aufladen an körperlicher Energie, sondern auch zur Verbesserung der psychischen Kraft und der geistigen Frische.

Entspannung ist also mehr als das Gegenteil von Anspannung oder Verspannung und hat auch nichts mit Ablenkung oder Zerstreuung von der täglichen Routine zu tun. Entspannung ist nach Jacobson ein physiologischer Zustand, der durch das Fehlen von Nerv-Muskel-Impulsen gekennzeichnet ist und als eine Fertigkeit geübt werden muß.

Gerade in unserer hochzivilisierten Gesellschaft, die ein erhebliches Maß an Reizüberflutung, Hektik und Streß im Alltag mit sich bringt, braucht der Mensch ein Mittel, um Distanz zu seiner Tätigkeit und seiner Umwelt zu erlangen, um sich wieder aufzubauen für die Leistungen, die ihm abverlangt werden.

9.1.2 Die Bedeutung der Entspannung für die Schwangeren und die Gebärende

Das typische Erscheinungsbild eines Menschen, der im Streß steht, der hoch beansprucht wird, der Angst oder Beunruhigung empfindet, stellt sich wie folgt dar:

der Kopf wird hängengelassen, die Stirne ist gerunzelt, die Augenbrauen sind zusammengezogen, Ober- und Unterkiefer sind fest aufeinandergepreßt, die Schultern sind hochgezogen, die Nackenmuskulatur versteift, die Arme befinden sich in einer starken Beugestellung, die Finger sind stark gebeugt oder die ganze Hand hat sich fest zur Faust geschlossen, die Wirbelsäule weist eine starke Krümmung nach vorne auf; der Muskeltonus ist stark erhöht.

Diesen körperlichen Zustand in mehr oder weniger ausgeprägter Form trifft man häufiger bei Schwangeren und Gebärenden an.

Die Beanspruchung einer Schwangeren ist groß: neben ihrer beruflichen und häuslichen Tätigkeit, neben ihrer Aufgabe, den Mann zu versorgen und eventuell bereits vorhandene Kinder, muß sie ihren Körper zur Austragung des ungeborenen Lebens zur Verfügung stellen. Auch das Kind im Mutterleib stellt Anforderungen: es möchte gesund ernährt werden, es verlangt Ruhe und Ausgeglichenheit von der Mutter und es zehrt an ihren Kräften. Gerade in der

Spätschwangerschaft ist es für die werdende Mutter eine große körperliche Aufgabe, täglich und ohne Pause 20 Pfund mehr zu schleppen, schlecht zu schlafen, geschwollene Beine und Kreuzschmerzen hinzunehmen.

Die körperliche und psychische Beanspruchung kann schnell zu einer verkrampften Haltung führen. Die Muskulatur des Körpers oder bestimmte Muskelgruppen beginnen sich im Laufe der Schwangerschaft zu verspannen, sie verhärten sich immer mehr und letztlich treten Schmerzen auf. Die anhaltend unangenehmen Empfindungen machen nervös und unruhig. Die vom Gehirn gesandten Nervenimpulse, die den Muskel innervieren, nehmen an Intensität zu. Das heißt, der Muskel spannt sich noch mehr an. Die Muskelverspannungen breiten sich auf weitere Muskelabschnitte und letztlich auf den ganzen Körper aus. Auch andere Körperregionen wie Herz, Kreislauf, Atmung, Verdauung etc. reagieren auf die ständig vom Gehirn auslaufenden Nerv-Muskel-Reize. Der Energieverlust des Körpers nimmt ständig zu, die körperliche Leistungsfähigkeit der Schwangeren allmählich ab. Darüber hinaus sind die Nervenzellen durch die ständige Beanspruchung einem erhöhten Verschleiß unterworfen. Sie können sich nicht wie andere Körperzellen erneuern.

Die beschriebenen Vorgänge bleiben auch für das Kind nicht ohne Folgen.

Durch ein regelmäßig und systematisch durchgeführtes Entspannungstraining soll die Schwangere lernen, ihren Körper und Spannungen wahrzunehmen, ihre Skelettmuskulatur willentlich zu lösen, die Schwere einzelner Körperteile nachzuspüren, das Auseinanderfließen des Körpers und die damit einhergehende innere Ruhe und Ausgeglichenheit zu empfinden. Sie erlernt die Fähigkeit, sich jederzeit und überall und in jeder Position durch Entspannung zu erholen. Sie wird in Kürze ihre ständig arbeitende Muskulatur ruhigstellen, den Muskeltonus auf ein Minimum senken und ihre Gedanken vollständig auf die Vorgänge des Organismus lenken können. Verkrampfungen werden sich lösen. Die Organmuskeln und das vegetative System werden positiv beeinflußt. Die Psyche wird sich stabilisieren. Das Entspannungstraining wird zur Harmonisierung von Körper, Geist und Psyche beitragen.

Während der Geburt wächst die physische, psychische und geistige Beanspruchung auf ein Maximum an. Sie ist zwar zeitlich auf wenige Stunden begrenzt, jedoch ist es von großem Wert, wenn die Gebärende diese Zeit als ein vorwiegend angenehmes und beeindruckendes Erlebnis empfinden kann.

Während der Geburt muß die Frau Uteruskontraktionen verarbeiten, die in der Regel zu einem fortgeschrittenen Zeitpunkt als schmerzhaft empfunden werden. Als Reaktion auf die ständig einlaufenden Schmerzimpulse werden sich muskuläre Verspannungen einstellen, die sich dann auch auf weitere Muskelgruppen ausbreiten werden. Auch die Erwartungsangst vor der mit der nächsten Kontraktion einlaufenden Schmerzempfindung trägt zusätzlich zur Ausbreitung der Muskelanspannung bei. Es wird so immer mehr unnötige Energie vergeudet. Die Geburt wird ermüdender, anstrengender und noch unangenehmer. Durch jede zusätzliche Anspannung wird sich der Uterusmund nur zögernd weiten und die Geburt wird sich zeitlich länger ausdehnen.

In der Geburtsvorbereitung hat die Schwangere gelernt, warum sich der Uterus kontrahieren muß. Sie weiß, daß der Uterusmuskel seine Arbeit verrichten muß, genau wie Herz, Lunge oder Magen ihre Arbeit verrichten. Sie weiß auch, daß sie keinen Einfluß auf seine Kontraktionen hat, da er dem vegetativen Nervensystem unterworfen ist. Sie weiß ferner, daß das Anspannen von Muskelgruppen, die keinen Einfluß auf die Geburtsarbeit haben, die Geburt unnötig verzögert und sie schmerzhafter werden läßt. Durch das Entspannungstraining hat sich das Muskelgefühl verfeinert. Sie ist sensibilisiert worden für jede noch so kleine Muskelanspannung. Sie nimmt sie wahr und kann sie lösen. Sie stemmt sich nicht gegen die natürlichen Uteruskontraktionen, sondern sie läßt sie gewähren und konzentriert sich auf die völlige Entspannung der anderen Körperregionen. Angst als zusätzlicher Anspannungsfaktor wird nicht auftreten, da sie mittels verschiedener Techniken (Entspannungs-, Atmungs- und Massagetechniken) in der Regel jede Kontraktion meistern kann.

Für die Wehenpause wird ihr das Entspannungstraining nutzen, um in kurzer Zeit zu einer tiefen Erholung zu gelangen, die ihr für die weitere Geburtszeit physische und psychische Kraft verleihen wird.

9.1.3 Voraussetzungen

Mehr als jeder andere Teil der Geburtsvorbereitung erfordert das Entspannungstraining eine Reihe von Voraussetzungen, die geschaffen werden müssen, um gerade am Anfang einen Trainingserfolg zu erzielen.

Räumliche Voraussetzungen

Die räumlichen Bedingungen spielen gerade am Anfang des Entspannungstrainings eine wesentliche Rolle. Es ist Sorge zu tragen, daß der Übungsraum
- vorher gut durchlüftet wird;
- angenehm temperiert ist, da während der Entspannung die Körpertemperatur absinkt. Ein Gefühl der Kälte oder ein Frösteln würde der Entspannung abträglich sein. Notfalls müssen Decken bereitgehalten werden;
- weitgehend lärmfrei ist.
  Um den Lärm von außen abzuschalten, sind die Fenster verschlossen zu halten.
- abgedunkelt wird,
  da optische Sinnesreize eine wirkungsvolle Entspannung verhindern, sollte grelles Neonlicht abgeschaltet werden bzw. durch das Zuziehen von Vorhängen soll verhindert werden, daß helle Sonnenstrahlen durch die Fenster einfallen können.

Der Raum muß ausgestattet sein mit
- Unterlagen, die fest und elastisch sein sollen. Aus hygienischen Gründen sollten die Schwangeren selbst ein Handtuch oder ein Laken zum Auflegen mitbringen;
- Kissen und Rollen zum Unterpolstern der Auflagepunkte.

Die Schwangere sollte
- leichte und nicht enganliegende Sachen tragen; Mieder, Korsagen, Stützstrümpfe etc. sollten ausgezogen werden, Brillen, Gürtel oder größere Schmuckstücke abgelegt werden;
- vorher die Blase entleeren.

Der Übungsleiter
- sollte selbst Ruhe und Ausgeglichenheit ausstrahlen;
- soll die Schwangeren in eine Stimmung der Inaktivität und des Schläfrigseins versetzen; durch Einnehmen der Schlaflage, durch Strecken, Gähnen und Augenreiben kann dieser Zustand schnell hergestellt werden.
- sollte wenige, aber präzise Anweisungen geben;
- sollte nach jeder Anweisung eine kleine Pause einlegen;
- sollte alle Übungsanweisungen leise und deutlich aussprechen. Die Stimme darf auf keinen Fall monoton und einschlafend klingen, die die Übenden in Trance versetzt,
- sollte sich einen festen Standort suchen, von dem aus er alle Teilnehmer gut beobachten kann. Ein ständiges Umherlaufen würde Unruhe und Hektik verursachen.

Ausgangsstellungen

Eine weitere wichtige Voraussetzung für ein erfolgreiches Entspannungstraining ist eine günstige Lagerung der Schwangeren. Es ist wichtig, daß die Entspannung in vielen unterschiedlichen Positionen geübt wird, Positionen, die auch während der Geburt eingenommen werden können.

Als Ausgangsstellungen bieten sich an:
- die Rückenlage,
- die Bauch-Seitlage,
- verschiedene Sitzhaltungen,
- der Ellbogen-Unterschenkelstütz,
- der Stand.

Grundsätzlich sollte mit dem Entspannungstraining in einer horizontalen Lage begonnen werden, da so der gesamte Rumpf die beste Abstützung hat und die Haltefunktion vieler Muskelgruppen wegfällt. Hat die Schwangere die Fähigkeit erreicht, Muskelgruppen bewußt zu entspannen, wird das Üben in anderen Körperhaltungen notwendig. Gerade im Hinblick auf die Geburt ist ein Üben in allen möglichen Positionen wichtig. Für Schwangere, die beabsichtigen, auf einem Geburtsstuhl zu entbinden, sollte das Entspannungstraining dann vorwiegend in vertikalen Ausgangsstellungen geübt werden.

Das Üben in vertikalen Positionen ist auch dann angebracht, wenn bei Schwangeren Sodbrennen, Erkältungskrankheiten, Verdauungsbeschwerden Schwindel etc. vorliegen, so daß eine horizontale Lage als sehr unangenehm und behindernd empfunden wird.

Die Rückenlage (Abb. 119)
Wird die Entspannung über die Muskelanspannung geübt, bietet sich die Rükkenlage zu Beginn des Entspannungstrainings an, da in dieser Lage alle Körpermuskeln ohne Behinderung angespannt werden können.

Da kein Körperteil über dem anderen ruht, können Tonusänderungen leichter nachempfunden werden.

In der Rückenlage ist darauf zu achten, daß
- Kopf und Schultern gut unterpolstert werden;
- alle Gliedmaßen sich in einer leichten Beugestellung befinden;
- die Arme neben dem Rumpf liegen;
- die Kniekehlen mit einer Rolle unterstützt sind;
- die Beine ein wenig nach außen rotiert sind;
- die Knie und Zehenspitzen nach schräg außen zeigen.

Die Bauch-Seitlage (Abb. 120)
Für das Nachspüren des entspannten Körperzustandes ist auch die Seitlage geeignet, da bei Vielen diese Position der gewohnten Schlafhaltung, in der der Organismus Ruhe findet, am nächsten kommt.

Es ist darauf zu achten, daß
- der unten liegende Arm entweder gestreckt hinter dem Rücken liegt oder gestreckt nach oben gehalten wird, so daß der Kopf darauf ruhen kann;
- der oben liegende Arm sich in gebeugter Stellung befindet;
- die Hand in Augenhöhe die Unterlage berührt;
- das untere Bein fast gestreckt gehalten wird;
- das obere Bein rechtwinklig angebeugt wird, so daß das Knie in Hüfthöhe aufgestützt werden kann;
- Kopf, Schulter, evtl. die untenliegende Brust- und Bauchseite und das Knie mit Polster unterstützt werden können.

Sitzpositionen
Als günstige Sitzpositionen, die gerne von Schwangeren und Gebärenden eingenommen werden, haben sich der Schneidersitz, der Sitz rittlings auf dem Stuhl und das Sitzen in einem bequemen Sessel oder Stuhl mit Arm- und Rückenstützen herausgestellt.

Beim *Schneidersitz* sollte
- der Rücken gegen eine Wand abgestützt werden können;
- der Kopf sollte entspannt nach vorne gebeugt sein;
- die Beine sind angewinkelt, die Knie fallen schräg nach außen, so daß die Unterschenkel kreuzweise übereinanderliegen;
- die Unterarme werden entspannt auf die Oberschenkel gelegt (Abb. 121).

Der Schneidersitz kann auch so geübt werden, daß man vor einem Stuhl oder vor der Wand sitzt. Die Unterarme werden verschränkt gehalten und gegen die Wand (Abb. 122) bzw. auf die Sitzfläche des Stuhles (Abb. s. S. 156) abgestützt. Die Wirbelsäule ist in dieser Haltung stark kyphosiert. Im Hinblick auf die Geburt erweist sich diese Position als besonders günstig, da einmal die Vorteile der vertikalen Lage genutzt werden und zum anderen auch Kontraktionsmassagen ausgeführt werden können.

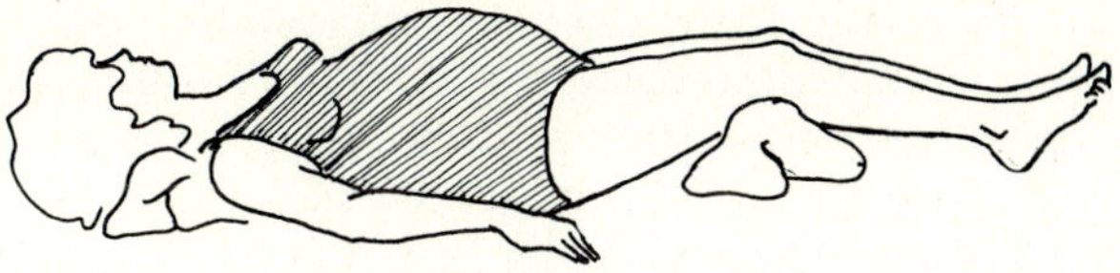

Abb. 119.
Entspannungsposition:
Rückenlage

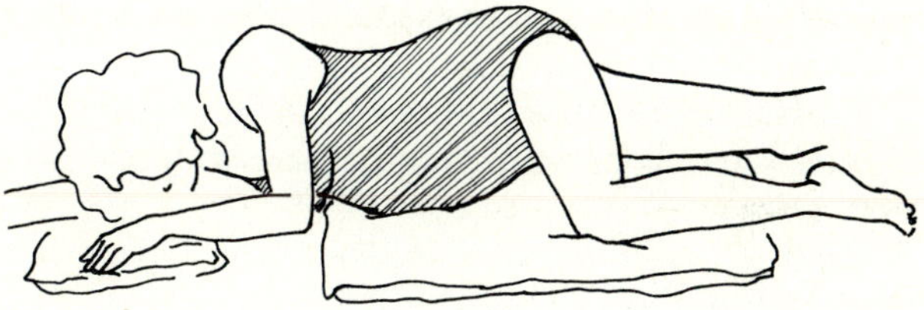

Abb. 120.
Entspannungsposition:
Bauch-Seitlage

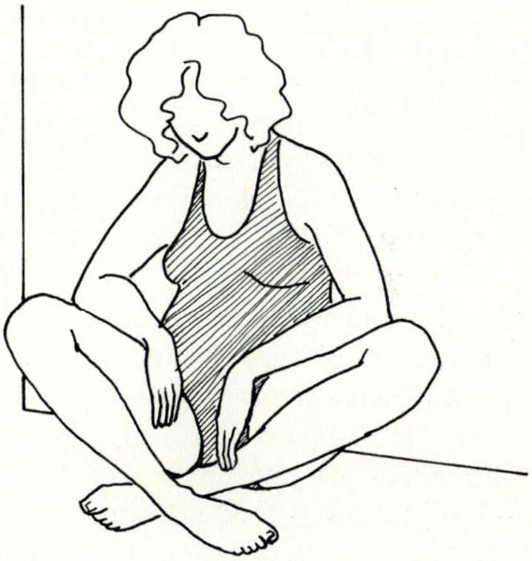

Abb. 121.
Entspannungsposition:
Schneidersitz

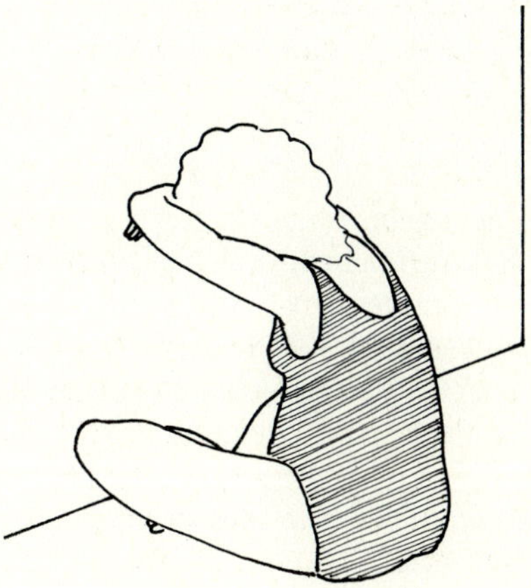

Abb. 122.
Entspannungsposition:
Schneidersitz

Beim Sitz rittlings auf dem Stuhl ist die Vorderseite des Rumpfes der Stuhllehne zugewandt. Der Übungsleiter hat darauf zu achten, daß
- die Beine weit gegrätscht sind,
- die Knie nach schräg außen zeigen,
- die Fußsohle fest auf dem Boden steht,
- die Fußspitzen und die Knie ebenfalls nach schräg außen zeigen,
- die Unterarme verschränkt auf der Oberseite der Stuhllehne liegen,
- ggf. die Stuhllehne oben mit einem Kissen abgepolstert wird,
- der Kopf nach vorn gebeut wird und mit der Stirn auf den Unterarmen aufliegt.

Es können auch die Ellbogen auf der abgepolsterten Stuhllehne aufgestützt werden. Der Kopf wird dann in die beiden Handflächen gelegt (s. S. 157, Abb. 110).

Beim *Sitz auf einem Stuhl* sollte die Droschkenkutscherhaltung eingenommen werden. Dabei wird der Rumpf zunächst gestreckt, dann sinkt der Oberkörper in sich zusammen:
- die Brustwirbelsäule ist stark kyphosiert;
- der Kopf hängt entspannt nach vorne;
- die Arme liegen mit leicht angewinkelten Ellbogen locker auf den Oberschenkeln auf;
- die Beine sind leicht geöffnet;
- Oberschenkel und Unterschenkel bilden einen rechten Winkel;
- die Fußsohlen liegen ganz auf dem Boden auf.

Der Unterschenkel-Ellbogenstütz

Dieser Stütz ist für die Geburt eine ebenso günstige Position, die zeitweise eingenommen werden kann, insbesondere dann, wenn starke Kreuzschmerzen auftreten. Der Rücken ist auf diese Weise wirkungsvoll entlastet.
- im Kniestütz werden die Oberschenkel soweit wie möglich geöffnet;
- der Fußrücken liegt auf der Unterlage, die Zehenspitzen zeigen zueinander;
- das Gesäß wird fersenwärts gesenkt;
- der Rumpf wird vornübergebeugt und auf den beiden Ellbogen abgestützt;
- die Unterarme gehen senkrecht nach oben, die Hände sind geöffnet;
- der Kopf ruht mit der Stirn in den Handflächen;
- die Ellbogen evtl. unterpolstern (s. S. 107, Abb. 69).

Der Stand

Bei ausreichender Übungserfahrung sollte auch zum Schluß eines Kursus das Entspannen im Stand geübt werden. Da die Gebärende zu Beginn der Eröffnungsphase sich möglichst in Bewegung halten sollte, um ein intensives Entwickeln der Kontraktionen zu fördern, sollte sie auch die Fähigkeit besitzen, sich im Stand entspannen zu können. Während der Entspannung im Stand sollte die Gebärende sich auf jeden Fall mit verschränkten Unterarmen gegen eine Wand, Tür oder gegen ihren Ehemann gelehnt abstützen und so die Kontraktion veratmen.

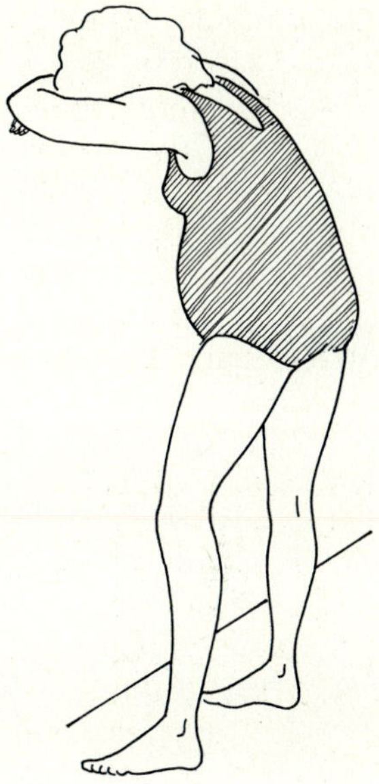

Abb. 123. Entspannungsposition: Stand

9.2 Zielsetzung

Zusammengefaßt sollen durch das Entspannungstraining folgende Ziele erreicht werden:

Die Schwangere soll

- die Fähigkeit besitzen, sich über längere Zeit weitgehend auf den Körper konzentrieren zu können;
- zu einem verfeinerten Muskelempfinden gelangen;
- in der Lage sein, falsche, nervöse Spannungen in ihrem Körper wahrzunehmen und beseitigen zu können.

Für das pränatale Stadium soll die Schwangere durch das Entspannungstraining

- einen Ausgleich für die hohe physische und psychische Beanspruchung finden können;
- zur inneren Ruhe und Ausgeglichenheit für den Verlauf der gesamten Schwangerschaft kommen;
- ihrem Kind ein behagliches, inneres Milieu schaffen.

Für das perinatale Stadium soll durch das Entspannungstraining bewirkt werden, daß sich die Gebärende

- trotz Uteruskontraktionen soweit wie möglich entspannt verhalten kann, um die Öffnung des Muttermundes nicht zu behindern;
- während der Kontraktionspausen durch Blitzentspannung erholen und erfrischen kann, um weitere Leistungen vollbringen zu können.

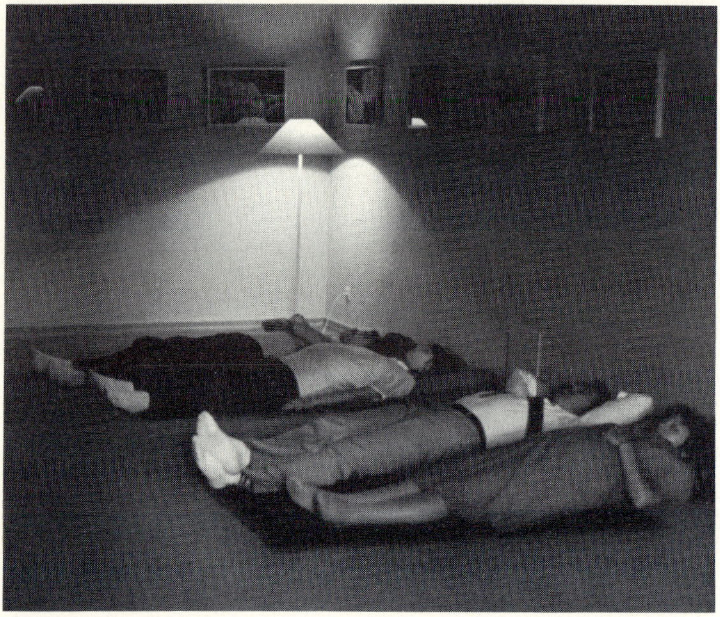

Abb. 124. Entspannung

9.3 Allgemeine Methoden zur Entspannung

Die physisch-psychische Entspannung kann auf verschiedenen Wegen erreicht werden. Zu den wirkungsvollsten Methoden gehören:
– das Entspannen über die Muskelanspannung;
– das Entspannen über die Atemeinstellung;
– das Entspannen über das Nachspüren der Auflagepunkte des Körpers;
– das Entspannen über die Vermittlung eines Wärmeerlebnisses.

In der Praxis werden in der Regel Mischformen angewandt, da die Entspannung immer einhergeht mit richtiger Atmung, Lösen bestimmter Muskelgruppen etc. Die verschiedenen Methoden schließen einander nicht aus, sinnvoll angewandt können sie sich ergänzen und ein interessantes, abwechslungsreiches Üben ermöglichen. Es ist jedoch darauf zu achten, daß der Übungsleiter erst dann zur nächsten Methode übergeht, wenn die vorangehende auch weitgehend beherrscht wird. In der Schwangerschaftsgymnastik sollte man zum Üben der Entspannung 20–30 Minuten ansetzen.

9.3.1 Das Entspannen über die Muskelanspannung (Progressive Relaxation)

Diese Methode erweist sich für den Anfang als sehr günstig. Der Vorteil für die Übenden besteht darin, daß es normalerweise nicht schwer fallen wird, bestimmte Muskelgruppen anzuspannen. Sie werden sensibilisiert für verschiedene Spannungszustände der Muskulatur, sie spüren den Ermüdungsprozeß in der angespannten Muskulatur, das Schwere- und das Wärmegefühl.

Vorgehensweise

Der Anspannungs-Entspannungsprozeß wird in 3 Phasen durchgeführt:
1. Phase: Anspannen einer Muskelgruppe,
2. Phase: Halten der Spannung,
3. Phase: Entspannen.

Zur Verbesserung des Muskelgefühls und zur Entwicklung einer besseren Wahrnehmungsfähigkeit verschiedener Spannungszustände eines Muskels sollte zu Beginn des Entspannungstrainings eine Vorbereitungsphase vorausgehen.

Vorphase:
Eine bestimmte Muskelgruppe (z. B. die Gluteusmuskulatur) wird minimal angespannt. Die Anspannung wird intensiviert, wieder etwas reduziert, dann intensiviert bis zum Maximum. Zum Schluß wird die Spannung vollständig gelöst. Der Vorgang wird mehrere Male wiederholt.

1. Phase: Anspannen.
Die Muskelgruppe wird langsam angespannt. Die Spannung wird forciert bis zum Maximum. Sie darf nicht mehr gelöst werden.

2. Phase: Halten der Anspannung.
Die Intensität der Spannung bleibt über ca. 5–10 s in einem unveränderten Zustand erhalten. Der Übungsleiter kann leise einen Count-down zählen:
5-4-3-2-1- Entspannen.

3. Phase: Entspannen.
Spricht der Übungsleiter „entspannen" aus, soll es zum plötzlichen Spannungsabfall in der zuvor angespannten Muskulatur kommen. Die Übenden spüren passiv nach, wie sich der Muskel entspannt, wie sich das Gefühl der Wärme, der Schwere oder des „Auseinanderfließens" des Muskels einstellt.

Beachte:

– Zu Beginn des Entspannungstrainings erweist es sich als günstig, mit dem Anspannen größerer Muskelgruppen zu beginnen und dann zu den immer kleineren Muskelgruppen überzugehen;
– die Arbeit mit jeder Muskelgruppe sollte 2- bis 3mal wiederholt werden, bevor zu einer neuen Region übergegangen wird;
– die Anspannungsphase sollte nur so intensiv sein, daß die Muskulatur ohne Verkrampfung reagiert;
– während der Anspannungsphase darf die Atmung nicht angehalten werden;

– zum Ende des Entspannungstrainings muß der Körper wieder die Normalspannung erhalten. Der normale Muskeltonus stellt sich ein, wenn die Übenden Füße, Beine, Hände und Arme, beginnend in den kleinen Gelenken, durchbewegen, wenn Dehn- und Streckbewegungen ausgeführt werden, wenn sie tief durchatmen, gähnen, Augen reiben etc.
– nach dem Entspannungstraining sollte den Schwangeren Zeit gelassen werden, um sich aufzurichten. Ein zu schnelles Aufrichten könnte Schwindel oder Übelkeit hervorrufen.

Übungsbeispiele

Da die „Progressive Muskelentspannung" die Grundlage des Entspannungstrainings nach Read und Lamaze (1956) bildet, soll an dieser Stelle ein ausführliches Übungsbeispiel gegeben werden. Die Übungen sind wie folgt aufgebaut:
1. Lernschritt: Entspannung der mimischen Muskulatur;
2. Lernschritt: Entspannung der oberen Extremitäten;
3. Lernschritt: Entspannung der unteren Extremitäten;
4. Lernschritt: Entspannung der Rumpfmuskulatur;
5. Lernschritt: generalisierte Entspannung.

1. Lernschritt: Entspannung der mimischen Muskulatur

Ausgangsstellung: Rückenlage; der Kopf ist gut unterpolstert; unter die Kniekehlen wird eine Rolle geschoben; die Augen sind geschlossen; die Übungen beginnen, sobald alle Teilnehmer zur Ruhe gekommen sind.

1. Übung: *Augen* (Abb. 125)
1. Phase: Augenlider fest zudrücken; Augenringmuskulatur kräftig kontrahieren.
2. Phase: Spannung 5 s halten.
3. Phase: Ringmuskel mit jedem Atemzug mehr und mehr entspannen. Das Augenlid wird schwer und lastet auf dem Augapfel. Die Wimpern haben ein schweres Gewicht, sie fühlen sich an, als wären sie aus kräftigen, dicken Pelzhaaren.

2. Übung: *Augen*
1. Phase: Kontraktion der Muskeln des Augapfels. Augen bei geschlossenen Lidern und ohne Kopfbewegung nach rechts, links, oben, unten und kreisend bewegen.
– Zur Erleichterung: vorstellen, man geht über eine verkehrsreiche Straße oder man ist Zuschauer bei einem Autorennen und schaut ständig nach rechts und links bei ruhiger Halsstellung.
– Vorstellen, man verfolgt einen Feuerwehrmann, der die ausgefahrene Leiter herauf und hinunterläuft oder man zählt die Fenster eines Hochhauses von unten nach oben und oben nach unten.
– Vorstellen, man verfolgt am Himmel die Loopingflüge eines Kunstfliegers.

Abb. 125.
Kontraktion der Augenringmuskeln
Abb. 126.
Kontraktion des Stirnrunzlers

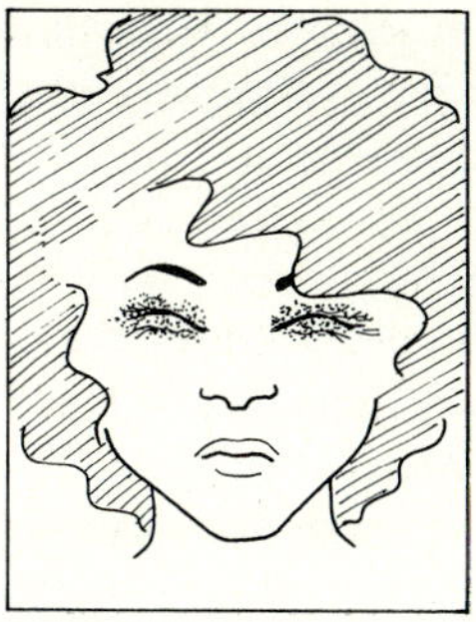
125

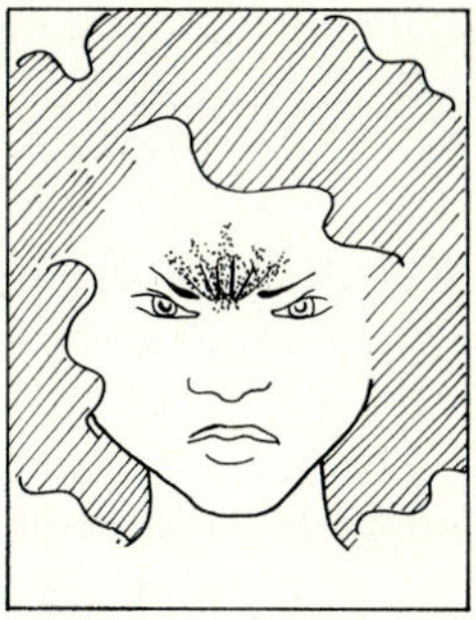
126

Abb. 127.
Kontraktion des Stirnmuskels
Abb. 128.
Kontraktion des Senkers der Stirnglatze

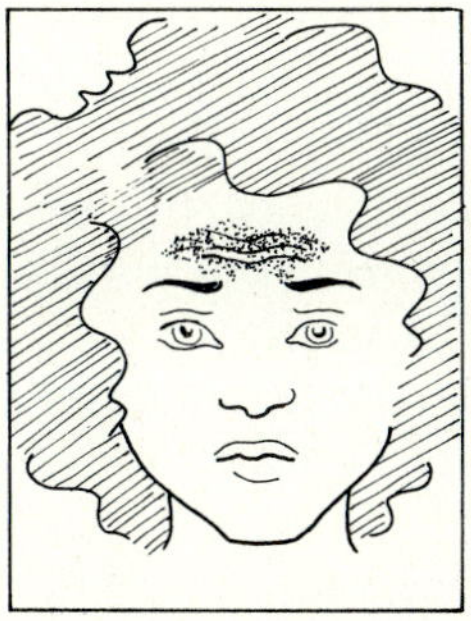
127

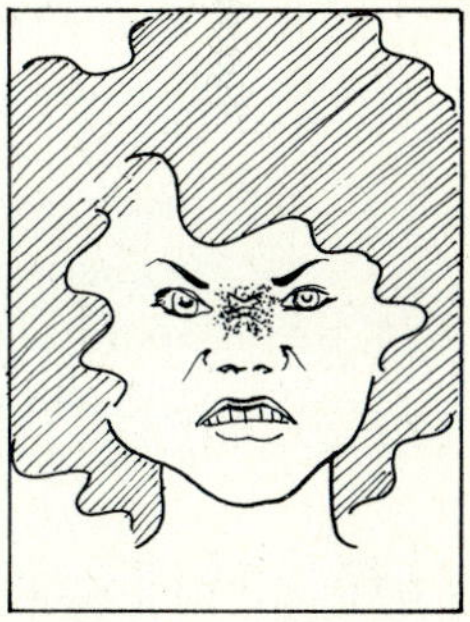
128

Abb. 129
Kontraktion der Wangenmuskulatur
Abb. 130.
Kontraktion des Mundringmuskels

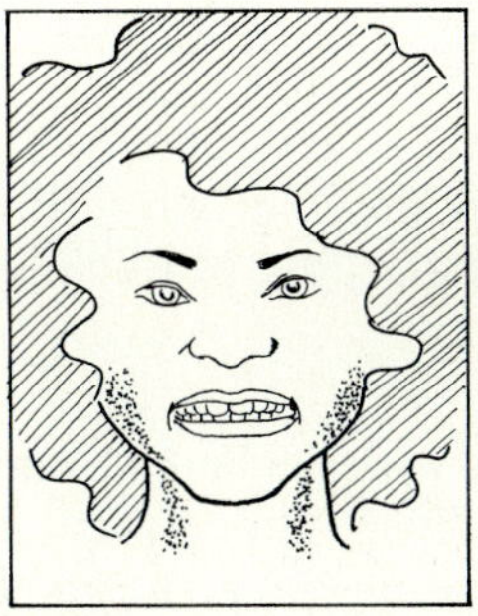
129

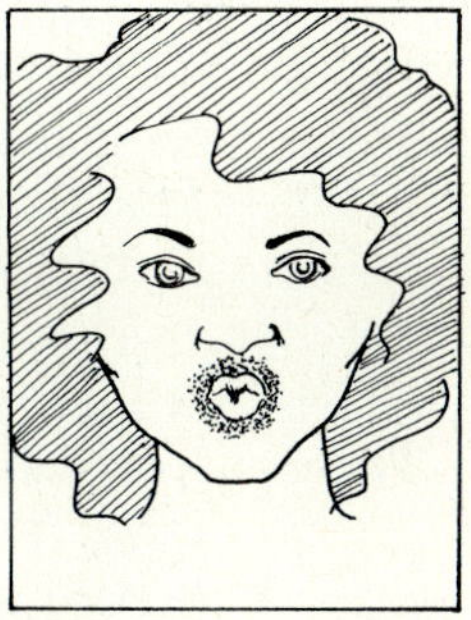
130

2. Phase: Augen nicht mehr bewegen, ruhig und rhythmisch durchatmen und den entspannten Zustand der Augapfelmuskulatur nachempfinden.

3. Übung: *Stirn* (Abb. 125)
1. Phase: Anspannen des Runzlers der Stirn: Augenbrauen zur Nase hin zusammenziehen, so daß eine steile, senkrechte Furche zwischen den Augenbrauen entsteht. Das Kinn wird dabei etwas brustwärts geneigt. Der Gesichtsausdruck wird unfreundlich.
2. Phase: Spannung über 5 s halten.

3. Phase: Spannung lösen; die Stirn glättet sich immer mehr; die Muskulatur um die Augen entspannt sich; vorstellen, daß die Augenbrauen seitlich herabrutschen.

4. Übung: *Stirn* (Abb. 127)
1. Phase: Kontraktion des Stirnmuskels, so daß sich die Stirnhaut in Querfalten legt. Der Gesichtsausdruck wird nachdenklich.
2. Phase: Spannung über 5 s halten.
3. Phase: Entspannen; vorstellen, wie sich die Stirnmuskeln weiten und weich werden; wie sich die gesamte Kopf- und Stirnhaut glättet und nach allen Seiten herunterrutscht.

5. Übung: *Nase* (Abb. 128)
1. Phase: Kontraktion des Senkers der Stirnglatze; Nase kräftig aufwärtsrümpfen; dabei spannen sich auch die Augen-, Stirn- und Wangenmuskeln an; es entsteht eine quere Furche zwischen den Augenbrauen. Die Oberlippe wird dünn und zieht sich nach oben.
2. Phase: Spannung 5 s halten.
3. Phase: Entspannen; vorstellen, daß die Nase schwer wird und daß die Nasenflügel wie 2 schwere Gewichte die Nase lang herunterziehen.

6. Übung: *Wangen* (Abb. 129)
1. Phase: Kontraktion der Wangenmuskulatur: Ober- und Unterkiefer fest aufeinanderbeißen; Lippen leicht öffnen und Mundspalte verbreitern; die Lippen sind schmal und gespannt.
2. Phase: Spannung 5 s halten.
3. Phase: Entspannen; Unterkiefer nach unten hängen lassen, ohne daß der Mund weit geöffnet wird. Entspannten Zustand der Kaumuskeln nachempfinden, die Muskeln sind warm und weich.

7. Übung: *Wangen*
1. Phase: Kontraktion der oberen Wangenmuskulatur: Mund soweit wie möglich öffnen; die Augen geschlossen halten; Nachspüren, wie sich die oberen Wangenmuskeln anspannen.
2. Phase: Spannung 5 s halten.
3. Phase: Entspannen; Mund leicht schließen; Lippen dürfen sich kaum berühren; nachspüren, wie sich die Muskulatur glättet, wie sie sich angenehm und weich anfühlt.

8. Übung: *Lippen* (Abb. 130)
1. Phase: Kontraktion der Ringmuskulatur des Mundes. Lippen nach vorne spitzen und fest aufeinanderpressen (Kußbewegung).
2. Phase: Spannung 5 s halten.
3. Phase: Entspannen der Ringmuskulatur bei leicht geöffneten Lippen; vorstellen, daß sich die Lippen weich und dick anfühlen, daß sie gut durchblutet und warm sind.

9. Übung: *Zunge*
1. Phase: Kontraktion des Zungenmuskels; Zungenspitze gegen die Rückseite der Schneidezähne legen; mit ganzer Kraft des Zungenmuskels mit der Zungenspitze gegen die Hinterseite der Schneidezähne drücken.
2. Phase: Spannung über 5 s halten.
3. Phase: Entspannen; Spannung auf einmal lösen, so daß die Zunge entspannt in die Mundhöhle zurückfällt; sie fühlt sich groß und schwer an und nimmt den ganzen Mundraum ein. Nachspüren der Zunge von der Zungenspitze bis zur Kehle.

10. Übung: *Generalisierte Entspannung des Gesichtes*
1. Phase: Alle Gesichtsmuskeln auf einmal anspannen: Augen, Stirn, Wangen, Lippen und Zungenmuskel.
2. Phase: Spannung über 10 s halten.
3. Phase: Entspannen; plötzliches Lösen aller Gesichtsmuskeln; nachspüren, wie die Spannung weicht, wie die Gesichtsmuskeln sich glätten, wie sie angenehm warm und geschmeidig werden, wie sie auseinanderfließt. Über mehrere Minuten das entspannte Gefühl nacherleben lassen.

Zum Schluß die reduzierte Muskelspannung auf eine Normalspannung bringen, indem die Gesichtsmuskeln hintereinander 3mal schnell und kräftig kontrahiert und wieder gelöst werden.

2. Lernschritt: Entspannung der oberen Extremitäten

1. Übung: *Dominante Hand*
1. Phase: Kontraktion der Hand- und Fingerbeugemuskulatur; dominante Hand zur Faust schließen; Faustschluß fester werden lassen.
2. Phase: Spannung 5 s halten.
3. Phase: Faustschluß plötzlich lösen; die Hand ist geöffnet, die Finger leicht gespreizt; ruhig und gleichmäßig durchatmen und den entspannten Zustand der Hand- und Fingermuskulatur nachspüren.

2. Übung: *Nichtdominante Hand*
Wiederholung der Übung 1 mit der nichtdominanten Hand.

3. Übung: *Dominante Hand*
1. Phase: Finger maximal strecken und spreizen.
2. Phase: Spannung 5 s halten.
3. Phase: Entspannen, dabei Finger leicht beugen und zusammenführen; jede entspannte Muskelfaser des Fingers fühlen.

4. Übung: *Nichtdominante Hand*
Übung gegengleich ausführen.

5. Übung: *Dominanter Unterarm*

1. Phase: Hände zur Faust schließen, so daß der Handrücken nach oben zeigt; im Handgelenk über den Handrücken beugen und gleichzeitig den Unterarm fest gegen die Unterlage drücken. Den Druck ansteigen lassen bis zum Maximum.
2. Phase: Spannung 5 s halten.
3. Phase: Armmuskeln entspannen; nacherleben, wie die Armmuskeln weich und warm werden, wie sie „zerfließen", wenn sie vorher aktiviert worden sind.

6. Übung: *Nichtdominanter Unterarm*
Übung gegengleich ausführen.

7. Übung: *Dominanter Oberarm*

1. Phase: Unterarme von der Unterlage lösen und kraftvoll gegen den Oberarm drücken, so daß sich der Bizeps stark anspannt.
2. Phase: Spannung 5 s halten.
3. Phase: Die Unterarme locker nach unten fallen lassen; passiv beobachten, wie Oberarmmuskeln sich weich und warm anfühlen.

8. Übung: *Nichtdominanter Oberarm*
Übung gegengleich ausführen.

9. Übung: *Generalisierte Entspannung der Arme*

1. Phase: Beide Arme von der Unterlage lösen; bis in die Fingerspitzen strecken; die Finger leicht spreizen. Anspannen der Muskulatur vom Oberarm bis zu den Fingerspitzen.
2. Phase: Spannung 5 s halten.
3. Phase: Arme in sich zusammenfallen lassen; mit jedem Atemzug die Muskeln immer mehr entspannen.

10. Übung: *Generalisierte Entspannung der Arme*

1. Phase: Faustschluß; beugen im Hand- und Ellbogengelenk; Unterarm drückt fest gegen Oberarm; Faust drückt gegen Schulter.
2. Phase: Spannung 10 s halten.
3. Phase: Spannung plötzlich lösen; Unterarme entspannt in leichter Beugestellung auf Unterlage fallen lassen; ruhig und gleichmäßig durchatmen und den entspannten Zustand der einzelnen Muskeln nachempfinden.

3. Lernschritt: Entspannung der unteren Gliedmaßen

1. Übung: *Rechter Fuß*

1. Phase: Zehen kräftig einkrallen, ohne den Fuß von der Unterlage zu lösen; Fuß in einer leichten Beugestellung halten.
2. Phase: Spannung 5 s halten.

3. Phase: Fußmuskelspannung auf einmal lösen; nachspüren jeder entspannten Muskelfaser.

2. Übung: Linker Fuß
Übung gegengleich ausführen.

3. Übung: Rechtes Bein
1. Phase: Fuß im Fußgelenk kräftig beugen; Wadenmuskulatur fest gegen die Unterlage drücken, bis sich die vordere Beinmuskulatur anspannt.
2. Phase: Spannung 5 s halten.
3. Phase: Muskelspannung plötzlich lösen; Füße entspannt halten; Knie zeigen nach schräg außen; ruhig durchatmen.

4. Übung: Linkes Bein
Übung gegengleich ausführen.

5. Übung: Rechtes Bein
1. Phase: Gestrecktes Bein von der Unterlage lösen; rechten Fuß maximal strecken, bis Wadenmuskulatur angespannt ist.
2. Phase: Spannung 5 s halten.
3. Phase: Spannung lösen, Bein fällt schwer und entspannt auf die Unterlage.

6. Übung: Linkes Bein
Übung gegengleich ausführen.

7. Übung: Rechter Oberschenkel
1. Phase: Rechtes Bein anhocken; Unterschenkel fest gegen Oberschenkel drücken; der Fuß hat keinen Bodenkontakt mehr.
2. Phase: Spannung 5 s halten.
3. Phase: Spannung mit einem Mal lösen; Ferse rutscht über die Unterlage nach vorne; Knie- und Fußgelenk bleiben in einer leichten Beugestellung liegen; mit jedem Atemzug immer mehr Spannungen beseitigen, bis sich das Gefühl der Wärme und Schwere einstellt.

8. Übung: Linker Oberschenkel
Übung gegengleich ausführen.

9. Übung: Rechter Oberschenkel
1. Phase: Rechtes Bein gestreckt von der Unterlage abheben; Fuß strecken; Bein ausrollen und bis in die Zehenspitzen durchspannen.
2. Phase: Spannung 5 s halten.
3. Phase: Spannung plötzlich lösen, Bein fällt schwer auf die Unterlage zurück.

10. Übung: Linker Oberschenkel
Übung gegengleich ausführen.

11. Übung: Generalisierte Entspannung der Beinmuskulatur

1. Phase: Beide Beine von der Unterlage lösen und senkrecht nach oben führen; strecken bis in die Fußspitze.
2. Phase: Spannung 10 s halten.
3. Phase: Spannung sofort lösen; Beine schwer auf die Unterlage sinken lassen; im passiven Zustand die Gelöstheit der gesamten Beinmuskeln nachspüren.

4. Lernschritt: Entspannung des Rumpfes

1. Übung: Gesäß

1. Phase: Beide Gesäßhälften bis zum Maximum zusammenpressen.
2. Phase: Spannung 5 s halten.
3. Phase: Entspannen; mit jedem Atemzug die Gelöstheit der Glutäenmuskulatur nachspüren, bis sich das Gefühl des „Auseinanderfließens“ einstellt.

2. Übung: Bauch

1. Phase: Beide Beine angehockt aufstellen; Bauchmuskeln einziehen; Kreuz fest gegen die Unterlage drücken.
2. Phase: Spannung 5 s halten.
3. Phase: Gerade Bauchmuskeln entspannen; ruhig und fließend weiteratmen, bis die Bauchdecke sich wieder weicher anfühlt; die Bewegungen des Bauches bei der Ein- und Ausatmung beobachten.

3. Übung: Bauch

1. Phase: Anspannen der schrägen Bauchmuskulatur; Beine sind gestreckt; die Füße sind gebeugt; rechten Fuß auf linken Fußrücken legen; mit rechtem Fuß gegen Fußrücken drücken; dieser gibt Widerstand; Druck verstärken.
2. Phase: Spannung 5 s halten.
3. Phase: Beine locker auseinanderfallen lassen; nachspüren, wie sich die schrägen Bauchmuskelstränge entspannen.

4. Übung: Bauch

Wie Übung 3, gegengleich ausführen.

5. Übung: Rücken

1. Phase: Kopf und Gesäß fest gegen die Unterlage drücken; Brust- und Bauch aufwärtsbewegen, so daß sich die Lendenlordose verstärkt und die Rückenstrecker sich anspannen; Gesäß und Kopf nähern sich geringfügig.
2. Phase: Spannung 5 s halten.
3. Phase: Lösen der Spannung, indem das Kreuz wieder bodenwärts geführt wird; nachspüren, wie sich die Muskelstränge, die rechts und links entlang der Wirbelsäule verlaufen, entspannen.

6. Übung: *Rücken*
1. Phase: Rumpf geringfügig seitwärts neigen, so daß auf der rechten Seite die Rippen in Richtung Darmbeinkamm geführt werden. Anspannen der lateralen Rumpfmuskeln.
2. Phase: Spannung 5 s halten.
3. Phase: Sofortiges Lösen der Spannung; Oberkörper in Ausgangsposition zurücklegen; fließend durchatmen.

7. Übung: *Rücken*
Übung gegengleich ausführen.

8. Übung: *Hinterer Schultergürtel*
1. Phase: Oberarme ausrollen, Schulter und Arme bodenwärts drücken, Schulterblätter zusammenführen; Brust hebt sich dabei geringfügig an.
2. Phase: Spannung 5 s halten.
3. Phase: Schultergürtel schwer und breit in die Unterlage sinken lassen; mit jedem Atemzug immer mehr Spannung lösen.

9. Übung: *Hinterer Hals-Rücken-Abschnitt*
1. Phase: Schulterblätter zusammenführen und Schultern kopfwärts ziehen; Kinn etwas anheben und Kopf fest gegen die Unterlage drücken. Spannung bewußt intensivieren.
2. Phase: Spannung 5 s halten.
3. Phase: Spannung sofort lösen, Schultern und Schulterblätter rutschen entspannt in die Ausgangsstellung zurück; nachspüren der gelösten Muskelfasern.

10. Übung: *Brust*
1. Phase: Handflächen und Unterarme über der Brust zusammenführen und fest gegeneinanderpressen, bis sich der Brustmuskel fühlbar anspannt.
2. Phase: Spannung 5 s halten.
3. Phase: Arme fallen locker in die Ausgangsstellung zurück; nachspüren, wie der Brustmuskel sich entspannt, wie er weich und breit wird.

11. Übung: *Generalisierte Entspannung des Rumpfes*
1. Phase: Gesäßmuskeln zusammenpressen, Bauch einziehen, Schultern kopfwärts führen, Arme ausrollen und Schulterblätter zusammenbringen.
2. Phase: Spannung 10 s halten.
3. Phase: Spannung lösen; tief und ruhig durchatmen; die Schwere des Rumpfes und den entspannten Zustand der einzelnen Muskelgruppen nachspüren.

9.3.2 Entspannen über die Atemeinstellung

Das Entspannen über die Atemeinstellung geschieht nicht durch das Ausführen bestimmter Atemtechniken, nicht über bewußte Steuerung der Atmung, sondern durch passives Geschehenlassen, Beobachten und Konzentrieren auf die körperlichen Veränderungen während des Atmungsprozesses. Die gesunde Atmung wird während des Entspannungsprozesses ruhiger, da der gesamte Organismus ruht. Die Atmung verläuft gleichmäßig und rhythmisch in 3 Phasen: Einatmung – Ausatmung – Pause (vgl. S. 147ff.). Diese Phasen sollen immer wieder bewußt erlebt werden, bis z. B. das Gefühl auftritt, der Körper wird auf Wellen getragen, er schwebe auf der Wasseroberfläche bei leicht bewegtem Wasser.

Als Ausgangslage bietet sich die „Schlaflage“ Seitlagen und halbvertikale Positionen an. Die Rückenlage ist weniger günstig, da es zur Behinderung der Atmung kommt.

Übungsbeispiele

1. Lernschritt: Wahrnehmen und sich Hingeben der Atmung. Konzentriertes inneres Beobachten, wie der eigene Körper atmet; Atmung nicht willentlich beeinflussen; wahrnehmen des 3phasigen Atemrhythmus, der Regelmäßigkeit der Atmung und der Atemführung.

2. Lernschritt: Wahrnehmen und sich Hingeben der verschiedenen körperlichen Veränderungen während der einzelnen Atemphasen. Konzentrieren auf die Bewegungen der Bauchdecke, des ventralen und lateralen Brustkorbabschnittes, der Wirbelsäule und der Schultern während der 3 Atmungsphasen; weder bei der Ein- bzw. Ausatmung Bauch bewußt herauswölben bzw. einziehen. Mit inneren Augen soll die Arbeit der Atemmuskeln und der Atemhilfsmuskeln beobachtet und nachgespürt werden. Über das Gefühl des ständigen Auseinanderfließens mit der Einatmung und des Zusammensinkens des Körpers bei der Ausatmung soll ein entspannender Effekt erzielt werden.

3. Lernschritt: Wahrnehmen der Wege, die die Atemluft nimmt und Erleben des Gefühls des Mitfließens: Nachspüren der Atemluft und vorstellen, wie sie durch die Nase strömt, von dort aus in den Nasen-, Mund- und Kehlkopfrachen gelangt; wie sie weiter durch die Luftröhre fließt und durch die Lungenpforte in die Lunge hinein. Weiter vorstellen, wie sich die Luft in den vielen Lungenästen verteilt, wie sich die Lunge, gefüllt mit atmosphärischer Luft, weitet und ausdehnt und den ganzen Brustkorb auseinanderbreitet, wie sich das Zwerchfell kontrahiert und nach unten senkt, wie sich die Bauchdecke gleichzeitig vorwölbt. Weiter vorstellen, wie sich die Luft in den Lungenbläschen sammelt, wie diese sich ausweiten und die sauerstoffreiche Luft an das Blut abgeben.

Für die Ausatmungsluft wird der umgekehrte Weg beschrieben. Alle 2–3 Atemzüge erfolgt eine neue Angabe, auf die sich der Übende zu konzentrieren hat.

4. Lernschritt: Wahrnehmen der physischen und psychischen Entspannung. Mit jedem Atemzug wird der Körper immer mehr entspannt; alle Muskeln werden weich und groß, weit und schwer. Der Körper wird leicht, die Schwerkraft wird scheinbar überwunden; das Gefühl des Dahinschwebens stellt sich ein.

Den Körper über längere Zeit im entspannten Zustand belassen. Die Entspannung wieder zurückführen.

9.3.3 Entspannen über das Nachspüren der Auflagepunkte (Eutonie)

Eutonie ist eine Methode, die das Körperbewußtsein und die Körpersensibilität (Schultz 1972) schult. Ohne vorheriges Anspannen einzelner Muskelabschnitte wird die Schwere der Körperteile nachgespürt, die als Gewicht auf der Unterlage lasten. Zu Beginn wird das Gewicht einzelner Auflagepunkte, dann das Gesamtgewicht des Körpers erfühlt. Über die Verbesserung des Körpergefühls kommt es zur Wahrnehmung und Lösung von Spannungen.

Es handelt sich hier also weniger um ein „Üben" als um ein gedankliches Nachvollziehen bestimmter Körperabschnitte.

Als Ausgangslage eignet sich die Schlaf- und Rückenlage. Im späteren Übungsverlauf können auch andere Körperpositionen ausgewählt werden.

Übungsbeispiele

Übung 1: Nachspüren der Auflagepunkte: Kopf, Schultern, Brustkorb, Becken, Arme, Beine.
Z. B.: Schwere des Kopfes nachspüren; nachspüren, wo die Druckwirkung am größten ist: unterer Teil des Hinterkopfes, mittlerer Teil oder Seitenteil des Kopfes; mit jedem Atemzug alle Muskeln des Kopfes lösen: die hintere Schädelmuskulatur, die seitliche und die Gesichtsmuskeln; alle Muskeln werden weich und entspannt, der Kopf wird immer schwerer und sinkt tiefer in die Unterlage.

Übung 2: Nachspüren, welche Körperteile schwer, weniger schwer und welche nur leicht aufliegen.

Übung 3: Nachspüren, welche Körperteile überhaupt keinen Bodenkontakt haben.

Übung 4: Verbindung herstellen zwischen den Körperteilen, die auf der Unterlage aufliegen und denen, die keinen Bodenkontakt haben.

Übung 5: Gedankliche Anfertigung einer Körperskizze; Körperkonturen zeichnen.

Übung 6: Gedankliches Vorstellen der Körperskizze und Vorstellen, die Körperskizze wird im Raum gedreht, an die Decke geheftet, an die Wand angebracht etc.

Beachte:

- Die Angaben erfolgen mit ruhiger und klarer Stimme;
- die Angaben müssen präzise und ohne Versprechung erfolgen (Versprecher, eine harte oder schrille Stimme wirken hemmend auf die Entspannung);
- zwischen den einzelnen Angaben müssen ausreichend Pausen eingelegt werden;
- nach Beendigung der Übungen muß für einen Tonusausgleich gesorgt werden;
- ein anschließendes Kurzgespräch über das Empfinden während des Übens, über die Aufnahme der Angaben etc. ist für den weiteren Übungsverlauf sinnvoll.

9.3.4 Entspannen über die Vermittlung eines Wärmeerlebnisses

Diese Methode ist dem autogenen Training entnommen, sie nimmt direkt Einfluß auf das vegetative Nervensystem. Das Wärmeerlebnis kommt über die Gefäßerweiterung zustande. Das Blut strömt durch die entspannten und weitgestellten Gefäße und bringt mehr Wärme in die verschiedenen Körperregionen.

Übungsbeispiele

Übung 1: Äußere und innere Ruhe finden; tief durchatmen und Augen schließen. Konzentration auf einen Arm; Schwere des Armes nachspüren; entspannten Zustand der gesamten Armmuskulatur nachempfinden. Sich Vorstellen, der Arm liegt im warmen Sand; alle Muskeln sind entspannt; sie erwärmen sich immer mehr; die Wärme steigt von den Fingerspitzen durch die Hand und weiter durch den Unterarm, den Oberarm bis in die Schulter.
Die Gefäße öffnen sich immer mehr, und immer mehr Wärme steigt zu den Schultern hoch. Jetzt liegt auch der andere Arm im warmen Sand. Wiederholung. Das Gleiche mit Kopf, Beinen und Rücken.
Die Übungen werden so häufig wiederholt, bis sich ein generalisiertes Wärmeerlebnis einstellt.

Übung 2: Vertiefung des Wärmeerlebnisses.
Der Sand erwärmt sich immer mehr; die Sonne wird immer heißer, sie bestrahlt die Vorderseite des Körpers, das Gesicht, die Vorderseite der Arme, der Beine; die Haut ist leicht gerötet; sie fühlt sich heiß und trocken an.

Übung 3: Zurückführen des Wärmeerlebnisses.
Eine Wolke schiebt sich vor die Sonne; es wird sofort kühl, Wind kommt auf, der Boden kühlt ab, die Haut fröstelt.

Ein Zurückführen des Wärmeerlebnisses ist nicht unbedingt notwendig, da die Gefäße vom vegetativen Nervensystem reguliert werden und sich so von selbst den veränderten Bedingungen anpassen.

9.4 Methoden zur Entspannung für Schwangerschaft und Geburt

Alle im vorangegangenen Kapitel beschriebenen Entspannungstechniken sind für die Geburtsvorbereitung anwendbar und tragen zur besseren Entspannungsfähigkeit während Schwangerschaft und Geburt bei.

Als speziell für die Geburtsvorbereitung gedachte Methoden soll die
- Entspannungsschulung in Anlehnung an Lamaze (1956) und die
- Entspannungsschulung in Anlehnung an Kitzinger (1981) dargestellt werden.

Die verschiedenen Entspannungstechniken schließen einander nicht aus, sondern stellen vielmehr eine sinnvolle Ergänzung und Weiterentwicklung dar.

9.4.1 Entspannungsschulung in Anlehnung an Lamaze

Lamaze (1956) entwickelte die Entspannungstechnik von Read, der sich auf die progressive Relaxation stützte, weiter. Er war der Ansicht, daß sie für die Geburt unzureichend sei und damit keine echte Hilfe für die Gebärenden darstelle. Das Nacherleben des entspannten, schweren Körperzustandes sei während der Geburt nicht möglich, da die starken Uteruskontraktionen zu dominant seien. Lamaze (1956) hielt es für sinnvoll, wenn die Schwangeren schon während der Vorbereitung auf das Entspannen bei gleichzeitiger Muskelkontraktion konditioniert würden, um nicht während der Geburt reflexartig auf die Uteruskontraktionen mit Muskelanspannung zu reagieren. Er begründete somit die „aktive, dissoziierte Muskelentspannung". Dabei werden ein oder mehrere Körperteile angespannt, die anderen dagegen bewußt im entspannten Zustand gehalten. Der angespannte Körperteil, z. B. ein Arm, repräsentiert dann beim Üben den angespannten Uterusmuskel.

Dem Ehemann fällt bei der Vorbereitung die Aufgabe zu, die Entspannung der anderen Körperabschnitte zu überprüfen und ggf. noch vorhandene Spannungen zu lösen.

Ausgangsstellung: Rückenlage oder Sitz auf dem Stuhl

Übung 1: Kräftiges Anspannen des rechten Armes; entspannen; das gleiche mit dem anderen Arm, mit den Beinen, mit den Gesichtsmuskeln.

Übung 2: Anspannen der Muskulatur in folgender Reihenfolge: Füße, Waden, Oberschenkel, Gesäß, Beckenboden, Hände, Arme, Schultern, Gesicht; entspannen der Muskelgruppe in gleicher Reihenfolge.

Übung 3: Anspannen beider Arme von den Schultern bis zu den Händen bei angehobenen, gestreckten Armen; 5–10 s die Spannung halten. Schwangere konzentriert sich auf die entspannten Muskeln des Körpers.
Der Partner kontrolliert den entspannten Körperzustand (s. Regeln).

Übung 4: Anspannen beider Beine; die Fersen bleiben auf der Unterlage liegen, die Füße werden stark gebeugt. 5–10 s die Spannung halten.
Die Schwangere konzentriert sich ganz auf die entspannte Muskulatur; der Partner kontrolliert, ob alle Muskeln auch wirklich gelöst sind.

Übung 5: Anspannen des rechten Beines und des rechten Armes. Die Gegenseite wird entspannt gehalten.

Übung 6: Gegengleich.

Übung 7: Anspannen des rechten Armes und des linken Beines. Entspannung im linken Arm und im rechten Bein.

Übung 8: Gegengleich.

Beachte:

- bei allen Übungen sollen die Augen offen gehalten werden und die Gesichtsmuskeln entspannt sein;
- gleichmäßig weiteratmen;
- Spannung 60 s halten;
- die Schwangere konzentriert sich bei allen Übungen nur auf die entspannte Muskulatur, nicht auf die kontrahierte;
- der Partner kontrolliert den entspannten Muskelzustand:
  a) im Gesicht, in dem er sanft mit beiden Händen über Stirn, Wangen und Kinn streicht.
  b) an den Armen, indem er
    1. die Extremität im Gelenkbereich faßt, anhebt und alle Bewegungsmöglichkeiten in den einzelnen Armgelenken durchprobiert;
    2. den gestreckten Arm abhebt und ihn etwas tiefer mit beiden Händen auffängt. Ein entspannter Arm fällt sofort schwer in sich zusammen;
  c) an den Beinen, indem er
    1. mit beiden Händen um das Knie faßt, das Bein anhebt und wieder fallen läßt;
    2. das Fußgelenk umfaßt und den Fuß durchbewegt;
    3. das gesamte Bein mit Gelenkunterstützung abhebt und es in allen Bewegungsrichtungen durchbewegt;

d) des Gesamtkörpers, indem er
   1. beide Hände auf die Fußsohle legt und den ganzen Körper durchschüttelt. Das Schütteln muß bis in den Kopf bemerkbar sein;
   2. die Hände auf beide Seiten des Beckens legt und die Hüfte von der einen Seite zur anderen schaukelt.
   3. den Kopf mit beiden Händen faßt und ihn wie eine schwere Glaskugel hin und her bewegt.

9.4.2 Entspannungsschulung in Anlehnung an Kitzinger

Eine sinnvolle Ergänzung zu den traditionellen Entspannungstechniken für die Geburt stellt das Üben der Entspannung „durch Berührung" dar. Diese Methode ist auch auf der Lehrweise von Jacobson (1926) begründet. Sie baut auf einer nonverbalen Kommunikation zwischen Partner und Partnerin auf. Sie trägt auf eine besondere Weise dazu bei, Spannungen gemeinsam wahrzunehmen und gemeinsam zu lösen. Hierbei wird nicht nur die Schwangere, sondern auch der Partner auf eine vortreffliche Art und Weise für die Geburt sensibilisiert.

Diese Methode kann zu jeder Phase der Geburt praktiziert werden. Während der anstrengenden Geburtsarbeit wird die Gebärende immer wieder dazu neigen, bestimmte Körperteile anzuspannen. Der Partner legt dann seine Hand auf diese sich kontrahierenden Muskelabschnitte. Durch die Berührung läuft bei der Frau sofort das Signal „entspannen zur Hand hin" ein.

Die vorbereitenden Übungen beginnen mit Muskelkontraktionen verschiedener Muskelgruppen. Auf die fest kontrahierte Muskulatur, z. B. am Oberarm, legt der Mann seine entspannt gehaltene Hand. Die Hand paßt sich ganz der Form des kontrahierten Muskels an. Im selben Moment, indem die Frau die Berührung registriert, entspannt sie den Muskel „hin zur berührenden Hand". Durch ruhige Ausstreichungen über die Muskelpartie wird die Entspannung vollendet.

Übungsbeispiele

Übung 1: Kontraktion der Stirnmuskeln (Stirnrunzeln); Hand flach auf die Stirnpartie legen.

Übung 2: Kontraktion der Wangenmuskeln durch Aufeinanderbeißen von Ober- und Unterkiefer. Hände rechts und links auf die Wangenpartien auflegen.

Übung 3: Kontraktion des Augenringmuskels. Fingerspitzen auf Augenlider legen.

Übung 4: Kontraktion der Schulterblattmuskulatur durch Zusammenführen der Schulterblätter; Finger rechts und links in oberen Brustwirbelsäulenabschnitt legen. Ausstreichen in Richtung Halswirbelsäule.

Übung 5: Kontraktion der Bauchmuskulatur; beide Hände in Bauchnabelhöhe auflegen.

Übung 6: Kontraktion der Adduktoren, indem beide Oberschenkel fest zusammengepreßt werden; Hände zwischen die Beine schieben und auf die Innenseite der Oberschenkel legen.

Übung 7: Kontraktion der Beinmuskeln rechts mit dorsalgebeugtem Fuß. Hand umfaßt Fußspann; Ausstreichen mit beiden Händen über die Unterschenkel knieaufwärts bis zum Hüftgelenk.

Übung 8: Gegengleich.

Übung 9: Kontraktion der Glutäusmuskulatur, indem beide Gesäßhälften zusammengezogen werden. Hände mit leicht gespreizten Fingern unter das Gesäß schieben; ausstreichen zu den Darmbeinkämmen.

Übung 10: Kontraktion der Rückenstreckmuskulatur, indem verstärkt ein Hohlkreuz gemacht wird; beide Hände schieben sich unter das Kreuz und werden rechts und links neben die Lendenwirbelsäule gelegt.

Übung 11: Kontraktion der Nackenmuskulatur; Hände oben auf Schultern legen; ausstreichen über den Deltamuskeln.

Übung 12: Kontraktion beider Armmuskeln: Arm etwas anheben; Hand zur Faust ballen; die Hände des Partners berühren Faust, Unterarm, Ellbogengelenk, Oberarm und Schultergelenk. Ausstreichen in der gleichen Reihenfolge.

10 Massageschulung

10.1 Massage in der Schwangerschaft

10.1.1 Indikation und Kontraindikation

Bedingt durch die statischen Veränderungen in der Schwangerschaft, durch das zunehmende Körpergewicht, die Auflockerung der Iliosakralgelenke, der Muskeln und Bänder in der Spätschwangerschaft und durch die damit einhergehende Bewegungseinschränkung kann es u. U. zu nicht unerheblichen Beschwerden im Bereich der Lende, der Hüfte, des Bauches, der Brust und der Beinregion kommen. Auf Anordnung des Arztes sollte dann eine Allgemein- oder Bindegewebsmassage von einem Fachmann vorgenommen werden. Eine Allgemeinmassage kann aber auch – in richtiger Weise ausgeführt – als Fremd- oder z. T. auch als Selbstbehandlung prophylaktisch neben der Schwangerschaftsgymnastik vorgenommen werden.

Folgende Gründe lassen eine Massage notwendig werden:

- Beinödeme und Durchblutungsstörungen;
- nächtliche Parästhesien der Fuß-, Waden- und Oberschenkelmuskulatur;
- Schmerzen im Lendenbereich, die durch Überbeanspruchung der Muskeln und Bänder in dieser Region entstehen (z. B. durch Hartspann – hypertonisierter Muskulatur – oder durch Myogelosen – Muskelhärten durch Störung des Muskelstoffwechsels);
- ischiasähnliche Beschwerden in der Kreuzregion;
- Dehnspannungsschmerzen an der Bauchdecken- und Brusthaut;
- Darmträgheit;
- Vorbeugung von Striae distensae.

Grundsätzlich trägt jede Massage zur Verbesserung der Durchblutung, des Stoffwechsels, zur Elastizität des Gewebes, zur besseren Entspannungsfähigkeit und zur Verminderung hypertonisierter Muskulatur bei. Sie erregt darüber hinaus die Nerven der Haut, der darunterliegenden Weichteile und Organe. Sie hat Rückwirkungen auf das allgemeine Kraftgefühl, auf Ermüdungszustände auf Stimmung und Psyche. Das allgemeine Wohlbefinden und die Entspannungsbereitschaft und -fähigkeit werden erhöht, was für die Schwangerschaftszeit und die Zeit während der Geburt besonders günstig ist.

Eine Kontraindikation besteht bei

- starken Varizen (Krampfadern) und anderen Gefäßerkrankungen;
- bei akuten Entzündungen;
- Infektionskrankheiten der zu behandelnden Regionen.

10.1.2 Zielsetzung

Im Hinblick auf die oben genannten Gründe gibt es verschiedene Ziele, die durch die Schwangerschaftsmassage erreicht werden können. Dazu gehören:

- Verminderung bzw. Verhinderung der Ödembildung;
- Verbesserung der Durchblutung – insbesondere der Beine;
- Kräftigung der Fuß- und Beinmuskeln;
- Erhaltung der Muskelspannkraft;
- Verminderung bzw. Verhinderung hypertonisierter Muskulatur;
- Erhöhung der Bauch- und Brusthautelastizität;
- Anregung der Darmtätigkeit;
- Erhöhung des allgemeinen Wohlbefindens;
- Verbesserung der psychischen Stabilität.

10.1.3 Grifftechniken

Zu den Handgriffen der klassischen Massage die in der Schwangerschaft Anwendung finden können, gehören:
- die Streichung (Effleurage),
- die Knetung (Pétrisage),
- die Reibung (Friktion).

Bindegewebs-, Periostmassagen und andere Spezialtechniken sollten nur bei ärztlicher Indikation und von geübten und erfahrenen Masseuren vorgenommen werden.

Die Intensität, mit der die oben genannten Grundtechniken angewendet werden können, richtet sich nach der Empfindlichkeit und nach der Gewebsbeschaffenheit der zu behandelnden Partie. Für die Schwangere sollte die Massage eine angenehme und entspannende Wirkung haben. Starke Knetungen und Reibungen sind daher grundsätzlich untersagt. Als Voraussetzung für die Behandlung sind Kenntnisse über Bau und Funktion des Skelett- und Muskelapparates notwendig.

Die Streichung (Effleurage)

Streichungen sind großflächig und oberflächlich wirkende Bewegungen, die mit der Hand, den Fingerspitzen oder den Handknöcheln ausgeführt werden können. Die Muskulatur wird in Faserrichtung von herzferner zu herznaher Ansatzstelle, also mit dem Venenblut- und Lymphstrom ausgestrichen. Große Muskelgruppen (z. B. Oberschenkelmuskeln) werden mit beiden Händen (Zweihandstreichung), kleinere und bauchigere Muskeln (z. B. Unterarmmuskeln) werden mit einer Hand (Einhandstreichung) oder mit den Fingerspitzen (Fingerspitzenstreichung) streichend bearbeitet.

Die Hand nimmt bei der Streichung eine Zangenstellung (der Daumen ist abgespreizt, die 4 Finger sind geschlossen) ein. Sie umfaßt in dieser Haltung die zu bearbeitende Partie und schmiegt sich ganz der äußeren Beschaffenheit des Körperteils an. Die Streichung geschieht mit leichtem Handinnenflächen-, Ballen- oder Fingerspitzendruck.

Die Knetung (Pétrissage)

Knetungen wirken tiefer und intensiver auf die Muskulatur ein als Streichungen. Die einzelnen Muskelgruppen werden quer oder schräg zum Faserverlauf gedehnt, gewindet und gedrückt.

Bei der Zweihandknetung werden die Hände in Zangenhaltung parallel nebeneinander auf die Muskulatur gelegt. Der Zangengriff schließt sich und das Gewebe wird etwas abgehoben. Das abgehobene Gewebe wird mit der einen Hand geringfügig zu sich herangezogen, die andere Hand drückt mit dem Handballen in Gegenrichtung, so daß es zu s-förmigen Verwindungen der abgehobenen Muskelmassen kommt.

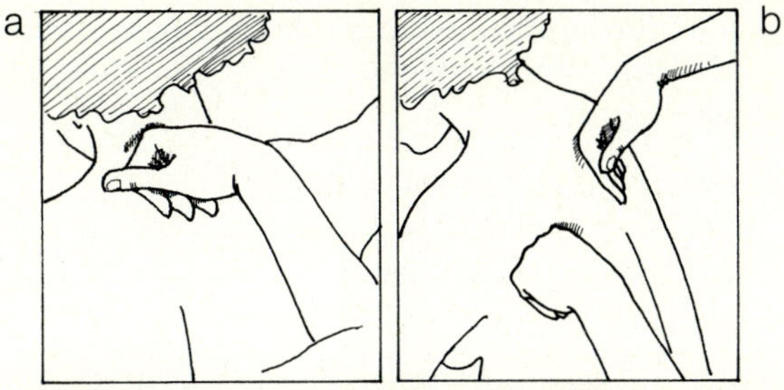

Abb. 131 a, b. Streichungen.
a Einhandstreichung,
b Zweihandstreichung

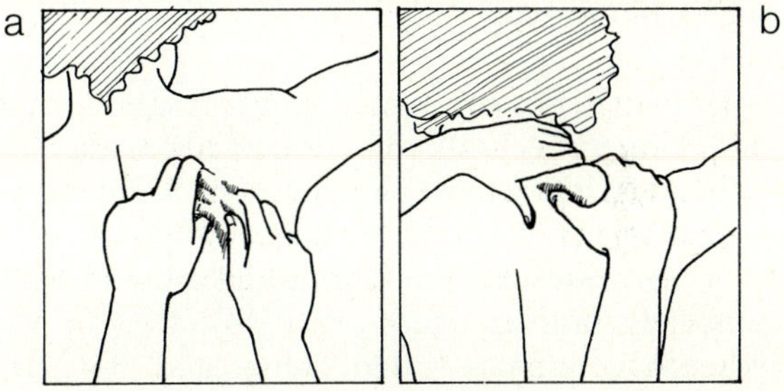

Abb. 132 a, b. Knetungen.
a Fingerknetung,
b Handknetung

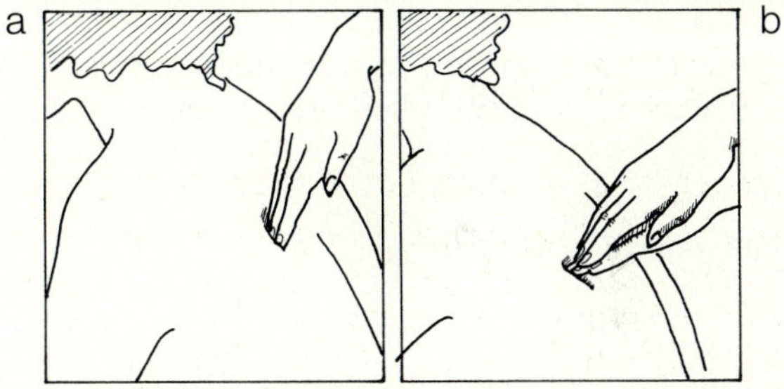

Abb. 133 a, b. Friktionen.
a Einhandfriktion,
b Zweihandfriktion

Bei der Einhandknetung kommt es durch rhythmisches Öffnen und Schließen der Handzange zur wechselweisen Komprimierung und Entspannung der Muskelmasse.

Zur Entspannung der Muskulatur sollten zwischen den Knetungen immer wieder Streichungen oder Schüttelungen ausgeführt werden.

Die Reibung (Friktion)

Reibungen sind intensiv wirkende kleinflächige, kreisförmige oder elliptische Bewegungen, die von den Daumen oder Fingerkuppen ausgeführt werden. Sie werden insbesondere dann appliziert, wenn Verhärtungen oder funktionelle Durchblutungsstörungen vorliegen. Je nach Handhaltung (steil oder weniger steil aufgesetzt) wirkt sie in tiefere oder oberflächlichere Gewebsschichten. Die Fingerkuppen einer Hand werden auf die zu bearbeitende Partie gelegt. In kreisförmigen oder elliptischen Bewegungen wird der Fingerkuppendruck bis in die gewünschte Tiefe verstärkt. Die andere Hand kann zur Druckunterstützung auf die arbeitende Hand gelegt werden.

Die Friktionen werden unabhängig vom Muskelfaserverlauf ausgeführt. Auch hier sollten zwischendurch immer wieder Streichungen dazwischengeschaltet werden.

10.1.4 Massagebehandlung

Allgemeine Regeln

- Die Hände des Behandlers müssen sauber und trocken sein;
- die Fingernägel sollten kurz und rund geschnitten sein;
- die zu behandelnden Partien der Schwangeren müssen trocken und sauber sein;
- zur Verbesserung der Gleitfähigkeit sind Puder (Talkum), Öle oder Fettcremes angebracht;
- die Streichungen sollen ruhig und langsam ausgeführt werden (3 s pro Strich);
- die Knetungen erfolgen schneller (ca. 1 s pro Arbeitsphase beider Hände);
- bei den Friktionen sollen pro Sekunde ca. 3 Zirkelungen ausgeführt werden.

Fuß- und Beinbehandlung

Füße und Beine werden mit Streichungen, weichen Knetungen und leichten Reibungen bearbeitet. Besonders angezeigt ist eine gute Knetung der Füße, da diese durch das zunehmende Körpergewicht im besonderen Maße belastet sind und einer zusätzlichen Muskelkräftigung bedürfen.

Fußbehandlung

Lagerung: Rückenlage; Unterstützung der Kniekehlen mit einem Kissen; zu Beginn ist auf eine gute Einordnung der Beine zu achten.

1. Einhandstreichung des Fußrückens: eine Hand fixiert den Fuß von der Fußsohle her, so daß er in Beugestellung bleibt. Die andere streicht – beginnend an den Rückflächen der Zehen – über den Fußrücken bis zu den Knöcheln aus.
2. Zweifingerstreichung der Zwischenknochenmuskeln von den Zehen aus zu den Fußwurzelknochen.
3. Zweihandstreichung der Fußsohle: mit den Fingerkuppen wird das Längsgewölbe ausgestrichen. Die Daumen verlaufen dabei über den Fußrücken.
4. Handballenstreichung der Fußballen: in Form einer 8 werden Groß- und Kleinzehenballen ausgestrichen.
5. Fingerspitzenstreichung über die Fußinnenkante und Außenkante in kleinen Kreisen.

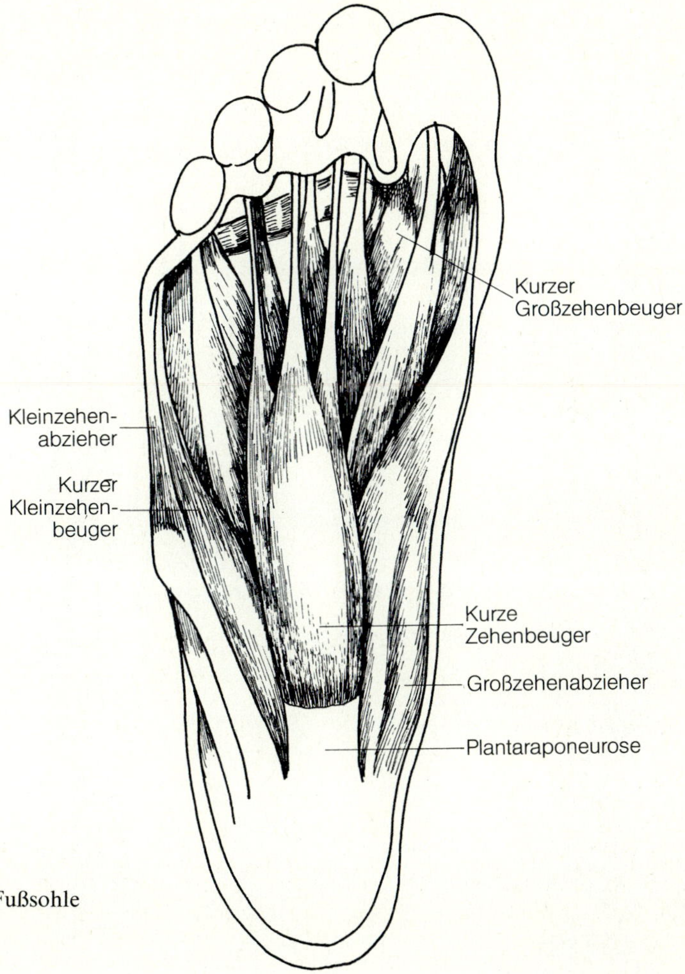

Abb. 134. Muskeln der Fußsohle

6. Dehnung des Quergewölbes: der Fuß wird in Höhe des Quergewölbes mit beiden Händen umfaßt, so daß die Daumen auf dem Fußrücken liegen. Mit gleichmäßigem Druck nach außen unten bzw. innen dehnen.
7. Friktion der Fußsohle mit 2–3 Fingerkuppen. Die eine Hand liegt auf dem Fußrücken und bildet das Widerlager, die andere arbeitet kreisförmig von der Fußmitte zu den Innen- bzw. Außenkanten des Fußes.
8. Zweifingerknetung (Daumen und Zeigefinger) der Fußinnen- und -außenkante.
9. Dehnung im Zehengelenk: eine Hand umfaßt die Fußsohle in Höhe des Quergewölbes und fungiert als Widerlager. Mit der anderen Hand werden die Zehen einzeln aus dem Gelenk heraus im Bogen gedehnt.
10. Zweifingerfriktion um die Ferse herum.

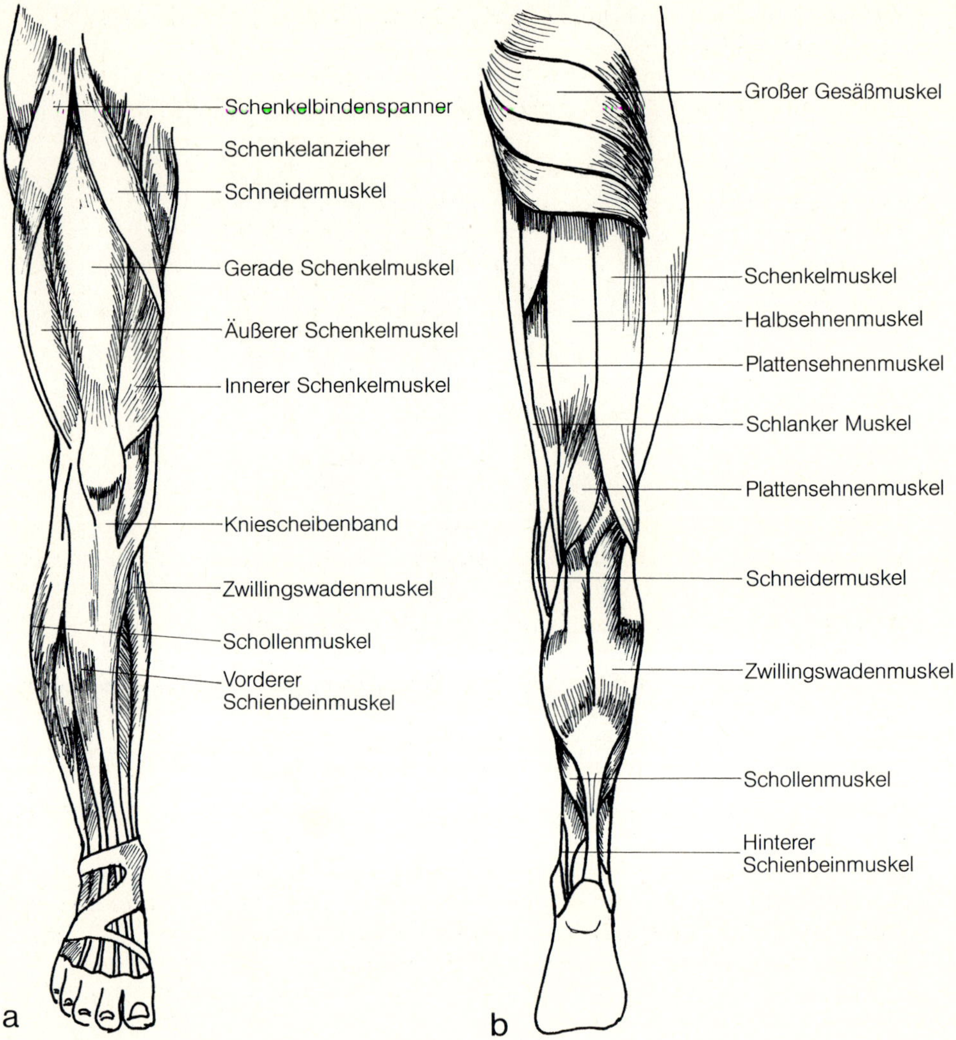

Abb. 135 a, b. Muskeln der Beine **a** von vorne, **b** von hinten

Unterschenkelbehandlung

Am Unterschenkel sind 3 Muskelgruppen zu massieren: die vordere Streck-, die seitliche Waden- und die hintere Wadenbeugemuskulatur.

Lagerung: Rückenlage, die Beine werden angewinkelt aufgestellt. Die Fußsohle liegt auf.

1. Einhandstreichung vom Fußrücken über die Vorderseite des Unterschenkels bis zur Kniescheibe. Die Kniescheibe wird kreisförmig mit der Außenkante der Hand ausgestrichen.

2. Zweihandstreichung der Innen- und Außenseite des Unterschenkels beginnend an den Fußknöcheln.
3. Zweihandstreichung mit 4 Fingerkuppen kreisförmig über die hintere Wadenbeinmuskulatur, beginnend beidseitig neben der Achillessehne.
4. Einhandknetung der medialen und lateralen Wadenmuskulatur. Die freie Hand liegt auf der Kniescheibe.
5. Im Zangengriff Wadenmuskel an seiner bauchigsten Stelle umfassen und lokker aus dem Handgelenk heraus den Muskel durchschütteln.
6. Friktionen der medialen und lateralen Wadenmuskelabschnitte, beginnend rechts und links neben der Achillessehne.
7. Zweifingerfriktion rechts und links entlang des Schienbeins.

Oberschenkelbehandlung

Entsprechend der Muskelanordnung wird die Behandlung wie folgt vorgenommen:
– an der Vorderseite wird der große vierköpfige Oberschenkelstrecker (M. quadriceps femoris) und der Schneidermuskel (M. sartorius) bearbeitet;
– an der Innenseite wird die Adduktorengruppe bearbeitet, die sich aus zahlreichen kleineren Muskeln zusammensetzt;
– an der Rückseite des Oberschenkels wird lateral der Oberschenkelbizeps (M. biceps femoris) und medial die Sehnenmuskeln, die im Hüftgelenk strecken und im Kniegelenk beugen, behandelt.

Lagerung: Rückenlage, Unterschenkel liegen auf einem Hocker.
1. Hand-über-Hand-Streichung von der Kniescheibe über den Quadrizeps zum vorderen Darmbeinstachel.
2. Einhandstreichung vom Knie bis zur Leiste bei leicht ausrotiertem Bein.
3. Zweihandstreichung der medialen und lateralen Partie der Hinterseite des Oberschenkels, von der Kniekehle bis zu den Sitzknorren.
4. Knetung des Quadrizeps mit paralleler Handfassung.
5. Hand-auf-Hand-Friktion entlang des medialen und lateralen Abschnitts des Quadrizeps.
6. Zweihandknetung der Adduktorengruppe bei leicht ausrotierter Beinstellung.
7. Zweihandknetung des Oberschenkelbizeps und der Sehnenmuskeln von der Kniekehle aufwärts bis zu den Sitzknorren.
8. Friktion entlang des medialen und lateralen Abschnitts der hinteren Oberschenkelmuskeln.

Behandlung der Lenden- und Hüftregion

In der Hüftregion sind die Gesäßmuskeln (M. gluteus maximus, – minimus, – medius) und die Faszienspanner zu behandeln. Der große Gesäßmuskel hat eine oberflächliche Lage und einen schrägen Faserverlauf. Er zieht vom hinteren Teil der Darmbeinschaufel und dem Kreuzbeinaußenrand zu den Sitzknor-

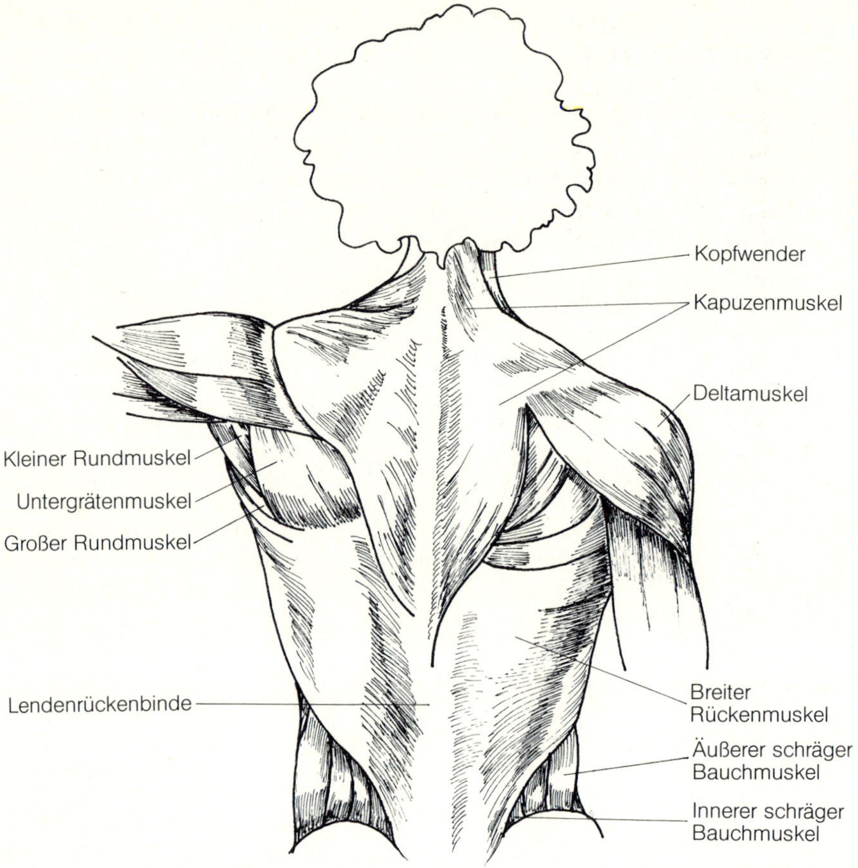

Abb. 136. Muskeln des Rückens

ren und den Oberschenkelfaszien. Der Faszienspanner zieht vom Wadenbeinköpfchen zu dem vorderen Darmbeinstachel.

Im lumbalen Bereich wird der untere Teil des Rumpfstreckers (M. erector trunci) und der Lendenvierecksmuskel (M. quadratus lumborum) behandelt.

Lagerung: stabile Seitlage.

1. Einhandstreichung, beginnend unterhalb des großen Rollhügels, senkrecht hochstreichen mit verstärktem Ballendruck zum Darmbeinkamm.
2. Einhandstreichung, beginnend unterhalb des großen Rollhügels, schräg aufwärts zum mittleren Teil der Darmbeinschaufel.
3. Einhandstreichung schräg aufwärts zum Kreuzbein. Der Daumen läuft dabei entlang der Gesäßfalte.
4. Die Zweihandknetung erfolgt ebenfalls in senkrechter, halbschräger und schräger Richtung.
5. Die Hand-auf-Hand-Friktion wird zirkelförmig in gleicher Verlaufsrichtung ausgeführt.

6. Hand-auf-Hand-Streichung des Faszienspanners vom lateralen Rand der Kniescheibe vorne am Rollhügel vorbei zum vorderen Darmbeinstachel.
7. Knöchelstreichung in gleicher Verlaufsrichtung.
8. Hand-auf-Hand-Friktion in gleicher Verlaufsrichtung.
9. Knöchelstreichung in Faserverlauf der Lendenmuskulatur.
10. Zweihandknetung der Lendenmuskulatur quer zum Faserverlauf.
11. Fingerknetung des Lendenvierecksmuskels.
12. Friktion entlang des hinteren Darmbeinkammes.
13. Handballenstreichung des gesamten lumbalen Bereiches entsprechend des Muskelverlaufs.

Behandlung der Bauch- und Brustregion

Die Bauchdecke darf mit Streichungen, oberflächigen Knetungen und mit Hautfaltenabhebung bearbeitet werden. Die Behandlung beginnt an der weniger gedehnten und gespannten seitlichen Bauchmuskulatur und wird fortgesetzt in Richtung Bauchnabel – zur stärksten Dehnspannung hin. Die Brust wird mit leichten und kreisenden Streichungen behandelt.

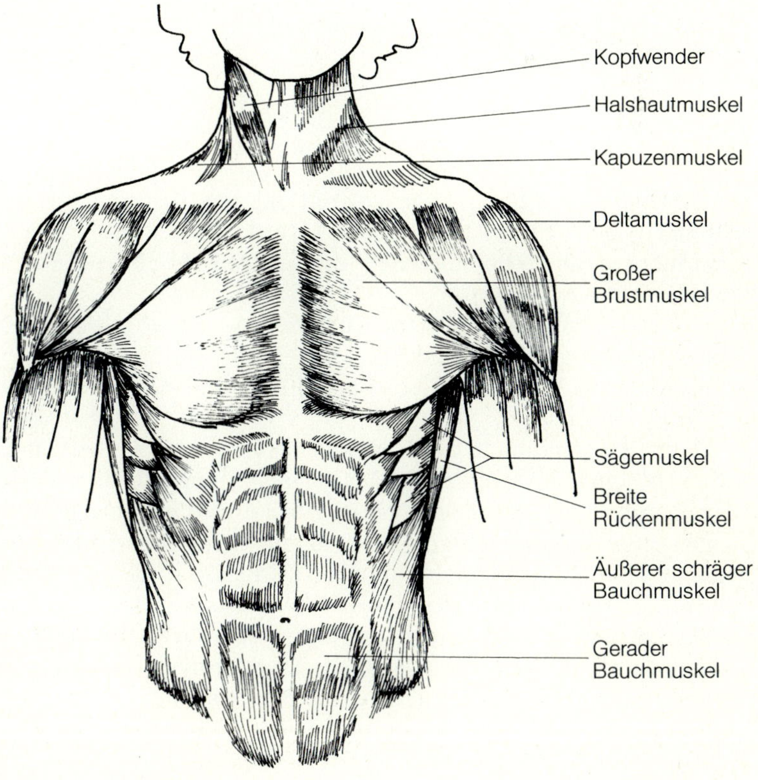

Abb. 137. Muskeln der Rumpfvorderseite

Lagerung: Rückenlage mit angestellten Beinen.

1. Flächige Streichung mit beiden Händen; rechts und links der Lendenwirbelsäule beginnend im Verlauf der queren Bauchmuskeln (Taille) zum Bauchnabel hinarbeiten.
2. Zweihandstreichung im Verlauf der schrägen Bauchmuskulatur: eine Hand beginnt die Streichung von den unteren Rippen rechts, die andere vom linken Darmbeinkamm aus. Es wird zum Bauchnabel hingearbeitet.
3. Zweihandstreichung der geraden Bauchmuskeln: eine Hand beginnt an den unteren Rippenrändern und streicht in Richtung Bauchnabel, die andere beginnt an den Schambeinen und streicht aufwärts.
4. mit leichten Fingerknetungen von allen Seiten sternförmig zum Bauchnabel hinarbeiten.
5. Abheben von Bauchhautfalten: seitlich beginnen und sternförmig zum Nabel arbeiten.
6. Handballenstreichung; leicht kreisend sternförmig zum Nabel hin massieren.
7. Handballenstreichung der Brust beginnend am Oberarmgelenk über den großen Brustmuskel hinweg und kreisförmig um die Brust herumstreichen.
8. Leichte Fingerspitzenstreichung kreisförmig von außen zur Brustwarze hinarbeiten.

10.2 Massage während der Geburt

10.2.1 Indikation

Die Massagebehandlung kann sowohl in den Kontraktionspausen, als auch während einer Kontraktion ausgeführt werden. Sie sollte Anwendung finden

- bei starken Druckbeschwerden im unteren Abdomen- oder Kreuzbeinbereich,
- bei starken Anspannungen im Rücken- und Schulterbereich oder an den Innenseiten der Oberschenkel,
- oder auch zur Vertiefung der Entspannung und zur Erhöhung des Wohlbefindens.

Da die Hebammen in der Regel wenig Zeit zum Massieren der Gebärenden haben, ist eine gute intensive Massageschulung für die Partner notwendig. Frauen, die alleine entbinden, sollten zur Selbstmassage angeleitet werden.

Die Streichungen werden entweder mit den Fingerspitzen oder der flachen Hand im Unterbauchbereich ausgeführt. Für die Rückenregion kann die Handballen- oder Handknöchelstreichung Anwendung finden.

Die Intensität des Massagedrucks muß von der Gebärenden selbst bestimmt werden. Sie muß auch dem Partner genau instruieren, an welcher Stelle die Massage als besonders wohltuend empfunden wird.

Eine intensive Massagebehandlung wird von der Gebärenden in der Regel als

- schmerzlindernd,
- druckmindernd,

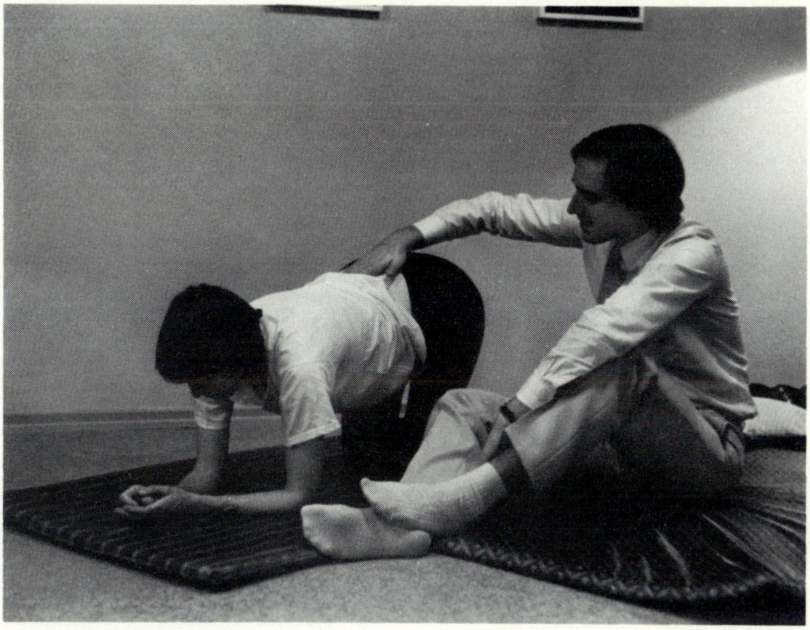

Abb. 138. Kontraktionsmassage

– entspannend und
– beruhigend erlebt.

10.2.2 Behandlung während der Kontraktionen

Massagebehandlung im Bereich des Unterbauchs

Lagerung: Rückenlage; Beine angehockt angestellt.

1. Fingerspitzenstreichung von den Schambeinen in kleinen kreisenden Bewegungen zu den Darmbeinkämmen.
2. Fingerspitzenstreichung von der Medianlinie mit der Einatmung zu den Innenflächen der Darmbeinschaufeln (Fossa iliaca) – mit der Ausatmung die Gegenbewegung.
3. Ziehende Fingerkuppenstreichung von den Schambeinen zum Nabel und von dort aus im Bogen zu den Darmbeinkämmen.
4. Handballenstreichung mit etwas stärkerem Druck von der Leiste kreisend zu den Darmbeinkämmen hinarbeiten. Den Druck allmählich abklingen lassen.
5. Einhandstreichung kreisend um den Bauch herum mit flach aufgelegter Hand.
6. Einhandstreichung mit flacher Hand im Halbkreis im Bereich des Unterbauches.

7. Zweihandstreichung von den Darmbeinkämmen durch die Leisten zu den Adduktoren.
8. Druck mit den Fingerspitzen auf die vorderen Darmbeinstacheln.

Massagebehandlung im Rückenbereich

Lagerung: Stabile Seitenlage oder Schneidersitz mit Front zur Wand.
1. Handballenstreichung: ruhige und gleichmäßige kreisende Bewegungen vom Kreuzbein zum Darmbeinkamm ausführen. Zum Darmbeinkamm hin wird der Druck verstärkt.
2. Zweihandstreichung: beide Handflächen liegen parallel links und rechts neben der Lendenwirbelsäule. Mit zunehmendem Druck werden die Hände zum Kreuzbein herunter über die Gesäßmuskeln im unteren Bogen zum Darmbeinkamm bewegt.
3. Handballenstreichung vom Steißbein zum Kreuzbein.
4. Handknöchelstreichung vom Kreuzbein bis zur Halswirbelsäule.
5. Zweihandstreichung von der Halswirbelsäule zum Deltamuskel.

11 Wochenbettgymnastik

11.1 Sinn der Wochenbettgymnastik

Die Wochenbettgymnastik unterstützt und beschleunigt die Um- und Abbauprozesse im Organismus der Wöchnerinnen. Sie trägt mit dazu bei, daß im Wochenbett auftretende Komplikationen vermieden werden. Das allgemeine Wohlbefinden der Wöchnerin wird gesteigert, die Wochenbettdepressionen meist auf ein Minimum herabgesenkt.

Im einzelnen trägt die Wochenbettgymnastik
- zur Tonisierung des Kreislaufs;
- zur Thromboseembolieprophylaxe;
- zur Anregung sämtlicher vegetativer Funktionen;
- zur Verhinderung von Obstipationen;
- zur Verhütung von Wochenflußstauungen;
- zur Intensivierung von Uteruskontraktionen;
- zur Senkungsprophylaxe (Vermeidung der Senkung der Unterleibsorgane durch Spannungsverluste des Beckenbodens und der Bauchmuskulatur) bei.

Die Wochenbettgymnastik beginnt in der Regel in den ersten 2–4 h nach der Geburt mit der Thromboseembolieprophylaxe und endet mit der vollständigen Rehabilitation der Bauch-Beckenmuskulatur (Ende des Spätwochenbetts).

Bei stationärer Entbindung wird die Wochenbettgymnastik für die gesamte Dauer des Krankenhausaufenthaltes – möglichst 2mal täglich – durchgeführt.

Die Wöchnerinnen treffen sich zu fest eingerichteten Zeiten normalerweise im Gymnastikraum des Krankenhauses. In manchen Krankenhäusern kommt auch die Gymnastin in die Krankenzimmer. Zum Üben muß das Bett dann flach gestellt werden. Für die Zeit nach dem Krankenhausaufenthalt (nach 5–7 Tagen) sollte jede Wöchnerin ein individuell auf ihren Körper abgestimmtes Übungsprogramm mitbekommen. Neben den häuslichen Übungen sollte zusätzlich ein Rückbildungskursus bis zum Ende des Spätwochenbetts besucht werden.

Bei ambulanter Entbindung oder Hausgeburt sollte in Zusammenarbeit der Hebamme und der Gymnastin ein Übungsprogramm für die ersten 7–10 Tage zusammengestellt werden. Im Anschluß empfiehlt sich ebenfalls ein Kursusbesuch, wo auch gemeinsam mit anderen Wöchnerinnen Probleme und Ratschläge ausgetauscht werden können.

11.2 Kontraindikation

Ein generelles Gymnastikverbot gilt bei:
- Thrombosen- und Venenentzündungen,
- hohem Blutverlust während der Geburt,
- starken Nachblutungen,
- Körpertemperatur von über 37,5 °,
- Herzerkrankungen,
- Brustdrüsenentzündungen (Mastitis),
- Nierenbeckenentzündungen (Pyelitis).

Ein eingeschränktes Gymnastikprogramm ist einzuhalten bei:
- Kaiserschnittentbindung (Sectio caesarea),
- Dammschnittentbindung (Episiotomie) und Dammrissen,
- Symphysendehnung und -faserrissen,
- sekundär heilenden Nähten

11.3 Funktionelle Beurteilung der Wöchnerin

Zu Beginn der Wochenbettgymnastik wird eine funktionelle Beurteilung der Wöchnerin vorgenommen, damit entsprechend ihrer Schwachpunkte ein individuelles Übungsprogramm zusammengestellt werden kann. Die Überprüfung bezieht sich auf:

1. Feststellung des psychischen Zustandes,
2. Beschaffenheit der Bauchdecke,
3. Beschaffenheit des Beckenbodens,
4. Zirkulation der Beine.

11.3.1 Feststellung des psychischen Zustandes

Bei Hochstimmungen der Wöchnerin ist immer darauf zu achten, daß sie sich aus Freude über das Kind und die allmählich wiederkehrende Leistungsfähigkeit nicht überfordert und überbeansprucht. Auch übertriebener Ehrgeiz kann gesundheitsgefährdend sein. Bei depressiver Verstimmung oder bei schweren Erschöpfungen ist die Unlust zu körperlicher Betätigung häufig sehr groß. Ein einfühlendes, geduldiges und motivierendes Lehrerverhalten ist angebracht.

Auch auf schnellen und häufigen Stimmungswechsel sollte der Lehrer eingestellt sein.

11.3.2 Beschaffenheit des Bauches

Die Beschaffenheit des Bauches und damit ihre Funktionstüchtigkeit ist weitgehend abhängig von

- dem Ausmaß der Dehnung während der Schwangerschaft (Verhältnis Kind–Beckengröße, Menge des Fruchtwassers etc.);
- der Beschaffenheit des Bauches vor Eintritt der Schwangerschaft (anlagebedingter Gewebszustand, Spannungsfähigkeit durch Bauchmuskeltraining, evtl. Belastung des Bauches durch vorangegangene Schwangerschaften).

Nach der Entbindung können sich folgende Bauchformen einstellen:

- ein allgemein schlaffer Bauch; alle Muskelanteile sind gleichmäßig überdehnt, die Taille ist verstrichen; die Rippen stehen seitlich heraus; starke Striaebildung deutet meist auf eine erhöhte Dehnung während der Schwangerschaft hin; im Stand bildet sich eine verstärkte Lordose aus.
- Schiefbauch: verstärkter Tonusverlust auf der Seite, wo das Kind mit dem Rücken lag.
- Spitzbauch: Hervorwölbung des Bauches im Nabelbereich bei häufig ausgestülptem Nabel.

Die Funktionsfähigkeit der Bauchmuskeln wird wie folgt festgestellt:

Ausgangsstellung: die Wöchnerin liegt in der Rückenlage; die Beine sind angehockt aufgestellt.

1. Feststellen, ob die Bauchdecke bei der Ein- und Ausatmung (Ruheatmung) noch sichtbar mitschwingt. Eine Mitbewegung der Bauchdecke weist auf eine gute Beschaffenheit hin.
2. die Wöchnerin wird aufgefordert, den Bauch so kräftig wie möglich anzuspannen. Wird der Bauch herausgedrückt, werden nur einige Teile der Bauchmuskeln innerviert oder kommt es nur zu Zuckungen einiger Muskelfasern, deutet das auf Funktionsverlust hin. Das synergistische Zusammenspiel aller Bauchmuskeln ist gestört. Meist kommt es beim Einziehen des Bauches nur zur Kontraktion der geraden Bauchmuskeln ohne Mitbeteiligung der schrägen Bauchmuskelabschnitte (die Rippen weichen nach oben aus).

3. Feststellen des Ausmaßes der Rektusdiastase: die Finger werden auf den Bauch der Wöchnerin im Bereich des Epigastriums (Gegend zwischen Schwertfortsatz des Brustbeins und Nabel) gelegt. Die Wöchnerin wird aufgefordert, Kopf und Schultern soweit anzuheben, bis es zur Anspannung der geraden Bauchmuskeln kommt. Die Breite der Rektusdiastase wird bis zur Symphyse abgetastet. Die Anzahl der Finger, die zwischen die Rektusbäuche gelegt werden, geben das Ausmaß der Breite an.

11.3.3 Beschaffenheit des Beckenbodens

Eine funktionelle Beurteilung des Beckenbodens kann nur durch den Arzt gegeben werden. Aussagen der Wöchnerin, daß sie z. B. im Stand ein permanentes Druckgefühl auf den Beckenboden verspürt, daß sie Schwierigkeiten beim Wasseranhalten hat oder daß sie das Gefühl hat, daß nach unten alles geöffnet und locker ist, deuten auf eine Insuffizienz des Beckenbodens hin.

Zur Kontrolle können folgende Übungen angesetzt werden:

Ausgangsstellung: Rückenlage; die Beine sind gestreckt.

1. Die Wöchnerin wird aufgefordert, den Beckenboden anzuspannen, indem sie das Scheiden- und Aftergebiet in den Bauch ‚hineinzieht'. Nach mehreren Versuchen soll die Wöchnerin mitteilen, ob sie in der Lage ist, den Beckenboden anzuspannen. Ist es ihr nicht gelungen, deutet das auf eine Insuffizienz des Muskels oder auf einen vorübergehenden Verlust des Muskelgefühls bedingt durch die starke Dehnung hin.

Ausgangsstellung: Rückenlage; Beine angehockt aufgestellt.

2. Beckenboden anspannen; Spannung halten und das Becken anheben, soweit, wie die Spannung gehalten werden kann.
   Wird die Übung von der Wöchnerin zügig ausgeführt und wird das Becken sehr hoch bei totalem Knieschluß ausgeführt, erfolgte keine Innervation der Beckenbodenmuskeln.

Wurde eine Episiotomie vorgenommen, sollten die Testübungen erst am 5.–7. Tag vorgenommen werden.

11.3.4 Zirkulation der Beine

Bei Zirkulationsstörungen weisen die Beine ödematöse Schwellungen, eine bläuliche Verfärbung, erhöhte lokale Hautwärme und eine lokale Reizempfindlichkeit auf. Zur Feststellung der empfindlichen Venen wird der „Thrombosedruckpunkttest" (Abb. 139) durch sanftes Eindrücken an der Fußsohle, hinter den Knöcheln, an der Wade zwischen den Gastrocnemiusköpfen, in der Kniekehle, am Adduktorenschlitz handbreit oberhalb des Knies sowie in der Leistenbeuge durchgeführt. Kribbeln oder Schmerzen deuten auf Störungen hin, die dem Arzt gemeldet werden müssen.

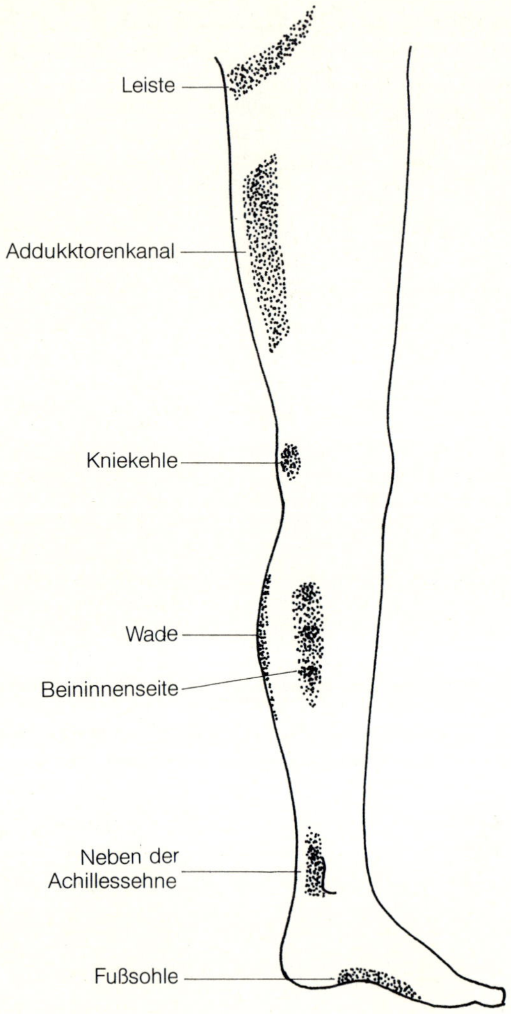

Abb. 139. Thrombosedruckpunkttest

11.4 Übungsbeispiele bei normalem Geburts- und Wochenbettverlauf

Die Wochenbettgymnastik umfaßt Übungen zur Anregung des Kreislaufs und des Stoffwechsels, zur Thromboseprophylaxe, zur Anregung von Kreislauf- und Stoffwechsel, Atem-, Spannungs- und Kräftigungsübungen.

11.4.1 Übungsbeispiele zur Thromboseembolieprophylaxe und zur Tonisierung des Kreislaufs

Die Thromboseembolieprophylaxe beginnt in der Regel wenige Stunden nach der Geburt. Die Wöchnerin wird angehalten sich zu bewegen. In den folgenden

Wochenbettagen sollen kreislauf- und stoffwechselanregende Übungen (s. S. 79 ff.) ausgeführt werden. Als weitere Maßnahmen eignen sich Entstauungsübungen (s. S. 85 ff.), passives Durchbewegen der Beine und Massagen (s. S. 199 ff.).

11.4.2 Übungsbeispiele zur Innervierung der Atemmuskulatur

Vorrangiges Ziel der Atemübungen in der Wochenbettgymnastik ist die Wiederherstellung der Normalatmung, der Zwerchfellatmung, durch bewußte Innervierung sämtlicher Atemmuskeln. Das Zwerchfell, das während der Schwangerschaft durch den Hochstand des Uterus überdehnt war, muß gekräftigt werden. Die Bauchmuskulatur als Atemhilfsmuskel muß ebenfalls ihre Tätigkeit bei der Ein- und Ausatmung wieder aufnehmen können. Darüber hinaus werden die Atemübungen zur Thromboseprophylaxe und zur Tonisierung des Beckenbodens eingesetzt.

Die Atemübungen bestehen hauptsächlich aus tiefen Bauchatmungen mit betonten Ausatmungen. Vor Beginn der Atemübungen muß durch intensive gymnastische Übungen das notwendige Atembedürfnis für tiefe Atemzüge geschaffen werden.

Die Atemübungen dürfen vom 1. Wochenbettag an ausgeführt werden.

Übungsbeispiele

Ausgangsstellung: Rückenlage mit Polsterung des Kopfes; die Beine sind angehockt aufgestellt; die Handflächen liegen auf dem Bauch in Nabelhöhe.

1. Ausatmen; tief in den gesamten Bauchraum einatmen; der Bauch hebt und weitet sich gegen den leichten Widerstand der Hände – Ausatmen auf „sch“; Bauch bewußt einziehen; Gesäßmuskeln und Adduktoren anspannen; die Lendenwirbelsäule fest auf die Unterlage drücken; während der Atempause die Spannung anhalten.
2. Schnelles und oberflächiges Ein- und Ausatmen; mit der EA Becken verstärkt kippen, mit der AA Lendenwirbelsäule fest gegen die Unterlage drücken und Bauch einziehen.
3. Zur intensiven Innervierung des Zwerchfells wird bei der Einatmung ein Nasenloch zugehalten; die Ausatmung erfolgt ruhig und gleichmäßig durch den Mund.
4. Arme liegen seitlich ausgebreitet auf dem Boden. Bei der Einatmung rutschen die Arme nach oben in die Schräghochhalte, bei der Ausatmung wieder in die Ausgangsstellung.

Beachte:

- Die Ausatmung sollte um ⅓ länger sein als die Einatmung;
- es darf beim Üben nicht zur Atemstockung, noch zum Atempressen kommen;
- die Atempause erfolgt im entspannten Körperzustand;
- bei der Einatmung darf der Bauch nicht mit Druck herausgewölbt, bei der Ausatmung der Bauch nicht mit Druck eingezogen werden.

11.4.3 Übungsbeispiele zur Erhöhung der Körperspannung und zur Kräftigung der Muskulatur

Spannungsübungen sollen die Tonisierung des gesamten Körpers unterstützen. Insbesondere müssen Bauch- und Beckenbodenmuskeln durch intensive Spannungsübungen die Festigkeit und Elastizität, wie sie vor Eintritt der Schwangerschaft bestanden hat, wiedererlangen. Eine extrem schlaffe Bauch- und Beckenbodenmuskulatur kann zu Lageveränderungen und Senkungen der Bauchorgane führen und eine damit gegebene Funktionseinschränkung der Organe bewirken. So können z.B. schlaffe Bauchmuskeln ihre Aufgabe als Darmpresse nur unzureichend ausführen. Darüber hinaus wird es nur schwer möglich sein, eine gute Körperaufrichtung über längere Zeit zu halten.

Während der ersten Tage nach der Entbindung ist die Anspannung dieser Muskelgruppen nur sehr schwierig auszuführen. Ein langsames und vorsichtiges Hinführen zur kräftigen Anspannung ist daher vom ersten Wochenbettag an wichtig.

Übungsbeispiele zur Spannung und Kräftigung des Beckenbodens

Beginn: 1. Wochenbettag bei normaler Entbindung,
5. Wochenbettag bei Episiotomie

Ausgangsstellung: Rückenlage; Beine in kleiner Grätschstellung angehockt aufstellen.

Übung 1: Mit der AA Scheiden-After-Gebiet anspannen – mit der EA entspannen.

Übung 2: Mit der Ausatmung Beckenboden- und Bauchmuskulatur anspannen und LWS auf die Unterlage drücken – mit der EA Muskeln lockern.

Übung 3: Handflächen auf die Innenseite der Oberschenkel legen; mit der AA Beckenboden anspannen und gegen den geringen Handwiderstand Knie schließen (dabei darf es nicht zum völligen Knieschluß kommen).

Übung 4: Handflächen an die Außenseite der Oberschenkel legen; mit der AA Beckenboden anspannen und Knie öffnen gegen den Handwiderstand – EA entspannen und Knie zusammenführen.

Übung 5: Mit der AA Beckenboden anspannen und Becken geringfügig von der Unterlage lösen und anheben.

Beachte:

– Spannung während der Ausatmung und der Atempause anhalten.
– jede Übung sollte 3- bis 5mal hintereinander geübt werden.
– die Anspannung im Beckenbodenbereich darf bei Episiotomie nur so intensiv sein, daß sie beschwerdefrei ausgeführt werden kann.

Übungsbeispiele zur Spannung und Kräftigung der Bauchmuskulatur

Beginn: 1. Wochenbettag bei normaler Entbindung und bei Entbindung mit Episiotomie

Ausgangsstellung: Rückenlage; Beine angehockt aufstellen.

Übung 1: Beide Hände auf den Bauch legen; mit der EA wölbt sich der Bauch gegen den leichten Handwiderstand nach oben – mit der AA Bauch einziehen und Spannung halten.

Übung 2: Beide Hände auf die Rippen legen; mit der EA weitet sich der Brustkorb gegen den leichten Handwiderstand – mit der AA das Zusammensinken des Brustkorbes nachspüren.

Übung 3: Wie Übung 2: beim AA Kopf und Schultern geringfügig anheben und Rippen herunterziehen.

Übung 4: Arme im Nacken verschränken: mit der AA rechten Arm, Schulter und Kopf von der Unterlage lösen und mit dem rechten Ellbogen zum gegenüberliegenden Knie zeigen.

Übung 5: Wie Übung 4: das diagonale Bein wird angebeugt; Knie und Ellbogen zusammengeführt.

Übung 6: Beide Hände umfassen die Außenseite des linken Oberschenkels; mit der AA Kopf und rechte Schulter von der Unterlage lösen; Aufrichten des Rumpfes über die Rotation.

Übung 7: Beide Hände bleiben an der Außenseite des linken Oberschenkels; mit der AA beide Knie gegen den Handwiderstand bodenwärts senken – mit der EA entspannen.

Übung 8: Beide Hände liegen an der Innenseite des linken Oberschenkels; beide Knie fallen auf die linke Seite; mit der AA beide Knie gegen den Handwiderstand aufwärtsbewegen.

Beachte:

- Spannungs- und Kräftigungsübungen für die gerade Bauchmuskulatur werden erst im Spätwochenbett ausgeführt. Ein zu früher Beginn würde das Ausmaß der Diastase verstärken und ungünstige Druckwirkungen auf den Beckenboden auslösen. So dürfen z. B. keine Übungen ausgeführt werden, bei denen gleichzeitig beide Beine gerade angehoben und gesenkt werden müssen.
- Beim Üben darf keine Druckerhöhung im Bauch-Beckenraum entstehen (Herausstülpen des Nabels).
- Alle Übungen auch gegengleich ausführen lassen.

Übungsbeispiele zur Verbesserung der Ganzkörperspannung

Ausgangsstellung: Rückenlage; Beine liegen gestreckt auf dem Boden; die Arme liegen lang neben dem Rumpf.

Übung 1: Intensive Dorsalflexion der Füße; Wadenmuskeln fest gegen die Unterlage drücken; Knie fest aneinanderpressen.

Übung 2: Intensive Dorsalflexion der Füße; Anspannen der gesamten Bein-Bauch-Gesäßmuskeln.

Übung 3: Intensive Dorsalflexion der Füße; Anspannung der gesamten Gesäß-Bauch-Beinmuskeln; gleichzeitiges Abheben des Kopfes und Schultergürtels; Kreuz dabei fest gegen die Unterlage drücken.

Übung 4: Beckenmuskeln anspannen und Becken vom Boden lösen; Kopf, Schultergürtel und Fersen drücken fest gegen die Unterlage; Lösen der Spannung und Becken wieder fest auf die Unterlage legen.

Übung 5: Beide Beine angehockt aufstellen; anspannen der Gesäß- und Bauchmuskeln mit gleichzeitigem Anheben des Beckens.

Übung 6: Wie Übung 5: beim Heben des Beckens ein Bein schräg nach oben strecken.

Beachte:

- Die Spannung 3–10 s anhalten;
- jede Übung 3- bis 5mal ausführen lassen;
- während der Ausatmung anspannen, während der Einatmung entspannen;
- Übungen 1–4 können vom ersten Tag an geübt werden;
- die Intensität der Spannung muß von Tag zu Tag gesteigert werden;
- bei Episiotomie Übung 6 in den ersten 5 Wochenbettagen auslassen.

Die Gymnastik für das mittlere und späte Wochenbett sollte noch zusätzlich haltungsschulende Übungen, Kräftigungsübungen für den großen Brustmuskel (M. pectoralis major) nach dem Abstillen und gangschulende Übungen enthalten.

Da sich die Wöchnerin noch in einer Rekonvaleszenz befindet, empfiehlt es sich, die Übungen so zu dosieren, daß die junge Mutter zu keiner Zeit überanstrengt wird. Schweregrad der Übungen und Übungstempo müssen individuell festgelegt werden. Alle Übungen müssen ohne Beschwerden und Druckempfindungen ausgeführt werden können.

Die Spätwochenbettgymnastik ist abgeschlossen bzw. kann beendet werden, wenn der Beckenboden und die Bauchmuskulatur an ausreichender Spannkraft wieder gewonnen hat, wenn die normale Statik wieder hergestellt und das allgemeine körperliche Wohlbefinden sich eingestellt hat.

Um die Wöchnerinnen zum regelmäßigen Üben zu motivieren, sollten die Bewegungen abwechslungsreich durch z. B. den Einsatz von Musik, Handgeräten etc. gestaltet werden.

11.5 Wochenbettgymnastik bei Schnittentbindungen (Sectio caesarea)

Beginn: 1. Tag: Thromboseprophylaxe
Innervierung der Atemmuskel
ab 5.–7. Tag (nach Entfernen der Fäden oder Klammern): Spannung und Kräftigung der Bauchmuskeln, des Beckenbodens und des gesamten Rumpfes.
Der Schwerpunkt liegt auf der Innervierung der Bauchmuskeln, da die Beckenbodenmuskulatur beim Kaiserschnitt nicht gedehnt wurde.

11.6 Wochenbettgymnastik bei Dammrissen

Bei Dammrissen ist das Ausmaß des Risses für die Übungsbehandlung maßgeblich. Bei Dammrissen I. Grades (DR I. Grades) gelten die Einschränkungen wie bei einer Episiotomie. Bei DR II. Grades beginnen die Beckenbodenübungen erst am 7.–8. Tag bei normaler Wundheilung. Bei DR III. Grades müssen Spannungsübungen für den Bauch- und Beckenbodenbereich ganz unterbleiben. Eine Einzelbehandlung durch eine erfahrene Gymnastin ist erforderlich.

11.7 Wochenbettgymnastik bei Symphysenschäden

Ein Symphysenschaden verursacht in der Regel heftige Schmerzen beim Stehen (insbesondere beim Einbeinstand), beim Gehen und beim Abduzieren der Beine.

Bei Symphysenruptur oder starker Symphysendehnung ist Bettruhe angezeigt. Das Becken wird bandagiert oder es wird ein Symphysegürtel umgelegt. Die Behandlung beschränkt sich auf zirkulationsanregende Gymnastik und Atemübungen im Brustbereich.

Bei Symphysenauflockerung erfolgt bei aufgerichtet fixierten Becken eine Kräftigung der umliegenden Beckenmuskeln.

Zusätzlich haben in Einzelbehandlung Maßnahmen zur Thromboseprophylaxe (Fußübungen, Massage etc.) zu erfolgen.

12 Lernkontrollfragen

zu I. 1

1. Welche Funktionen hat das Becken – als Ganzes betrachtet – zu erfüllen?

2. Das knöcherne Becken setzt sich aus folgenden Knochen zusammen:
   - ☐ Darmbein, Schambein, Sitzbein
   - ☐ 2 Hüftbeinen, Kreuzbein
   - ☐ Darmbein, Sitzbein, Kreuzbein
   - ☐ Sitzbein, Schambein, Kreuzbein

3. Welche Gelenke finden Sie am Becken?

4. Welche Aufgaben haben die Beckenbänder zu erfüllen?

5. Die Symphyse ist eine:
   - ☐ Muskel-Sehnenverbindung
   - ☐ Faserknorpelscheibe
   - ☐ Muskelknorpelplatte
   - ☐ Scharniergelenk
   - ☐ Kugelgelenk
   - ☐ Halbgelenk

6. Zu den inneren weiblichen Organen gehören:

☐ Harnröhre	☐ Damm	☐ Ovarien
☐ Harnleiter	☐ Blase	☐ Mastdarm
☐ Vestibulum	☐ Tuben	☐ Uterus

7. Welche Funktion hat der Uterus?

☐ Hormonproduktion	☐ Transportfunktion
☐ Niststättenfunktion	☐ Keimzellenproduktion

8. Welche Aufgabe hat a) die Ringmuskulatur, b) die längsgestreifte Muskulatur des Uterus zu erfüllen?

9. Zu den Bändern des Uterus gehören:

10. Wie kommt es zur Vorwärtsbewegung der Eizelle in der Tube?

11. Welche Ovarhormone wirken in den einzelnen Phasen und was bewirken sie?

	Tage	Hormon	Funktion
Desquamationsphase			
Proliferationsphase			
Sekretionsphase			

12. Welche Nerven versorgen das innere, welche das äußere Genital?

zu I. 2

13. Die Kopulation findet in der Regel
    - ☐ im distalen Bereich der Ovarien
    - ☐ im proximalen Ende der Tuben
    - ☐ im Cavum uteri
    - ☐ im distalen Ende der Tube statt.

14. Die Entwicklung des Keims vollzieht sich in 3 Phasen:
    1. Dauer:
    2. Dauer:
    3. Dauer:

15. In welcher Phase kommt es zur Höhlenbildung?

16. Zu welchem Zeitpunkt ist die Plazenta fertig ausgebildet?
    ☐ 1. ☐ 2. ☐ 3. ☐ 4. ☐ 5. ☐ 6. ☐ 7. Monat

17. Welche Funktion hat die Plazenta?

☐ Keimzellenbildung	☐ Hormonproduktion
☐ Ernährungsfunktion	☐ Stützfunktion
☐ Bildung v. Abwehrstoffen	☐ Gasaustausch

18. Welche Funktion hat die Fruchtblase?

19. Die motorischen Aktivitäten des Kindes werden in der Regel von der Mutter gegen Ende des ☐ 3. ☐ 4. ☐ 5. ☐ 6. Monats wahrgenommen.

20. Die durchschnittliche Körperlänge eines ausgereiften Fötus liegt bei:
☐ 30 ☐ 40 ☐ 50 ☐ 60 ☐ 70 ☐ 80 ☐ 90 ☐ 100 cm

21. Das durchschnittliche Gewicht beträgt
☐ 2000 ☐ 3000 ☐ 4000 ☐ 5000 ☐ 6000 g

22. Wann spricht man von einer Fehl-, wann von einer Frühgeburt?

23. Das Entstehen von Schwangerschaftsstreifen ist abhängig von:

24. Welche Muskelgruppen sind in der Schwangerschaft besonders stark beansprucht?

25. Die ideale Gewichtszunahme in der Schwangerschaft liegt bei:
☐ 5 ☐ 6 ☐ 7 ☐ 8 ☐ 9 ☐ 10 ☐ 11 ☐ 12 ☐ 13 kg

26. Warum kommt es bei einer Schwangeren häufig zur Hämorrhoiden- und/oder Krampfaderbildung?

27. Wie lange dauern die Mutterschaftsfristen, wie lange der derzeitige Mutterschaftsurlaub?

zu I. 3

28. Kennzeichnen Sie die normale Geburtslage (×) des Kindes:
☐ reine Steißlage ☐ Vorderhauptslage
☐ Stirnlage ☐ Gesichtslage
☐ Fußlage ☐ Hinterhauptslage
☐ Schräglage ☐ Querlage
☐ Fuß-Steißlage ☐ Beckenendlage

29. Unterscheiden Sie zwischen einer vorderen und einer hinteren Hinterhauptslage.

30. Anzeichen für den sicheren Geburtsbeginn sind in der Regel:
☐ Abgang von Fruchtwasser ☐ Müdigkeit
☐ Einsetzen von Uteruskontraktionen
☐ heftiges Bewegen des Kindes
☐ Abgang von blutigem Schleim ☐ Darmdruck
☐ Durchtrittsschmerz ☐ erhöhte Temperatur
☐ Ausbleiben der kindlichen Herztöne

31. Wie heißen die einzelnen Abschnitte der Eröffnungsphase und was geschieht in dieser Zeit?

32. Der Preßdrang wird ausgelöst durch
    - ☐ die Uteruskontraktionen
    - ☐ das Öffnen des Uterusmundes
    - ☐ den Druck des kindlichen Kopfes auf die Blase
    - ☐ den Druck des kindlichen Kopfes auf den Darm
    - ☐ den Druck des kindlichen Kopfes auf den Beckenboden.

33. Die vollständige Eröffnung des Uterusmundes liegt bei einer Weite von
    ☐ 5 ☐ 7 ☐ 10 ☐ 12 ☐ 15 ☐ 20 cm.

34. Die durchschnittliche Dauer der Eröffnungsphase liegt bei Erstgebärenden (×)/ bei Mehrgebärenden (○) bei:
    ☐ 1–3 ☐ 3–5 ☐ 6–8 ☐ 9–12 ☐ 13–15 h

35. Warum wird in der Regel eine Episiotomie vorgenommen?
    - ☐ um ein Zerreißen des Beckenbodens zu verhindern
    - ☐ um ein Zerreißen des Uterusmuskel zu verhindern
    - ☐ um ein leichteres Öffnen des Uterusmundes zu ermöglichen
    - ☐ um den Druck auf den kindlichen Kopf zu verringern
    - ☐ um die Preßtätigkeit zu unterstützen
    - ☐ um einer späteren Beckenbodeninsuffizienz vorzubeugen

36. Unterscheiden Sie
    Senkwehen
    Preßwehen
    Vorwehen
    Nachwehen
    Wehen
    Nachgeburtswehen

37. Die durchschnittliche Dauer der Austreibungsphase liegt bei Erstgebärenden (×)/ bei Mehrgebärenden (○) bei:
    ☐ 90 ☐ 60 ☐ 50 ☐ 40 ☐ 30 ☐ 20 ☐ 10 ☐ 2 min

38. Was gehört zur Versorgung des Kindes unmittelbar nach der Geburt?

39. Die Nachgeburt besteht aus:
    - ☐ der Plazenta
    - ☐ der Morula
    - ☐ den Ovarien
    - ☐ dem Beckenboden
    - ☐ den Nabelschnurresten
    - ☐ den Eihäuten
    - ☐ der Uterusmuskulatur
    - ☐ dem restlichen Fruchtwasser
    - ☐ den Tuben

40. Welche Vorteile bietet die Periduralanästhesie?

41. Von welchen Faktoren hängt die Schmerzempfindung ab?

42. Zur Vorbereitung auf die Geburt gehört nach Dick-Read:

43. Das Ziel bei Lamaze ist der Abbau negativ bedingter Reflexe durch den Aufbau
    - ☐ negativ unbedingter
    - ☐ positiv unbedingter
    - ☐ positiv bedingter Reflexe

44. Als aktive und passive Kräfte wirken bei der Geburt:

45. Unterscheiden Sie „Durchschneiden“ und „Einschneiden“ des kindlichen Kopfes!

zu I. 4

46. Wann sind die Rück- und Umbildungsvorgänge im Organ- und Skelettbereich und die Wundheilung im wesentlichen abgeschlossen?
    Nach ☐ 7 Tagen ☐ 14 Tagen ☐ 4 Wochen
    ☐ 6 Wochen ☐ 1/4 Jahr ☐ 9 Monaten

47. Welche Umstellungen vollziehen sich im Frühwochenbett
    a) im Organbereich, einschl. Genitalbereich
    b) im Gewebebereich?

48. Durch welche Faktoren wird die Milchproduktion begünstigt?

49. Welches Hormon bewirkt das Einschießen der Muttermilch?

50. Wann ist das späte Wochenbett beendet?
    Nach ☐ 14 Tagen ☐ 4 Wochen ☐ 6 Wochen ☐ 3 Monaten
    ☐ 6 Monaten ☐ 9 Monaten

zu I. 5

51. Welche Ziele verfolgt die Schwangerschaftsgymnastik
    a) in physiologisch-motorischer
    b) in affektiver
    c) in kognitiver
    d) in sozialer Hinsicht?

52. Wann besteht eine Kontraindikation?

53. Nennen Sie verschiedene organisatorische-methodische Richtlinien in der Schwangerschaftsgymnastik

54. Welche Maßnahmen müssen bei Blutungen, welche beim Blasensprung unternommen werden?

zu II. 1

55. Welchen Sinn haben kreislauf- und stoffwechselanregende Übungen?

56. Was muß bei der Durchführung der Übung beachtet werden?

57. Beschreiben und demonstrieren Sie je 3 Übungsbeispiele
    a) für die oberen,
    b) für die unteren Extremitäten.

zu II. 2

58. Welche Auswirkungen hat die Schwangerschaft auf die Gelenke, Bänder, Muskel und Gefäße des Bein- und Fußbereiches?

59. Welche Beschwerden treten bei Schwangeren im Bein-Fuß-Bereich häufig auf?

60. Beschreiben und demonstrieren Sie Übungsbeispiele
    a) zur Entstauung der Beine
    b) zur Lockerung der Beinmuskeln
    c) zur Kräftigung der Fußmuskeln

zu II. 3

61. Nennen Sie wichtige Muskeln im Beckenbodenbereich

62. Das Perineum ist:
    - ☐ ein Teil des Beckenbodens
    - ☐ der Bandapparat des Uterus
    - ☐ der Bandapparat des Beckens
    - ☐ ein Abschnitt der Bauchmuskulatur
    - ☐ ein Teil der Glutäusmuskulatur
    - ☐ ein Muskelabschnitt des Beckenbodens zwischen Anal und Urethralöffnung
    - ☐ ein Muskelabschnitt zwischen Vaginal- und Urethralöffnung
    - ☐ ein Muskelabschnitt zwischen Anal- und Vaginalöffnung

63. Wie sieht die Belastung des Beckenbodens während der
    a) Schwangerschaft:
    b) Geburt: aus?

64. Mit welchen Muskelgruppen arbeitet der Beckenboden synergistisch?

65. Beschreiben Sie ein Übungsbeispiel zur Kräftigung des Beckenbodens
    a) in der Rückenlage mit angehockt aufgestellten Beinen
    b) im Sitzen auf dem Hocker oder Stuhl

66. Die Anspannung des Beckenbodens sollte erfolgen:
    während der
    ☐ Einatmung ☐ Ausatmung ☐ Atempause
    ☐ ist egal ☐ Ausatmung und Atempause

zu II.4

67. Welche Bewegungsmöglichkeiten sind im Becken auszuführen?

68. Wie wirken sich die Bewegungen auf die Wirbelsäule aus?

69. Welche Bewegungen sind im Zusammenspiel mit Hüft- und Kniegelenk möglich?

70. Wie wirken kleine rhythmische Bewegungen?

71. Wie wirken große Bewegungen, die mit Haltearbeit verbunden sind?

72. Beschreiben und demonstrieren Sie Übungsbeispiele:
    a) in der Rückenlage
    b) im Langsitz
    c) im Sitz auf dem Hocker ohne Arm- und Beinarbeit
    d) im Sitz mit Beinarbeit
    e) im Sitz mit Handgerät
    f) im Kniestand

zu II.5

73. Welche Aufgaben hat das Bauchmuskelsystem zu erfüllen?

74. Welche Bauchmuskelabschnitte sind bei der Rumpfbeugung beteiligt?

75. Aus welchen einzelnen Muskelgruppen setzt sich die Bauchwandung zusammen?

76. Welcher Muskel trägt insbesondere zur Sicherung der Lendenlordose bei?

77. Wie heißt die Sehnenhülle, durch die der gerade Bauchmuskel zieht?

78. Was ist eine Rektusdiastase?

79. Wie versucht man einer stark ausgeprägten Rektusdiastase gymnastisch entgegenzuwirken.

80. Welche Ziele verfolgt man mit dem Bauchmuskeltraining?

81. Beschreiben und demonstrieren Sie 3 Übungsbeispiele zur Kräftigung der schrägen Bauchmuskulatur
    a) in der Rückenlage
    b) im Langsitz!

82. Wie vermitteln Sie die synergistische Bauchmuskelspannung?

zu II. 6

83. Beschreiben Sie die weibliche Brust und die Veränderungen der Brust während der Schwangerschaft.

84. Begründen Sie die Notwendigkeit eines Brustmuskeltrainings während der Schwangerschaft.

85. Erläutern Sie Bau und Funktion des großen Brustmuskels.

86. Erklären und demonstrieren Sie Übungsbeispiele
    a) zur Entspannung
    b) zur Lockerung
    c) zur Kräftigung
    des großen Brustmuskels

Zu II. 7

87. Welche Beschwerden können im Bereich der Hals-, Schultergürtel- und Rückenregion in der Spätschwangerschaft auftreten?

88. Wie erklären Sie das Auftreten dieser Beschwerden?

89. Welche ausgleichenden Maßnahmen sind angezeigt?

90. Demonstrieren Sie ein Übungsbeispiel
    a) zur Mobilisation der Wirbelsäule,
    b) zur Kräftigung der Rückenstreckmuskulatur,
    c) zur Lockerung der Schultergürtelmuskulatur,
    d) zur Dehnung der Nackenmuskulatur.

zu II. 8

91. Beschreiben Sie den Atmungsvorgang.

92. Wie können Sie die Basisatmung vermitteln?

93. Unterscheiden Sie zwischen den Atemtechniken von Read und Lamaze.

94. Was verstehen Sie unter einem physiologischen Atemverhalten während der Eröffnungsphase?

95. Beschreiben und demonstrieren Sie die Atemtechniken nach Lamaze?

96. Welche Techniken sieht Dick-Read für die Eröffnungsphase vor? Beschreiben und demonstrieren Sie die Atemtechniken nach Dick-Read.

97. Welche Atemtechniken müssen für die Austreibungsphase erlernt werden?

98. Was bewirken die Techniken und wann werden Sie angewandt?

99. In welcher Körperhaltung wird die Preßatmung, in welcher die Hechelatmung ausgeführt?

100. Demonstrieren Sie die richtige Preßhaltung a) ohne Hilfestellung, b) mit Hilfestellung durch den Partner.

101. Welche Regeln müssen bei der Ausführung der Atemtechniken für die Austreibungsphase beachtet werden?

zu II. 9

102. Definieren Sie Entspannung!
Welche Bedeutung hat die Fähigkeit zur Muskelentspannung
a) in der Schwangerschaft
b) während der Geburt?

103. Welche inneren und äußeren Bedingungen müssen für ein Entspannungstraining erfüllt sein?

104. Beschreiben Sie Methoden der Entspannung und zeigen Sie auf, auf welchen physiologischen Grundlagen die jeweilige Methode beruht.

105. In welche Übungsphasen teilt sich die progressive Muskelentspannung nach Jacobson?

106. Welche Möglichkeiten hat der Partner, auf die Entspannungsfähigkeit der Gebärenden Einfluß nehmen zu können?

zu II. 10

107. Welche Wirkung hat eine Allgemeinmassage in der Schwangerschaft?

108. Welche Körperpartien bedürfen in dieser Zeit am ehesten einer Behandlung?

109. Welche Gründe lassen eine Massage notwendig werden?

110. Wann besteht eine Kontraindikation?

111. Nennen Sie allgemeine Behandlungsregeln!

112. In welcher Lagerung können Sie die Oberschenkel behandeln?

113. Welche Muskelgruppen sind in der Lenden- und Hüftregion zu bearbeiten?

114. Welche Wirkung haben die Massagetechniken während der Geburt?

115. In welcher Lagerung wird das Kreuzbein, in welcher die Unterbauchregion massiert?

zu II. 11

116. Welchen Sinn haben die Atemübungen?

117. Welche Funktion hat die Wochenbettgymnastik?

118. Wann besteht eine Kontraindikation?

119. Wie kontrollieren Sie vorab die Beschaffenheit der Bauchdecke?

120. Beschreiben Sie den Thrombosedruckpunkttest.

121. Welche Muskelgruppen bedürfen im besonderem Maße einer intensiven Kräftigung?

122. Was müssen Sie bei der Durchführung von Spannungsübungen beachten?

Stundenverlaufsplan.
(Kursus für Paare in Anlehnung an Lamaze. 6 Unterrichtstage à 120 min)

Didaktische Intention	Methodisch gegliederter Lerninhalt	min	Hilfsmittel	Besonderheiten
1. *Unterrichtstag*				
Einführung	Begrüßung und Vorstellung Informationen über den Kursusablauf und Aufbau der Unterrichtseinheiten	10		
Einstimmung in den Unterricht	*Ausgangsstellung:* Rückenlage 1. Konzentration auf den Körper; Nachspüren der Atemtätigkeit; entspanntes Beobachten der Atmung ohne sie willkürlich zu beeinflussen a) Konzentration auf die Atembewegungen des Körpers b) Konzentration auf die Atemluftwege	10	Kissen und Rollen	– Augen schließen – Raum abdunkeln
Anregung des Kreislaufs	*Gymnastik:* 2. Arme liegen gesteckt neben dem Rumpf; der Handrücken liegt auf der Unterlage: im Wechsel Faustschluß und Strecken der Finger; beidhändig 3. Beugen und Strecken der Arme; die Oberarme bleiben auf der Unterlage liegen; Beugen im Ellenbogengelenk, die Fingerspitzen berühren die Schulter 4. Arme vertikal anheben: Trichterkreisen der gestreckten Arme Lockerung der Arme; ruhig durchatmen und entspannen 5. Beide Beine strecken: Zehen einkrallen und strecken im Wechsel 6. Beugen und Strecken im Fußgelenk 7. Beugen und Strecken im Kniegelenk: die Fersen rutschen über den Boden bis zum Gesäß heran und wieder zurück in die Ausgangsstellung. Lockerung der Beine; ruhig durchatmen und entspannen	10		– In an- und abschwellendem Tempo arbeiten – Auf exakte Ausführung achten – Immer beidseitig ausführen lassen

Entstauung der Beine	8. Beine angehockt aufstellen; Auf u. Abschwung eines Unterschenkels; beim Abschwung berührt die Ferse das Gesäß		Musik: Deuter, Cicada	– Zügig und locker die Bewegungen ausführen
	9. Beide Beine nach oben strecken: Wadenmuskulatur spannen und Fuß beugen; Spannung lösen und Unterschenkel fallen lassen	5		– 10mal rechts/10mal links ausführen
Bewußtmachen des Beckenbodens	10. Informationen zum Beckenbodentraining: Lage, Bau, Bedeutung für Schwangerschaft, Geburt und Wochenbettzeit		Tafel mit einer Beckenboden-skizze	
	11. Beine gestreckt übereinanderschlagen: Gesäß-, Bauch- und Adduktorenmuskeln anspannen und lockerlassen			– Anspannen mit der Ausatmung; Entspannen mit der Einatmung
	12. Oberschenkel übereinanderschlagen: im Wechsel vorderen und hinteren Teil des Beckenbodens anspannen und locker lassen			
	13. Beine angehockt aufstellen: mit der EA Knie locker auseinanderfallen lassen; mit der AA Knie zusammenbringen	10		– Kein totaler Knieschluß
	Ausgangsstellung: Langsitz mit aufgestützten Unterarmen		Musik:	
Kräftigung des Bauchmuskelsystems	14. Beide Beine anhocken und strecken nach rechts/links in die Schräge		E. Clapton, Let it grow	– Übungshäufigkeit individuell dosieren
	15. Beide Beine anhocken, beide Knie im Wechsel rechts/links bodenwärts senken			
	16. Linkes Bein anheben, über das rechte Bein herüberführen bis Fußspitze den Boden berührt; Bein wieder anheben und in die Ausgangsstellung bringen. Gegengleich			
	17. Unterarme vom Boden lösen: „Beckengehen"	5		
	Ausgangsstellung: Schneidersitz; Hände hinter dem Kopf verschränken			
	18. Rumpfdrehung nach rechts und links mit Nachfederung			
Elastizität der Wirbelsäule	19. Rumpfvorbeuge beginnend mit der HWS; während der AA-Aufrichtung beginnend mit der LWS während der Einatmung			

	20. Seitbeuge mit Nachfederung	2	Musik: Barkley James Harvest, Hymne	– Bei Drehungen und Dehnungen mit Nachfederung nicht reißen – leicht und beweglich nachfedern
Lockerung der Schultergürtelmuskulatur	21. Heben und Senken der Schultern; ein-, beid- und wechselseitig 22. Schulterkreisen; vor- und rückwärts und mit Tempovariationen	2		
Kräftigung des Brustmuskels	23. Seithalte der Arme: gestreckte Arme in Schulterhöhe zusammenführen und Handflächen gegeneinanderdrücken mit der AA- mit der EA Arme entspannt fallen lassen 24. Unterarme vertikal vor der Brust gegeneinanderlegen und fest zusammenpressen	2	– Sandsäckchen	
Verbesserung des elastischen Gehens	25. Federndes Gehen vor- und rückwärts mit Sandsäckchen auf dem Kopf: durcheinander, in Schlangen- und Achterformen	4	– Musik: Bode, Rhythmische Gymnastik und Tänze „Gehen“	– Auf eine gute Körperaufrichtung achten – Auf ein elastisches Abrollen der Fußsohle achten.
	Atemschulung			
Kennenlernen und Verbesserung der Basisatmung	*Ausgangsstellung:* der Partner sitzt mit gegrätschten und angehockten Beinen mit dem Rücken an die Wand gelehnt; die Frau liegt in Rückenlage zwischen den Beinen des Partners, die Schultern liegen in Höhe des Hüftgelenks; der Kopf ruht auf dem Schoß des Partners			
	26. Beobachten des ruhigen und rhythmischen Atmungsvorganges 27. Vorstellen, wie die Einatmungsluft bzw. die Ausatmungsluft durch den Körper fließt. 28. Wahrnehmen der Atembewegungen (Bauch- u. Zwischenrippenmuskeln)			– Ein- und Ausatmung nicht willentlich beeinflussen
Kontrolle der Atemfrequenz	29. Der Partner stellt die Atemfrequenz der Partnerin (max. 15/min) 30. Ruhige und gleichmäßige Ein- und Ausatmung wiederholen und ggf. Verlängerung der Ausatmungsphase durch gleichmäßiges Ausblasen der Ausatmungsluft auf „sch“		– Stoppuhr	

– Bewußtmachen des Atemmuskeleinsatzes und – Kennenlernen der verschiedenen Atmungstypen	31. Hände des Partners liegen in Nabelhöhe auf dem Bauch der Frau: bewußt tief in den Bauchraum atmen, so daß sich bei der EA die Bauchdecke gut sichtbar vorwölbt; bei der AA senkt sich der Bauch 32. Hände liegen im oberen Brustkorbabschnitt: EA mit bewußten Weiten des oberen Brustkorbabschnittes; AA mit Senken des Brustkorbabschnittes 33. Hände liegen auf den Flanken: Nachspüren des Hebens und Senkens des lateralen Brustkorbabschnittes			
Kennenlernen des 1. Geburtsabschnittes der Eröffnungsphase – Erfassen der Bedeutung der Atemtechnik – Erlernen der 1. Atemtechnik: Tief-Langsam-Atmung	34. Information zum Geburtsbeginn: Anzeichen für den Geburtsbeginn; Arbeit der Uterusmuskulatur; sinnvolle Verhaltensweise der Frau und Aufgaben des Partners 35. Information zur Atemtechnik (Bedeutung während der Geburt, Ausführung, Anwendung) 36. Erfrischungsatemzug, kräftig ausatmen, dann 30 s entspannt so langsam wie möglich durch die Nase ein- und ausatmen; 2 Erfrischungsatemzüge 2mal wiederholen	40	Tafelskizze: Veränderung des Uterus	– Der Partner übt zuerst mit; dann stellt er die Atemfrequenz fest
	Entspannung		Musik:	
Sensibilisierung für die mimische Muskulatur Verbesserung der Ganzkörperentspannung	37. An- und entspannen des Stirnmuskels 38. An- und entspannen des Senkers der Stirnglatze 39. An- und entspannen der Wangenmuskulatur 40. An- und entspannen des Ringmuskels des Mundes 41. An- und entspannen des Ringmuskels des Auges 42. An- und entspannen des Zungenmuskels 43. Generalisierte Entspannung: An- und entspannen möglichst vieler Gesichtsmuskeln. Wiederherstellen des normalen Muskeltonus.	20	Brian Eno, Sparrow fall	– Die 3 Phasen des An- und Entspannungsprozesses einhalten – ggf. mit einer Vorphase beginnen – Dauer der Spannungsphase: 5 s – Dauer der Entspannung: 15 s – Je Übung 3 Wiederholungen

2. Unterrichtstag

– Einstimmung	*Ausgangsstellung:* Rückenlage		Musik:	
– Sensibilisierung für die Extremitätenmuskulatur (Arme)	1. Konzentration auf die Atmung; Nachspüren wie „es atmet“		Deuter, Easy is right	– Grundregeln des Entspannungstrainings beachten – Grundregeln der progressiven Muskelentspannung beachten
Verbesserung des Muskelempfindens im Handbereich	2. An- und entspannen der dominanten Hand durch Kontraktion der Hand- und Fingerbeugemuskulatur: Faustschluß und Lösen der Kontraktion 3. An- und entspannen der nicht-dominanten Hand (s. Übung 2) 4. An- und Entspannen der dominanten Hand; Anspannen durch maximales Spreizen und Strecken der Finger			
... im Unterarmbereich	5. An- und entspannen des dominanten Unterarms; Anspannung: Faustschluß; Handrücken zeigt nach oben; Beugen im Handgelenk und gleichzeitig Unterarme gegen die Unterlage drücken 6. An- und entspannen des nicht-dominanten Unterarms			
... im Oberarmbereich	7. An- und entspannen des dominanten Oberarms; Anspannung: Unterarme kraftvoll gegen den Oberarm drücken 8. An- und entspannen des nicht-dominanten Oberarms			
Verbesserung der Entspannungsfähigkeit der oberen Extremitäten	9. Generalisiertes An- und Entspannen der Armmuskulatur; Anspannung: beide Arme von der Unterlage lösen, strekken bis in die Fingerspitzen, Finger leicht spreizen 10. Generalisiertes An- und Entspannen der Armmuskulatur; Anspannung: Faustschluß, beugen im Hand- und Ellenbogengelenk, Unterarm drückt fest gegen den Oberarm, die Faust berührt die Schulter	20		
	Gymnastik			
Anregung der Zirkulation	11. Faustschluß und Spreizen der Finger im Wechsel 12. Handfläche und Handrücken im Wechsel auf die Unterlage auflegen 13. Arme vor der Brust kreuzen und ausgestreckt neben den Rumpf mit dem Handrücken nach unten auf die Unterlage legen 14. Ein Bein anheben; Kreisen im Fußgelenk 15. Ein- und ausrollen des gestreckten Beines		Musik: Deuter, From here to here	– Lockerungs- und Entspannungsphasen mit Tiefatmung zwischendurch ausführen lassen

	16. Beine angehockt aufstellen: Knie nach außen fallenlassen und wieder schließen	10	
Entstauung der Beine	17. Beide Beine angehockt anheben und vertikal strecken; in Beinstreckhaltung Fuß beugen und strecken		
	18. Schütteln der Beine	2	
Kräftigung der Beckenbodenmuskulatur	19. Beine angehockt aufstellen: mit der AA Beckenbodenmuskulatur anspannen		
	20. Wie Übung 19; mit der Anspannung Becken geringfügig vom Boden abheben		
	21. Beine strecken; Knöchel übereinander schlagen; mit AA Scheiden-After-Gebiet in den Bauch „hineinziehen“		
	22. Beine anhocken: mit der EA Knie ein wenig öffnen; Arme kreuzen und Handflächen gegen die Knieinnenseite legen; mit der AA Knie gegen den Handwiderstand schließen		
	23. Beine strecken: im Wechsel vordere und hintere Schließmuskelatur an- und entspannen	10	
	Ausgangsstellung: Partner sitzen sich gegenüber; die Unterarme sind aufgestützt; die Beine angehockt und die Fußsohlen gegeneinandergelegt		Musik: R. Clayderman, Ballade pour Adeline
Kräftigung der Bauchmuskeln	24. Fersen vom Boden lösen: Radfahren; in die Seiten vor- und zurück, mit Tempovariationen		– Erholungsphase Rückenlage mit angehockten Beinen – Auf selbsttätiges Einlegen von Erholungspausen hinweisen – Auf Arbeitspulsfrequenz achten (max. 100/min)
	25. Beine des Partners sind gegrätscht, die Beine der Partnerin liegen lang dazwischen im Wechsel grätschen und schließen der Beine; die Beine der Partner kreisen umeinander		
	26. Fußsohlen wieder gegeneinanderlegen; Fersen vom Boden lösen und Beine nach oben strecken; grätschen; wieder schließen und bodenwärts senken		
	Ausgangsstellung: Rückenlage; Beine angehockt aufgestellt; Fußspitzen berühren sich		
	27. Beide lassen die Knie zur rechten Seite kippen; die Arme sind im Nacken verschränkt; rechten Ellbogen nach vorne ziehen mit Ablösen von Kopf und einer Schulter; Ellbogenspitzen der Partner berühren sich		

Kräftigung der diagonalen Bauchmuskulatur	28. Beide Beine nach oben strecken; ein wenig grätschen ohne daß die Fußsohlenberührung mit dem Partner verloren geht; gleichzeitig die gestreckten Beine zur Seite bodenwärts führen und wieder anheben; gegengleich 29. Beinrad	6	Musik: Marec und Vacek, Windmills of your minds	
Kräftigung der Brustmuskulatur	*Ausgangsstellung:* Schneidersitz; Partner sitzen sich gegenüber			
	30. Arme in Seithalte nehmen; Handflächen gegeneinanderlegen: die Arme des Partners nach hinten drücken; der Partner gibt nur Widerstand 31. Unterarme gegeneinanderlegen und Druck geben	2		– Nach jeder Übung Brust- und Armmuskeln lockern
Mobilisation der Wirbelsäule	32. Hände auf die Schulter des Partners legen: Beugen und Strecken der Wirbelsäule 33. Kleine Seitbeuge des Rumpfes mit Nachfederung 34. Rumpfdrehung: mit der rechten Hand gegen die Schulter des Partners drücken, so daß sich die Schulter nach hinten dreht; gegengleich	3		– Mit der EA Rumpf aufrichten; mit der AA beugen – Der Partner paßt sich dem Atemrhythmus der Frau an
	Ausgangsstellung: Stand; kleine Grätschstellung; Hände liegen auf der Schulter des Partners			
Mobilisation des Beckens	35. Knie beugen mit betonter Beckenaufrichtung; 2mal nachfedern; Beine strecken; Rumpf gestreckt vorbeugen mit 2maliger Nachfederung			– Partner arbeiten gegengleich
Mobilisation des Beckens	36. Hüftkreisen um die Längsachse des Körpers	2	Musik:	
Verbesserung der Körperaufrichtung	37. Gehen im Raum mit Partner; vor-, rück- und seitwärts in Polonaise-Formationen	4	Rondo Veneziano, Serenissima	– auf betont federndes Gehen achten
	Atemschulung			
Beitrag zur Verringerung der Angst vor dem Geburtsschmerz	38. Information und Gespräch zum Geburtsschmerz: Nervenversorgung des Genitals; unterschiedliche Schmerzschwelle; Faktoren, die einen Einfluß auf die Schmerzschwelle haben; Ursache des Schmerzes; Erleichterung des Schmerzes durch psychoprophylaktische Vorbereitung	15	Skizze zur Nervenversorgung des Genitals	

Kennenlernen eines Dehnungsschmerzes	*Ausgangsstellung:* Rückenlage; das Gesäß berührt die Wand, die Beine sind hochgelagert 39. Beine kräftig strecken, Füße dorsalwärts beugen, langsames Öffnen der Beine in die größtmögliche Grätschstellung hinein. Entspannen und Gespräch über das körperliche Empfinden* bei dieser Übung. Auf Parallelität des Geburtsschmerzes hinweisen * (Atmung; Muskeltonus etc.)	10		– Übung mehrere Male wiederholen; Dehnspannung wird über 10–60 s gehalten
– Vertiefung der Tief-Langsam-Atmung	40. Wiederholung der Tief-Langsam-Atmung; 1mal			
– Erlernen der 2. Atemtechnik: Kurz-Langsam-Atmung	41. Informationen zur Kurz-Langsam-Atmung			
Erlernen der Kurz-Langsam-Atmung	42. Erfrischungsatemzug; schnell und aktiv über eine Zeit durch die Nase einatmen; langsam und ruhig durch den Mund über 2 Zeiten ausatmen, Wiederholung 10–15/min, Erfrischungsatemzug. Entspannen 43. Wiederholung der Atemtechnik in der Ausgangsstellung der Übung 39 zur Simulierung des Geburtsschmerzes. Der Partner dehnt auf dem Höhepunkt die Adduktoren (nach ca. 20–30 s)		Stoppuhr	– der Partner übt das 1. mal die Atmung mit
Erlernen der Kontraktionsmassage	*Ausgangsstellung:* Schneidersitz; Blick zur Wand; Unterarme verschränken und gegen die Wand lehnen; Kopf auf Unterarme auflegen 44. Informationen zur Massage während einer Kontraktion (Indikation, Art und Ausführung) 45. Kreisende Handballenstreichung vom Kreuzbein zu den Darmbeinkämmen 46. Geradlinige Ganzhandstreichung rechts und links entlang der WS bis zur BWS			– Für die Partner genaue Informationen zur Intensität und Häufigkeit der Streichung geben
Anwendung der Kontraktionsmassage in Verbindung mit der Atemtechnik	*Ausgangsstellung:* Sitz vor der Wand; Knie bei angehockten Beinen weit öffnen; Fußsohlen gegen die Wand stützen; leichte Rumpfvorbeuge, mit den Armen die Knie auseinanderdrücken (Simulierung des Dehnungsschmerzes)			

	47. Erfrischungsatemzug; Kurz-Langsam-Atmung; Kontraktionsmassage im Kreuzbeinbereich in den mittleren 30 s; Atmung über 60 s; Erfrischungsatemzug; 1 Wiederholung	20		
	Entspannung		Musik:	
Sensibilisierung für die untere Extremitätenmuskulatur	48. An- und entspannen der Fußmuskeln: Zehen eines Fußes in Fußbeugestellung einkrallen 49. Gegengleich 50. An- und entspannen der vorderen Beinmuskulatur; Anspannung: Fuß beugen; Waden gegen die Unterlage drücken 51. Gegengleich 52. An- und entspannen der Oberschenkelmuskulatur; Anspannung: ein Bein anhocken, Unterschenkel fest gegen Oberschenkel drücken 53. Gegengleich		Sri Chinmoy, Flute-Music for Meditation	
Verbesserung des Muskelempfindens	54. An- und entspannen der Oberschenkelmuskeln; Anspannung: Oberschenkel übereinanderschlagen, Innenseite der Oberschenkel fest gegeneinanderdrücken 55. An- und entspannen der gesamten Beinmuskulatur; Anspannung: Beine gestreckt nach oben führen; Füße strekken; bis in die Zehenspitzen anspannen	15		– Ausreichend Zeit zur Entspannung und zum Nachspüren der entspannten Muskeln lassen

3. Unterrichtstag

Einstimmung	*Ausgangsstellung:* Rückenlage 1. Konzentration auf die Atembewegungen des Körpers	Musik: Deuter, Grass grows by itself	
Sensibilisierung für die Rumpfmuskulatur	2. An- und entspannen der Gesäßmuskulatur 3. Beide Beine angehockt aufstellen: An- und entspannen der Bauchmuskulatur; Anspannung: Bauch einziehen und Kreuz fest gegen die Unterlage drücken 4. An- und entspannen der Rückenstreckmuskulatur; Anspannung: Kopf und Gesäß fest gegen die Unterlage drücken; Brust und Bauch aufwärts bewegen, so daß sich die LWS verstärkt lordosiert		– Ausreichend Zeit zum Nachspüren der Muskelentspannung lassen – ggf. verbale Hilfen zur Entspannung geben

	5. An- und entspannen der Schultergürtelmuskulatur; Anspannung: Oberarme ausrollen, Schulter und Arme bodenwärts drücken; Schulterblätter zusammenschieben		
	6. An- und entspannen der seitlichen Rumpfmuskulatur; Anspannung: Rumpfneigung, Rippen werden in Richtung Darmbeinkamm bewegt		
	7. Übung 6 gegengleich ausführen		
	8. An- und entspannen des hinteren Hals-Rückenabschnittes; Anspannung: Schulterblätter zusammenschieben, Schultern kopfwärts ziehen, Kinn anheben, Kopf fest gegen die Unterlage drücken		
	9. An- und entspannen des Brustmuskels: Handflächen gegeneinanderlegen, Unterarme gegeneinanderpressen, bis sich der Brustmuskel anspannt		
	10. Generalisierte An- und Entspannung des Rumpfes; Anspannung: Gesäßmuskeln zusammenpressen, Bauch einziehen, Schultern kopfwärts führen, Arme ausrollen und Schulterblätter zusammenbringen	20	
	Gymnastik		
Anregung der Zirkulation	11. Unterarme vertikal anheben, Oberarme liegen auf der Unterlage auf: Kreisen im Handgelenk		
	12. Schütteln im Handgelenk		
	13. Beide Arme liegen gestreckt neben dem Rumpf: im Wechsel rechten und linken Arm bis in die Vertikale anheben und wieder senken Lockerung der Arme; ruhig durchatmen und entspannen		– Alle Übungen in an- und abschwellendem Tempo ausführen lassen – Auf exakte Ausführung achten
	14. Wechselseitig Beugen und Strecken im Fußgelenk		
	15. Wechselseitig Beugen und Strecken im Kniegelenk		
	16. Wechselseitig ein Bein gestreckt auf und abschwingen Lockerung der Beine; ruhig durchatmen und entspannen	10	
Kräftigung des Beckenbodens	17. Kontraktion der Beckenbodenmuskulatur mit der AA und gleichzeitigem Anhocken der Beine		
Sensibilisierung für die Beckenbodenmuskulatur	18. Beine angehockt aufstellen: intensives Anspannen des Beckenbodens mit der AA ohne intensive Mitanspannung der anderen Muskelgruppen		

	19. Im Wechsel vorderen und hinteren Schließmuskel anspannen und entspannen			
Dehnung der Beckenbodenmuskulatur	20. Knie nach außen fallen lassen und mit den Händen sanft abwärtsfedern 21. Beine gestreckt nach oben führen und grätschen; Hände liegen auf der Innenseite der Oberschenkel und unterstützen das Nachfedern der Beine			– die Dehnung erfolgt während der AA und der Atempause
Entspannung des Beckenbodens	22. Beine angehockt aufstellen und leicht öffnen: mit der AA bewußt Bauchdecke einziehen und Beckenboden in den Bauchraum hineinziehen; mit der EA lösen sämtlicher Anspannungen im Bauch-Beckenraum „öffnen des Körpers“	15		– Augen schließen
	Ausgangsstellung: Langsitz mit aufgestützten Unterarmen		Musik:	
Kräftigung des Bauchmuskelsystems	23. Anhocken der Beine, Zehenspitzen berühren den Boden; Strecken der Beine in die Diagonale, Fersen berühren den Boden 24. Anhocken, Strecken in die Vertikale und Senken der Beine in die Diagonale 25. Ein Bein gestreckt bis zur Senkrechten anheben; Senken des Beines zur Seite über das andere herüber; Anheben bis zur Senkrechten und Senken bis in die Ausgangsstellung 26. Beide Beine anhocken: beide Knie abwechselnd rechts und links auf den Boden führen. Bauchmuskeln entspannen; Atmung ruhig und fließend	2 3	Robertson, Cats	– Belastungsdauer soll individuell bestimmt werden
	Ausgangsstellung: Bankstellung		Musik:	
Mobilisation der Wirbelsäule und des Beckens	27. WS mit der AA stark kyphosieren, mit der EA lordosieren 28. Wie Übung 27: mit der AA ein Knie vom Boden lösen und stirnwärts führen zur Verstärkung der Kyphose; mit der EA ein Bein lang nach hinten strecken in Verlängerung der WS 29. Brustkorbdrehung: mit der EA einen Arm vom Boden lösen und senkrecht nach oben führen; mit der AA zurück in die Ausgangsstellung. Gegengleich		Gayner, I am what I am	– Keine Überdehnung des ventralen Rumpfabschnittes!

	30. „Schwanzwedeln“: eine Beckenhälfte und Schulter zur Seite und aufeinander zu bewegen; der Kopf schaut am Arm vorbei zum Becken. Gegengleich	10		
	Ausgangsstellung: Schneidersitz; Arme in die Seithalte		Musik:	
Lockerung der Brustmuskulatur	31. Trichterkreisen beider Arme		R. Clayderman, Dolannes Mélody	
Mobilisation der Armgelenke	32. Achterkreisen mit paralleler Armführung			
Lockerung der Schultergürtelmuskulatur	33. Kreisen der Schulter; ein-, beid- und wechselseitig 34. Heben und Fallenlassen der Schultern	3		
	Ausgangsstellung: Stand, Kreisform, rechte Schulter zur Kreismitte		Musik: Medau, Gehen-Laufen-Gehen	
Verbesserung des elastischen Ganges	35. Im Wechsel: ausgreifendes und federndes Gehen mit Richtungsänderung 36. Gehen mit 1/2 und 1/1 Drehung 37. Gehen mit Partner seitwärts	3		
	Atemschulung			
Informationen zur klinischen Leitung der Eröffnungsphase	38. Informationen zur Aufnahmeuntersuchung; zur Vorbereitung auf den Kreißsaal; zu Methoden der Überwachung des intrauterinen Zustandes des Kindes; zu Methoden der Wehenkontrolle u. a.		Anschauungsmaterial: Kreißsaal, CTG etc. Stoppuhr	
	Ausgangsstellung: Grätschsitz; Rücken zur Wand			
Vertiefung der Kurz-Langsam-Atmung	39. Wiederholung der Kurz-Langsam-Atmung. Zur Simulierung des Kontraktionsschmerzes dehnt der Partner die Adduktoren. 1mal			– Zwischen den Atemübungen Zeit zum Erholen geben
Vertiefung der Kontraktionsmassage	40. Kurz-Langsam-Atmung mit Ausstreichungen im Bereich des Unterbauches			
Hinführen zur angepaßten Kurz-Langsam-Atmung	41. Information zur Atemtechnik: Art der Ausführung und Begründung 42. Schnelles Kurz-Langsam-Atmen über 30 s 43. Ruhiges Kurz-Langsam-Atmen über 30 s. 1mal 44. Kurz-Langsam-Atmung mit Adduktorendehnung. 1mal 45. Kurz-Langsam-Atmung mit Kontraktionsmassage. 1mal	30		

	Entspannung		Musik:	
Erlernen der aktiven dissoziierten Muskelentspannung nach Lamaze	47. Anspannen beider Arme von den Schultern bis zu den Händen bei angehobenen und gestreckten Armen. Dauer 1 min Der Partner kontrolliert den entspannten Zustand der anderen Körperabschnitte.		Garrison, To the other side of the sun	– Allgemeine Regeln beachten
	48. Anspannen beider Beine; die Fersen bleiben auf der Unterlage liegen; die Füße werden stark gebeugt			Anspannungsdauer jeweils 1 min
	49. Anspannen des rechten Beines und des rechten Armes			
	50. Wie Übung 49. Gegengleich	20		
4. Unterrichtstag				
Einstimmung	*Ausgangsstellung:* Bauch-Seitlage			
	1. Konzentration auf die Arbeitsvorgänge des Körpers		Matten	
Verbesserung der Entspannungsfähigkeit des Körpers	2. Sich vorstellen, der Körper liegt im warmen Sand; die Sonne scheint, alle Körperregionen erwärmen sich	15	Kissen Rollen	– Die Wärmestrahlung für die einzelnen Körperregionen einzeln nacherleben lassen
Anregung der Zirkulation	*Ausgangsstellung:* Rückenlage		Musik:	
	3. Faustschluß-Spreizen der Finger		Deuter, Celebration of the Moment	
	4. Beugen im Ellbogengelenk – Arme strecken und im Wechsel Handfläche oder Handrücken auf die Unterlage auflegen			
	5. Arme seitlich ausbreiten – Arme vor der Brust kreuzen			– Nach jeder Übungseinheit entspannen und ruhig durchatmen
	6. Zehen einkrallen – Zehen entspannen			
	7. Beide Beine anhocken – strecken; die Fußsohle bleibt immer auf der Unterlage			
	8. Beide Beine anhocken, Knie öffnen, Beine zur Grätsche strecken und wieder schließen. Lockerung der Beine, ruhig durchatmen und entspannen	10		
Entstauung der Beine	9. Beide Beine anhocken: einen Unterschenkel locker auf- und abschwingen; gegengleich			
	10. Ein Bein senkrecht nach oben strecken: Beugen und Strecken im Fußgelenk; das gestreckte Bein langsam bodenwärts senken; gegengleich			

	11. Beide Beine nach oben strecken: Schütteln der gestreckten Beine	4		
	Ausgangsstellung: Seitlage			
Kräftigung der Beckenbodenmuskulatur	12. Mit der AA Beckenbodenmuskulatur anspannen – mit der EA Muskelgruppen lösen			
	13. Anwinkeln des oberen Beines; Strecken zur Senkrechten; mit der AA gestrecktes Bein bodenwärts führen und Oberschenkel fest gegeneinanderdrücken			
	14. Auf- und Abschwung des gestreckten Beines; beim Abschwung tippen die Zehenspitzen im Wechsel vor oder hinter dem Fuß auf den Boden auf	6		– Übungen in rechter *und* linker Seitlage ausführen lassen
	Ausgangsstellung: Langsitz; Arme in der Tiefhalte			
Kräftigung der Bauchmuskelatur	15. Ball in der rechten Hand; beide Beine anheben, Ball unter den Beinen von rechts nach links rollen; Beine wieder zurück auf die Unterlage legen; gegengleich		Gymnastikbälle Musik: R. Clayderman, Souvenir d'enfants	
	16. Beine gegrätscht und angehockt, Ball liegt auf der rechten Seite neben der Ferse: Rumpfdrehbeuge nach rechts, beide Knie zur linken Seite bodenwärts führen, Ball mit beiden Händen aufgreifen; Rumpf aufrichten, Ball in die Hochhalte und gegengleich in Höhe der Ferse ablegen			
	17. Ball liegt auf der rechten Hand: rechtes Bein strecken; Bein gestreckt anheben und Ball unter dem Bein in andere Hand übergeben; gegengleich	6		
	Ausgangsstellung: Schneidersitz			
Kräftigung der Brustmuskulatur	18. Arme in die Seithalte, Ball liegt auf der rechten Hand: beide Arme gestreckt in die Vorhalte führen, Ball in die linke Hand übergeben; Arme wieder zurück in die Seithalte		Gymnastikbälle	– Arme immer in Schulterhöhe halten
	19. Wie Übung 18: beide Arme aus der Seithalte in die Hochhalte führen; Ball über dem Kopf in die andere Hand übergeben	4		– Entspannungs- und Lockerungsphasen einschließen
Mobilisation der Wirbelsäule	20. Ball vor dem Körper mit beiden Händen fassen: Ball um Querachse vor dem Körper kreisen mit Beugen und Strecken der Wirbelsäule		Musik: Joe Cocker, Up where we belong	

	21. Achterkreisen mit kleiner Rumpfdrehbeuge			
	22. Ball auf den Kopf legen und mit beiden Händen umfassen: Rumpfseitbeuge mit Nachfederung			
Mobilisation des Beckens	23. Wie Übung 22, die Beine sind gestreckt: „Beckengehen“ vor und zurück	8		
	Atemschulung			
	Ausgangsstellung: Rückenlage mit hochgelagerten Kopf- und Schultern			
Verstehen der physischen Vorgänge während der Übergangsphase	24. Informationen zur Übergangsphase: Auftreten des Preßdranges durch Tiefertreten des kindlichen Kopfes und Druck auf den Beckenboden; evtl. auftretende negative Begleiterscheinungen; Dauer der Kontraktion, der Pause und der Gesamtphase; sinnvolle Verhaltensweise und Aufgaben des Mannes			Kontraktionsdauer 60–90 s Dauer der Pausen: 2–3 min Gesamtdauer: 10–20 min
Kennenlernen der Übergangsatmung	25. Erklärung der Übergangsatmung; Gegenbeispiel Pressen			
	26. Erfrischungsatemzug; 6mal durch den Mund ein- und ausatmen; dann Atemluft kräftig ausblasen; 6mal wiederholen			
Lernen der Übergangsatmung	27. Erfrischungsatemzug; 4mal ein- und ausatmen; Atemluft kräftig ausblasen; 8mal wiederholen; Erfrischungsatemzug		Stoppuhr	– Ausgiebige Erholungspause nach jeder Atemübuing einlegen
Kennenlernen der Kontraktionsmassage in Bereich des Unterbauches	28. Sanfte Flachhandstreichung von den Schambeinen zum Bauchnabel			
	29. . . . von den Schambeinen bogenförmig zu den Darmbeinkämmen			
	30. . . . durch die Leiste			
Koordination von Atmung und Massage	*Ausgangsstellung:* Rückenlage; Beine angehockt angestellt; Öffnen der Beine, bis ein leichter Dehnschmerz spürbar wird			
	31. Ausführen der Übergangsatmung mit Ausblasen (wie Übung 26) und der Kontraktionsmassage durch den Partner (Streichung, die von der Partnerin als besonders angenehm empfunden wurde)			
Kennenlernen verschiedener Methoden der medikamentösen Geburtserleichterung	32. Informationen und Gespräch über verschiedene Anästhesiemethoden: Psychopharmaka, Analgetika, Narkotika und Lokalanästhesien; Vor- und Nachteile; Wirkung auf das Kind	45		

	Entspannung			
Ganzkörperentspannung	*Ausgangsstellung:* Ellbogen-Unterschenkelsitz 33. Konzentration auf die Arbeitsvorgänge des Körpers 34. Vorstellen, man hockt im warmen Sand, die Wärme durchstreift alle Körperregionen	20	Musik: Garrison, In the sun region	
5. Unterrichtstag:				
Einstimmung	*Ausgangsstellung:* Sitz rittlings auf dem Stuhl; Front zur Stuhllehne; Unterarme liegen oben auf Stuhllehne; Kopf auf Unterarme auflegen 1. Konzentration auf die Atemtätigkeit		Stühle Musik: Zugschrader, Erdenklang	Aufstellung der Stühle: Stirnhalbkreis
Vertiefung der Entspannungsfähigkeit	2. Konzentration auf die Muskulatur: bewußtes Entspannen der Stirnmuskulatur, der Ringmuskulatur des Auges und des Mundes, der Nacken-, Bauch- und Beckenbodenmuskulatur			
Vertiefung der aktiven dissoziierten Entspannung	*Ausgangsstellung:* Sitz auf den Stuhl; der Rumpf ist aufgerichtet 3. Anspannen beider Arme; Partner kontrolliert die Entspannung aller anderen Körperregionen 4. Anspannen beider Beine: . . . 5. Anspannen des rechten Beines und des linken Armes; . . . Gegengleich	20		
	Gymnastik *Ausgangsstellung:* Sitz auf dem Stuhl; Front zur Kreismitte			
Anregung der Zirkulation	6. Arme gestreckt neben dem Rumpf: Faustschluß und Öffnen der Hand 7. Kreisen im Handgelenk 8. Ein- und Ausrollen der gestreckten Arme 9. Unterarme verschränkt auf Oberschenkel legen; Rumpf geringfügig vorbeugen: Fußsohlenstand-Ballenstand-Zehenstand und zurück			

	10. Oberkörper aufrecht: Zehen intensiv einkrallen; mit Fersen vorrutschen und Zehen strecken; vor- und rückwärts; (Raupengang) 11. Fersen anheben, nach außen aufsetzen, Zehenspitzen und Ballen anheben und weiter auswärtsdrehen. Im Wechsel 12. Rechten Oberschenkel fassen, zum Bauch heranziehen; dann Bein gestreckt nach vorne schnellen lassen; sofort wieder anhocken; gegengleich	10		
Kräftigung der Beckenbodenmuskulatur	13. Hände liegen auf den Oberschenkeln: EA mit betonter Wirbelsäulenaufrichtung und Kippung des Beckens, AA mit Anspannung der Beckenbodenmuskeln; WS fest gegen die Unterlage drücken 14. Knie öffnen, Arme überkreuzen und Handflächen gegen Knieinnenseiten legen: schließen der Knie mit der AA gegen den Widerstand der Hände 15. Stuhlkante umfassen: mit AA Becken geringfügig von Sitzfläche abheben, dabei Beckenbodenmuskeln anspannen	5		– Die AA erfolgt auf ein Geräusch
Kräftigung der Bauchmuskulatur	16. Radfahren; nach rechts und links mit Tempo- und Richtungsvariationen 17. Beide Beine anhocken; grätschen; Beine gestreckt zusammenschließen und wieder anhocken 18. Arme im Nacken verschränken: Rumpfdrehbeuge mit Anheben eines Knies; rechter Ellbogen berührt linkes Knie; gegengleich	5	Musik: R. Clayderman, Liphard Mélody	
Mobilisation der Wirbelsäule	19. Gummiringe liegen übereinander auf dem Kopf; Hände umfassen die Gummiringe; Ellbogen weit zur Seite führen: Rumpfdrehungen mit Nachfederungen 20. Rumpfseitbeuge mit Nachfederung 21. Rumpfkreisen	5	2 Gummiringe pro Teilnehmer	
Lockerung der Schultergürtelmuskulatur	22. Arme gestreckt in die Hochhalte nehmen, in jeder Hand einen Gummiring: Arme fallen und auspendeln lassen 23. Wie Übung 22: Pendelschwung erneuern bis zum Kreisschwung			

	24. Wie Übung 22: aus der Hochhalte einen Arm nach vorne unten, den anderen nach hinten unten fallen lassen und vom Pendel- zum Kreisschwung kommen	5		
Kräftigung der Brustmuskulatur	25. Mühlenkreisen 26. Armtrichterkreisen 27. Arme in die Seithalte: gestreckte Arme nach vorne in die Vorhalte führen; zurückschwingen in die Seithalte mit Nachfederung	3	Musik: R. Clayderman, A L'ombre de Glycine	– Erholungspausen einlegen
Mobilisation des Beckens	28. „Beckengehen“ vor und zurück 29. Stuhlkante umfassen: Becken nach hinten heraussetzen (Kippung), Becken aufrichten und nach vorne setzen 30. Stand neben dem Stuhl: Becken zum Stuhl hindrehen und auf Sitzfläche absetzen, wieder aufrichten zum Stand	2		
Verbesserung der Fußarbeit beim Gehen	31. Gehen vorwärts mit Abrollen des Fußes 32. Federndes Gehen vor- und zurück 33. Gehen auf Ballen 34. Gehen mit weitausgreifenden Schrittbewegungen im Ballengang	5	Musik: Marec und Vacek, Concerto No. one	
	Atemschulung			
Kennenlernen der Austreibungsphase	35. Information zur Austreibungphase: Beginn der Austreibung, Lage und Drehungen des Kindes, regelwidrige Lagen, Geburtskräfte, Arbeit der Frau und des Mannes, Phasen der Austreibung, Episiotomie	10	Matten Kissen Rollen Anschauungsmaterial: Geburtsatlas	
Erlernen der Preßhaltung	*Ausgangsstellung:* Partner im Unterschenkelsitz; Frau in Rückenlage, Brustkorb, Kopf und Schulter liegen auf den Oberschenkeln des Partners; Beine sind angehockt aufgestellt und weit geöffnet			
	36. Beginn der Kontraktion: Partner richtet sich auf zum Kniestand, beugt den Rumpf nach vorne und drückt mit den Händen die Knie der Frau weit auseinander. Durch die Rumpfvorlage des Mannes wird der Kopf der Frau nach vorne gebeugt, das Kinn liegt auf dem Brustbein Position einhalten über 1 min, dann entspannte Rückenlage einnehmen		Stoppuhr	– In der Preßhaltung auf keinen Fall die Luft anhalten und mitpressen lassen

Erlernen des richtigen Pressens	37. Partner legt die Hände auf den Unterbauch der Frau. Kurz die Atemluft anhalten und nach unten vorne pressen. Die Bauchmuskeln im Bereich des Unterbauches müssen sich anspannen und die Hand des Partners aufwärts bewegen. Einige Male wiederholen		
Erlernen der Preßatmung	*Ausgangsstellung:* Die Frau sitzt mit dem Rücken zur Wand; der Partner kniet daneben und unterstützt die Preßhaltung 38. Luftanhalten über 10/15/20 s 39. Atemluft „einreißen“ und Atemluft über 20 s anhalten. Entspannen 40. Preßatmung mit Gasaustausch; 2mal wiederholen 41. Preßatmung im Grätschsitz (Simulierung des Dehnungsschmerzes); der Partner hält die Beine der Frau weit geöffnet. Erfrischungsatemzug, Preßatmung mit Gasaustausch, Erfrischungsatemzug. Üben über 60–90 s		– Bauchmuskeln nicht anspannen, nicht mitpressen (Blasensprung!) – Erholungspausen einlegen
Erlernen der Hechelatmung	*Ausgangsstellung:* entspannte Rückenlage 42. Schnelles Ein- und Ausatmen durch den Mund über 10/ 15/20 s; entspannen, ruhig und tief durchatmen. Wiederholung mit Nasenhecheln 43. Mundhecheln über 20 s, Gasaustausch, 20 s Mundhecheln 44. Erfrischungsatemzug, Hecheln mit Gasaustausch, 2mal wiederholen. Erfrischungsatemzug	30	
	Entspannung		
	Ausgangsstellung: entspannte Rückenlage		Musik:
Reduzierung des Muskeltonus Beruhigung der Atmung	45. Konzentration auf die Atmung bis sie ganz ruhig und gleichmäßig verläuft 46. Konzentration auf die Auflagepunkte des Körpers (Fersen, Waden, Gesäß, Brustkorb, Schultern, Arme, Hände und Kopf)		Deuter, Grattitude

	Ausgangsstellung: Partner richtet sich auf und setzt sich neben seine Frau			
Verbesserung des Muskelempfindens durch Berührung	47. Die Frau kontrahiert die Stirnmuskel; der Partner legt die flache Hand entspannt auf die Stirn. Die Stirnmuskeln entspannen sich sofort unter der Hand des Partners. Durch sanfte Streichungen über die Stirnpartie wird die Entspannung vertieft 48. Kontraktion des Augenringmuskels; Fingerspitzen auflegen; kreisend um das Auge herum ausstreichen 49. Kontraktion der Schultergürtelmuskulatur durch Hochziehen der Schultern; Hand berührt die Schulter; Ausstreichungen über Schulter Richtung Deltamuskel 50. Kontraktion der Bauchmuskulatur; Auflegen der Hand in Höhe des Bauchnabels; sternförmige Ausstreichungen 51. Oberschenkel fest zusammenpressen; Handflächen streichen die Adduktoren aus	20		– Kreislaufstabilisierende Übungen anschließen
6. Unterrichtstag				
Einstimmung	*Ausgangsstellung:* Rückenlage; Beine gegen die Wand stützen		Matten Kissen Rollen	
Vertiefung der Körpersensibilität	1. Konzentration auf den Körper; nachspüren der Atemtätigkeit 2. Konzentration auf die Muskelbereiche, die sich während der Geburt leicht verspannen: Stirn-, Augen-Lippenpartie, Schultergürtel, Bauchmuskulatur und Adduktoren. Bewußtes Entspannen der Körperabschnitte mit jedem Atemzug	15	Musik: B. Eno, Ambient I	– Wird die Hochlagerung der Beine als unangenehm empfunden, können die Beine angehockt aufgestellt werden
	Gymnastik			
Anregung der Zirkulation	3. „Raupengang“ die Wand hoch und runter 4. Zehenspitzen und Ballen abheben und ganze Fußsohle wieder aufsetzen; wechselseitig 5. Ein Bein anhocken und zum Rumpf heranziehen; Fußsohlen wieder gegen die Wand stützen; im schnellen Wechsel; gegengleich			– Nach jeder Übungseinheit entspannen und ruhig durchatmen

	Ausgangsstellung: Rückenlage; Beine angehockt aufgestellt 6. Handflächen zeigen zum Boden: Faustschluß; Arm ausrollen und Fingerspreizen 7. Arme in die Hochhalte: Kreisen im Handgelenk 8. Arme in die Hochhalte: einen Arm im Ellbogengelenk beugen; wechselseitig ausführen	10		
	Ausgangsstellung: Rückenlage; Beine gegen die Wand gestützt		Musik: R. Clayderman, Love me tender	
Kräftigung der Bauchmuskulatur	9. Mit der AA Kopf und Schultergürtel mit Rumpfdrehung von der Unterlage lösen und anheben 10. Arme im Nacken verschränken: rechte Ellbogenspitze und linkes Knie berühren sich in Bauchnabelhöhe 11. Rechter Arm und linkes Bein aufschwingen; Fingerspitzen in Richtung Zehenspitzen bewegen	5		– Im Wechsel rechte/ linke Seite üben
Kräftigung und Dehnung der Beckenbodenmuskulatur	12. Mit der EA Becken kippen; mit der AA Kreuz fest gegen die Unterlage drücken, Muskeln anspannen 13. Wie Übung 12: mit der AA Becken anheben 14. Mit der EA Knie nach außen fallen lassen; mit der AA Knie zusammenführen (kein totaler Knieschluß) 15. Wie Übung 14: mit Handwiderstand 16. Beine strecken; mit der AA soweit wie möglich die Beine öffnen und nachfedern	10		
Kennenlernen wichtiger Übungen für die 1. Wochenbettage: – Innervierung der Atemmuskulatur	17. Bedeutung der Rückbildungsgymnastik verständlich machen			
	Ausgangsstellung: Rückenlage; Hände liegen auf der Bauchdecke 18. Einatmen mit Weiten der Bauchdecke; AA mit kräftigen Einziehen des Bauches und Anhalten der Kontraktion während der Atempause 19. Ein- und Ausatmen mit Zuhalten eines Nasenloches			
Verbesserung des Muskeltonus	20. Anspannen der Beinmuskulatur bei gebeugten Füßen 21. Anheben des Kopfes und der Schulter; Arme in die Vorhalte nehmen 22. Übung 20 und 21 verbinden	15		

	Atemschulung		
Vertiefung der einzelnen Geburtsphasen, der Atemtechniken und der richtigen Verhaltensweisen von Mann und Frau	23. Informationen zum 1. Abschnitt der Eröffnungsphase; Aufgabe der Frau und des Mannes; Atmung ruhig und entspannt 24. Informationen zum 2. Abschnitt der Eröffnungsphase; Aufgaben der Frau und des Mannes; evtl. Aufbruch zum Krankenhaus		
	Ausgangsstellung: Schneidersitz mit Front zur Wand 25. Tief-langsam-Atmung mit Kreuzbeinmassage 26. Informationen zum 3. Abschnitt der Eröffnungsphase; Vorbereitung für den Kreißsaal; medizinische Überwachungsmaßnahmen; Aufgaben der Frau und des Mannes	– Jede Atemtechnik 1mal üben – Erfrischungsatemzüge zu Beginn der Kontraktion und am Schluß nicht vergessen	
	Ausgangsstellung: Schneidersitz mit Rücken zur Wand 27. Kurz-langsam-Atmung mit Unterbauchmassage 28. Angepaßte Kurz-langsam-Atmung mit Ausstreichung der Adduktoren 29. Informationen zur Übergangsphase; natürliche und medikamentöse Hilfsmittel; Aufgaben von Frau und Mann		
	Ausgangsstellung: Unterschenkel-Ellbogenstütz		
Vertiefung der Übergangsatmung	30. Übergangsatmung mit kräftigem Ausblasen. Massage des Kreuzes 31. Kontraktionspause; Seitlage; Massage des Rückens und der Schulterpartien		
Vertiefung der Atemtechnik für die Austreibungsphase	32. Information zur Austreibungsphase; Aufgaben der Frau und des Mannes; richtige Preßhaltung 33. Preßatmung in angedeuteter Preßhaltung 34. Hechelatmung in entspannter Rückenlage 35. Wiederholung der Preßatmung 36. Informationen zur Nachgeburtsphase: Dauer der Phase, Atemform, Abnabelung, Erstuntersuchung, Vernähung der Episiotomie, Überwachung im Kreißsaal		45

	Entspannung		
	Ausgangsstellung: nach Belieben		Musik:
Verbesserung der Ganzkörperentspannung	37. Konzentration auf die Atmung bis sie ganz ruhig und gleichmäßig verläuft 38. Bewußtes Entspannen jeder einzelnen Körperregion (Gesichtsmuskeln, Schultergürtelmuskulatur . . .) 39. Mentales Entspannen: alle Geburtsphasen mit den Atemtechniken in Gedanken durchgehen	15	Deuter, Vom hohen Himmer ein leuchtendes Schweigen

Verlaufsplan

(Wochenbettgymnastik – normale Entbindung. Dauer: 30–40 min)

Didaktische Intention	Methodisch gegliederter Lerninhalt	min	Hilfmittel	Besonderheiten
1. Wochenbettag				
Funktionelle Beurteilung der Wöchnerin: 1. Psychische Beurteilung	1. Kurzgespräch über Befinden; evtl. Beschwerden; Entbindungsverlauf *Ausgangsstellung:* Rückenlage; Beine gestreckt		Matten, Kissen, Rollen	
2. Feststellen des Ausmaßes der Rektusdiastase 3. ... Bauchmuskeleinsatzes bei der Ein- u. Ausatmung 4. ... der Beinbeschaffenheit	2. Anheben des Kopfes und der Schultern mit der Ausatmung; Arme in die Vorhalte 3. Entspanntes Ein- und Ausatmen bei angehockt angestellten Beinen 4. Thrombosedruckpunktetest	5–10		
Zirkulationsanregung	5. Faustschluß-Fingerspreizen; beidseitig 6. Unterarme in Hochhalte: Kreisen im Handgelenk 7. Beugen-Strecken im Ellbogengelenk 8. Einkrallen – Strecken der Zehen 9. Dorsal-Plantarflexion im Fußgelenk 10. Anheben eines Beines: Kreisen im Fußgelenk	10		
Kräftigung der Atemmuskulatur	*Ausgangsstellung:* Rückenlage; Beine angehockt angestellt 11. Beide Hände liegen in Nabelhöhe auf der Bauchdecke: AA; EA gegen den leichten Widerstand der Hände mit bewußter Weitung des Bauchraumes; AA mit kräftigem Einziehen der Bauchdecke; LWS fest			– AA erfolgt zur Kontrolle auf ein Geräusch (sch, pf) – Spannung während der Atempause anhalten
2. Wochenbettag				
Innervierung der Atemmuskulatur	1. Wiederholung der Übung 11 des 1. Wochenbettag 2. Ruhig und gleichmäßig ausatmen; Zuhalten eines Nasenlochs bei der Einatmung			

	3. Arme im Nacken verschränken: mit der EA Ellbogenspitzen aufwärtsbewegen, so daß sich der Brustkorb vorwölbt; mit der AA Ellbogenspitzen zusammenführen, Kopf und Schulter vom Boden lösen	10		
Tonusregulierung	4. Anspannen der Gesäßmuskulatur mit der AA 5. Synergistisches Anspannen aller Bauchmuskulaturen 6. Anspannen der Beinmuskulatur und Dorsalflexion der Füße mit der AA 7. Anspannen des Beckenbodens 8. Verbindung der Übungen 10, 11 und 12	10		– Kontraktion während der Atempause anhalten
3. Wochenbettag				
Anregung der Zirkulation	*Ausgangsstellung:* Rückenlage 1. Faustschluß-Fingerstrecken; ein-, beid- und wechselseitig 2. Ein- und Ausrollen des Unterarmes; Einrollen: Handfläche berührt den Boden. Ausrollen: Handrücken liegt auf der Unterlage auf 3. Unterarme in die Hochhalte; Fingerspitzen berühren sich; Unterarme wieder auf Unterlage auflegen; Handrücken berührt den Boden. Obere Extremitäten lockern; tief durchatmen und entspannen 4. Beugen und Strecken in den Fußgelenken bei gleichzeitigem Einkrallen und Strecken der Zehengelenke 5. Beide Beine angehockt aufstellen: einen Unterschenkel in die Hochhalte mit Strecken des Fußes; Unterschenkel fallen lassen und Fußsohle aufsetzen; gegengleich 6. Beide Beine strecken: wechselseitig beugen und strecken im Fußgelenk (Nähmaschinetreten) Unterere Extremitäten lockern; tief durchatmen und entspannen	10	Kissen, Rollen und Matten	
Innervierung der Atemmuskulatur	*Ausgangsstellung:* Rückenlage; Beine angehockt aufgestellt 7. Wiederholung der Übung 11 des 1. Wochenbettages 8. Wiederholung der Übung 8 des 2. Wochenbettages			– Atmungsphasen einhalten (kürzere Ein-

	9. Schnelles Ein- und Ausatmen durch die Nase; Bauchdekke schwingt im Atemrhythmus mit; Frequenz: ca. 20–25/min	10		atmung, längere Ausatmung)
Tonusregulierung	10. Wiederholung der Übung 10 des 2. Wochenbettages 11. Wiederholung der Übung 11 des 2. Wochenbettages 12. Wiederholung der Übung 12 des 2. Wochenbettages 13. Wiederholung der Übung 13 des 2. Wochenbettages 14. Wie Übung 13 mit Anheben von Kopf und Schultern; Arme in die Vorhalte nehmen	10		– Die Anspannung erfolgt während der Ausatmung
	Ausgangsstellung: Rückenlage: Beine gestreckt übereinandergeschlagen			
Kräftigung des Beckenbodens	15. Anspannung der Gesäß-, Bauch- u. Adduktorengruppe 16. Beine angehockt aufgestellt: wie Übung 15 mit Anheben des Beckens			
Kräftigung der schrägen Bauchmuskulatur	17. Beine gestreckt: wechselseitiges Hochziehen einer Hüfte; das gestreckte Bein wird in die Hüfte hineingezogen 18. Wie Übung 17 mit Abheben eines Beines	8		
Kreislaufberuhigung	19. Entspannte Rückenlage: ruhig und tief durchatmen; Konzentration auf die Atembewegungen des Rumpfes	2		
4. Wochenbettag				
Funktionelle Beurteilung der Wöchnerin	1. Wie Übung 1/1. Wochenbettag 2. Wie Übung 2/1. Wochenbettag 3. Wie Übung 3/1. Wochenbettag 4. Wie Übung 4/1. Wochenbettag	5–10	– Kissen, Matten, Rollen	
Anregung der Zirkulation	*Ausgangsstellung:* Rückenlage; Unterarme in Hochhalte; Handflächen zeigen zueinander 5. Beugen und Strecken im Handgelenk 6. Kreisen im Handgelenk 7. Faustschluß: Beugen und Strecken im Ellbogengelenk Obere Extremitäten lockern; tief durchatmen und entspannen 8. Beine angehockt aufstellen: Ein Bein anheben; Kreisen im Fußgelenk; gegengleich			

	9. Ein Bein in die Hochhalte: Beugen und Strecken im Fußgelenk bei gleichzeitigem Senken des gestreckten Beines	
	10. Auf und Abschwingen des Unterschenkels; gegengleich Untere Extremitäten lockern; tief durchatmen und entspannen	10
Innervierung der Atemmuskulatur	11. Wiederholung der Übung 11/1. Wochenbettag	
	12. Wiederholung der Übung 18/2. Wochenbettag	
	13. Wiederholung der Übung 9/3. Wochenbettag	
	14. EA mit Ausbreiten der Arme in die Seitlage; AA mit Senken der Arme	6
Tonusregulierung	15. Wiederholung der Übung 12/2. Wochenbettag	
	16. Wiederholung der Übung 13/2. Wochenbettag	
	17. Wiederholung der Übung 14/2. Wochenbettag	
	18. Wie Übung 17; mit Anhocken der Beine, Aufrichten des Oberkörpers und Umklammern der angehockten Beine	6
Kräftigung des Beckenbodens	19. EA mit verstärkter Lordosierung der LWS; AA mit kräftigem Anspannen der Beckenbodenmuskulatur, der Gesäß-, Bauch- und Adduktorengruppe	
	20. EA mit kräftigen Einziehen des Beckenbodens in den Bauchraum	
Kräftigung der schrägen Bauchmuskeln	21. Beine gestreckt; ein Fuß liegt auf dem Fußrücken des anderen Fußes: unteres Bein in die Hüfte hineinziehen; oberer Fuß gibt Widerstand	
	22. Arme im Nacken verschränken: rechte Ellbogenspitze berührt linkes Knie in Bauchnabelhöhe; gegengleich	6
Kreislaufberuhigung	23. Ausgangsstellung: Ellbogen-Unterschenkelsitz	
	24. Konzentration auf die Atemtätigkeit	2

5. Wochenbettag

Zirkulationsanregung	1. Faustschluß und Spreizen der Finger mit Heben und Senken der gestreckten Arme	
	2. Unterarme in die Hochhalte; Kreisen im Handgelenk	
	3. Kreisen im Ellbogengelenk. Obere Extremitäten lockern; tief durchatmen und entspannen	
	4. Ein- und Ausrollen der Beine	

	5. Dorsalflexion; wechselseitig 6. Anhocken und Strecken beider Beine in die Hochhalte Untere Extremitäten lockern; tief durchatmen und entspannen	10
Innervierung der Atemmuskulatur	7. Wiederholung der Übung 12/1. Wochenbettag 8. Wiederholung der Übung 8/2. Wochenbettag 9. Wiederholung der Übung 9/3. Wochenbettag	
Tonusregulierung	10. Wiederholung der Übung 14/4. Wochenbettag 11. Wiederholung der Übung 12/2. Wochenbettag	6
	12. Wiederholung der Übung 13/2. Wochenbettag 13. Wiederholung der Übung 14/2. Wochenbettag 14. Wiederholung der Übung 18/4. Wochenbettag	6
	Ausgangsstellung: Rückenlage; Arme im Nacken verschränken.	
Wiederherstellen der synergistischen Bauchmuskelspannung, Kräftigung der schrägen Bauchmuskeln	15. Anspannen aller Bauchmuskeln mit der AA 16. Radfahren in die Diagonale 17. Aufrichten des Oberkörpers mit einer Rumpfdrehbeuge 18. Aufschwingen eines Beines; der gegengleiche Arm schwingt auf; Fingerspitzen berühren das Knie	6
. . . der Beckenbodenmuskulatur	19. Beine angehockt anstellen: AA, Kontraktion der Beckenboden-, Bauch-, Gesäß- und Adduktorenmuskeln 20. Wie Übung 19: mit Anheben des Beckens 21. Beine anhocken: wie Übung 19; beim Anspannen Handwiderstand geben 22. Anspannen des vorderen und hinteren Beckenbodenabschnittes im Wechsel	6
Kreislaufberuhigung	*Ausgangsstellung:* Seit-Bauchlage 23. Konzentration auf die Arbeitsvorgänge des Körpers 24. Konzentration auf die gelöste Muskulatur	4

Sachverzeichn

Literatur

Alexander G (1977) Eutonie, 3. Aufl. Kösel, München

Bartels H, Riegel K, Wenner J, Wulf H (1972) Perinatale Atmung. Springer, Berlin Heidelberg New York

Bing E (1979) Praktische Schwangerschaftsgymnastik. Ullstein, Frankfurt

Blankertz H (1969) Theorien und Modelle der Didaktik, 7. Aufl. Juventz, München

Buchholz S (1979) Vorbereitung auf die Geburt. Falken, Niedernhausen

Beck W, Steiner H (1977) Die Behandlung des geburtsbedingten Symphysenschadens. Orthopäd Praxis 3:398–399

Chertok L, Langen D (1968) Psychosomatik der Geburtshilfe. Hippokrates, Stuttgart

Dick-Read G (1965) Der Weg zur natürlichen Geburt, 6. Aufl. Hoffmann & Campe, Hamburg

Dick-Read G (1977) Mutterwerden ohne Schmerz, 20. Aufl. Hoffmann & Campe, Hamburg

Ewy D, Ewy R (1970) Die Lamaze-Methode. Goldmann, München

v Flanagan LG (1963) Die ersten neun Monate des Lebens. Rowohlt, Reinbeck

Forstreuter H (1979) Gymnastik-Körperschule ohne Gerät. Limpert, Bad Homburg

Fuchs M (1979 Funktionelle Entspannung, 2. Aufl. Hippokrates, Stuttgart

Günther H, Kohlrausch W, Teirich-Leube H (1968) Krankengymnastik in der Frauenheilkunde. Fischer, Stuttgart

Hafferl A (1969) Lehrbuch der topographischen Anatomie, 3. Aufl. Springer, Berlin Heidelberg New York

Heimann P et al. (1972) Unterricht-Analyse und Planung, 6. Aufl. Schrödel, Hannover

Hertz DG, Molinski H (1980) Psychosomatik der Frau. Springer, Berlin Heidelberg New York

Hoffa A, Gocht H, Storck K et al. (1980) Technik der Massage, 3. Aufl. Enke, Stuttgart

Killus J (1979) Geburtsmethoden. Windhueter, Stuttgart

Kitzinger S (1981) Natürliche Geburt, 2. Aufl. Kösel, München

Knörr K et a. (1972) Lehrbuch der Gynäkologie. Springer, Berlin Heidelberg New York

Kohlhaas-von Dorrer E, Kayser A (1975) Schwangerschaft und Geburtsvorbereitung. Fischer, Stuttgart

Kos B (1979) Gymnastik – 1200 Übungen. Sportverlag Berlin

Kucera M (1978) Krankengymnastische Übungen, 3. Aufl. Fischer, Stuttgart

Lamaze F (1956) Qu'est-ce que l-accouchement sans douleur par la méthode psychoprophlactique. Ses principes, sa réalisation, ses resultats. Savoir & connaître, Paris

Leboyer F (1981) Geburt ohne Gewalt. Kösel, München

Leboyer F (1983 a) Sanfte Hände. Kösel, München

Leboyer F (1983 b) Yoga für Schwangere. Kösel, München

Lukas KH (1976) Die psychologische Geburtserleichterung, 3. Aufl. Schattauer, Stuttgart

van Lysebeth A (1976) Yoga für Menschen von heute. Mosaik, München

Martius H (1964) Lehrbuch der Geburtshilfe, 6. Aufl. Thieme, Stuttgart

Martius H (1972) Geburtshilfe in Stichworten. de Gruyter, Berlin

Mitchell I (1971) Wir bekommen ein Baby. Rowohlt, Reinbek

Molinski H (1972) Die unbewußte Angst vor dem Kind. Kindler, München

Nilsson L (1977) Ein Kind entsteht. Mosaik, München

Odent M (1978) Die sanfte Geburt. Kösel, München

Parow J (1971) Die Heilung der Atmung. Paracelus, Stuttgart

Peter B, Gerl W (1977) Entspannung. Mosaik, München

Phelan N, Vol
Roth F (1959)
Pschyrembel
Pschyrembel
Rust T (1976)
Schütz E, Ro
Urban &
Schultz JH (1
Schultz JHS (
Schwartz R, F
Seybold A (1
Spitzbart H (
fe. Barth,
von Staehr E
Rückbild
Starck D (196
Stoeckel W (1
Teirich-Leub
Tittel K (197
Stuttgart
Wechselberge
Wenderlein N
Wesseling M
Wilberg G (1
Zebroff K (1